DES
RÉTRÉCISSEMENTS DU CANAL
DE L'URÈTHRE

LEÇONS DONNÉES

À LA FACULTÉ DE MÉDECINE DE L'UNIVERSITÉ DE BRUXELLES,

par M. le professeur **J. H. THIRY**,

Membre de l'Académie royale de médecine de Belgique, de Rio-Janeiro, de Turin, etc.

et recueillies par MM. les docteurs

O. BOULENGIER, G. DE RECTHER et J. HOUBOTTE.

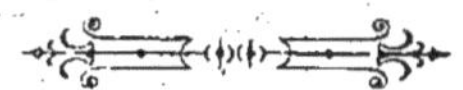

BRUXELLES

A. MANCEAUX, ÉDITEUR

Rue des Trois-Têtes, 12 (Montagne de la Cour)

1889

DES RÉTRÉCISSEMENTS DU CANAL

DE L'URÈTHRE

DES

RÉTRÉCISSEMENTS DU CANAL

DE L'URÈTHRE

LEÇONS DONNÉES

A LA FACULTÉ DE MÉDECINE DE L'UNIVERSITÉ DE BRUXELLES,

par M. le professeur **J. H. THIRY,**

Membre de l'Académie royale de médecine de Belgique, de Rio-Janeiro,
de Turin, etc.

et recueillies par MM. les docteurs

O. BOULENGIER, G. DE RECTHER et J. HOUBOTTE.

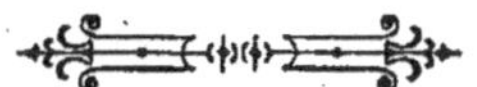

BRUXELLES
IMPRIMERIE BECQUART-ARIEN
31, RUE VAN ARTEVELDE, 31.

—

1889

PRÉFACE

En publiant ces leçons, nous voulons avant tout être utile à nos élèves et laisser entre leurs mains un enseignement, basé sur des faits sévérement analysés et contrôlés, qui puisse les éclairer et les guider dans la pratique.

De tout temps, les chirurgiens les plus autorisés se sont préoccupés des difficultés que présentent les atrésies uréthrales. Des ouvrages nombreux ont été consacrés à l'élucidation de cette importante question. Nonobstant cela, peu de ces travaux, dont nous ne contestons pas la valeur, nous ont complétement satisfait.

En général, on ne s'est point assez attaché à préciser le mode d'action des causes des rétrécissements, on n'a pas insisté suffisamment sur la nature des altérations pathologiques qui les constituent, ni sur la nécessité des rapports qui doivent exister entre ces altérations et les moyens destinés à les combattre.

Presque toujours, il suffisait que l'on constata une angustie uréthrale pour qu'aussitôt, sans plus amples informations, on eut recours soit à la dilatation ou à la cautérisation, soit à la divulsion ou à l'uréthrotomie et même à l'électrolyse, suivant que l'on se déclarait partisan exclusif de l'un ou l'autre de ces procédés. On perdait de vue, en agissant de la sorte, que, quelle que fût la valeur intrinsèque d'une médication, elle ne pouvait réussir que pour autant qu'elle répondit à la nature du mal auquel on l'opposait.

Du reste, une action mécanique quelle que soit la forme qu'elle révête, si elle peut par la force ou autrement se frayer une voie à travers un canal rétréci, ne saurait le guérir.

On l'élargira momentanément, mais l'altération uréthrale persistera. L'uréthrotomie, elle même, actuellement si vantée, échouera, ce qui n'empêchera pas ses partisans de proclamer ses succès immédiats et de se taire sur ses résultats définitifs.

D'autre part, la doctrine qui rattache les uréthrites à un microbe exagère encore les incertitudes qui planent sur leur nature; elle augmente, de la sorte, les chances de la routine et du hasard dans le traitement des rétrécissements; en effet, les coarctations uréthrales se rattachent presque toujours à une uréthrite.

Dans nos *recherches sur la nature des blennorrhagies*, nous croyons avoir démontré la diversité des causes qui les produisent et des altérations pathologiques qui les constituent.

Dès lors, n'est-il pas évident que si l'on concentre son attention uniquement sur un microbe fort problèmatique, tant au point de vue du diagnostic que du traitement, on sera fatalement amené à négliger les altérations qui seules fournissent les indications que l'on doit satisfaire.

Devant tant d'incertitudes, tant d'obscurités, pouvions-nous rester indifférents? Ne devions-nous pas prémunir nos élèves et les praticiens qui daigneront nous lire en les éclairant sur une situation dangereuse ? Pour justifier notre intervention n'avions nous pas le droit d'invoquer notre longue expérience et des nombreux travaux, qui, au milieu de l'agitation où nous vivons, peuvent être perdus de vue et même oubliés ?

Loin de nous, pourtant, la croyance d'avoir donné, dans ces leçons, la solution définitive des divers problèmes que soulève la question si controversée des rétrécissements. Mais d'autres viendront, qui compléteront notre œuvre. Déjà nos principes ont été professés et appliqués, pendant de nombreuses années, à l'hôpital Saint-Pierre. Déjà la presse et l'académie de médecine les ont appréciés avec bienveillance. Ce n'est donc plus qu'une question de temps.

Il nous reste maintenant à remercier MM. les

docteurs Boulengier, De Rechter et Houbotte de leur concours dévoué. Convaincu que nos leçons mettaient en lumière des principes qui pouvaient être utiles, ils les ont receuillies et publiées. Nous leur en sommes reconnaissant et si elles obtiennent quelque succès, ils seront en droit d'en réclamer une bonne part.

Dr THIRY

Bruxelles, le 28 Avril 1889.

PREMIÈRE LEÇON.

Sommaire : Considérations générales sur les rétrécissements ; — Anatomie du canal de l'urèthre ; — Sa situation, ses rapports, sa direction, son calibre et son extensibilité ; — Conditions qui les modifient,
précautions à prendre ; — Région prostatique, ses rapports avec
l'urèthre ; — Changements dans ses rapports ; — Leurs conséquences ;
Indications relatives au cathétérisme ; — Région membraneuse, ses
rapports avec le bulbe, le muscle de Wilson et de Guthrie, contractibilité et sensibilité de larégion membraneuse, ses conséquences ; —
Région spongieuse ; — Bulbe de l'urèthre, son collet et son cul-de-sac :
— Influence de l'âge sur le développement du bulbe ; — Glandes de
Méry ; — Elles simulent parfois desrétrécissements et des abcès ; —
Gland, méat, fosse naviculaire, lacunes morgagniennes ; — Sensibilité
de ces parties ; — Fréquence des rétrécissements ; — Constitution
anatomique du canal de l'urèthre ; — Muqueuse, couche cellulo-
muqueuse, muscle uréthral ; — Vaisseaux et nerfs ; — De l'urine et
du sperme ; — Influence des rétrécissements sur ces produits de
secrétion ; — Action directe ou indirecte qu'ils exercent sur l'organisme.

Messieurs,

Malgré leur importance, nous ne pouvons perdre notre temps à reproduire ici les opinions si diverses qui ont été émises sur la nature, les causes et le traitement des rétrécissements du canal de l'urèthre. Si quelqu'un d'entre vous veut un jour se livrer à ces études, il pourra aisément accomplir cette besogne en remontant aux sources. Ces sources ne vous manqueront pas, car si en général on ne guérit guère les rétrécissements, surtout quand ils sont fibreux, si leur nature anatomique est encore sujette à bien des controverses, les écrits cependant pullulent à leur sujet, et il est peu de questions qui aient été l'objet d'appréciations aussi disparates que celle que nous nous proposons de traiter aujourd'hui. N'ayant ici en vue que l'intérêt pratique, nous essayerons de résumer, le plus brièvement possible, les déductions cliniques que nous avons tirées de l'observation, et ce sans aucune idée préconçue.

Ne nous appuyant que sur l'anatomie et la physiologie pathologiques, nous essayerons de faire ressortir, d'une manière méthodique et précise, les indications que nous avons à remplir pour traiter efficacement les rétrécissements, en apparence les plus graves, et même ceux que, trop souvent, on a considérés comme infranchissables.

Et d'abord, nous pouvons établir ce principe, c'est qu'en présence des faits démonstratifs on doit absolument reconnaître qu'il n'est nullement nécessaire de recourir, pour traiter les atrésies urétrales, même les plus compliquées, à des opérations fort à la mode aujourd'hui et qui ne sont pas plus justifiées pour cela.

Les résultats de l'uréthrotomie interne, par exemple, ne sont pas seulement illusoires mais ils sont encore souvent désastreux. Seulement, pour arriver à traiter convenablement et rationnellement les rétrécissements, il faut cette conviction robuste que donne seule la vérité. Il faut ici, comme partout, ainsi que je ne cesse de vous le répéter : savoir ce que vous voulez et vouloir ce que vous savez.

Pour bien apprécier les modifications pathologiques qui aboutissent aux rétrécissements, étudions d'abord le canal de l'urèthre à l'état sain. Les notions anatomiques et physiologiques que nous allons vous exposer vous seront, en effet, de la plus haute utilité, pour bien vous rendre compte des modifications de structure et de fonctions que peut subir le canal de l'urèthre, lorsqu'il est rétréci.

Nous nous inspirerons souvent dans cette partie du cours de l'excellent ouvrage d'anatomie topographique de M. Tillaux, en ayant soin toutefois de faire ressortir les points qui peuvent intéresser la pratique chirurgicale.

Le canal de l'urètre normal est un conduit qui s'étend du col de la vessie au sommet du gland. Il livre passage à l'urine et au sperme. Sa muqueuse, parsemée de glandules nombreuses, est humectée constamment d'un liquide sero-muqueux, qui entretient la sensibilité exquise du canal et prévient toute espèce d'irritation fluxionnaire, qui pourrait être la conséquence de l'adossement immédiat de ses parois.

L'extrémité vésicale du canal se trouve située à 3 centimètres en arrière du pubis, à une hauteur correspondant au plan horizontal qui passerait à l'union du tiers inférieur avec les deux tiers supérieurs du pubis. De là, le canal se dirige obliquement en bas et en avant, de façon à passer en dessous du pubis, pour remonter ensuite de bas en haut et d'arrière en avant. Le point le plus déclive de la courbe ainsi décrite se trouve à 2 centimètres en-dessous du pubis.

On donne à cette courbe le nom d'angle sous-pubien du pénis ou d'angle pénien. Dans sa dernière portion, le canal de l'urèthre devient libre et n'a plus d'autre direction que celle qu'on lui imprime volontairement, ou qu'il emprunte à l'état de flaxidité ou d'érection.

En résumé, le canal de l'urèthre dans son ensemble se compose de deux parties, l'une mobile, l'autre fixe. Lorsque la partie mobile est dans le relâchement, il offre la forme d'une *S* italique. Lorsque la verge est relevée, le canal de l'urèthre affecte, au contraire, la forme d'une sonde, c'est-à-dire qu'il présente une partie droite, s'étendant du gland à la région bulbaire, point où commence la portion courbe, qui embrasse la symphise pubienne dans sa concavité et se termine au col de la vessie. Il est important de connaître cette disposition, car sur elle reposent, en dernière analyse, les principes du cathétérisme régulier, méthodique et rationnel.

On peut sans doute redresser la courbure de l'urèthre, mais, comme ce canal est étroitement fixé aux branches ischio-pubiennes par l'aponévrose de Carcassone, on ne pourrait arriver à un résultat complet qu'au prix de grandes violences. Aussi le cathétérisme rectiligne, préconisé par Amussat et d'autres, quoique possible à la rigueur, est, selon nous, arbitraire et irrationnel, étant en quelque sorte en contradiction absolue avec la disposition anatomique du canal de l'urèthre.

Il est évident, Messieurs, qu'à l'état pathologique, la direction normale du canal de l'urèthre peut se trouver modifiée, mais les notions anatomiques, étant bien fixées dans vos esprits, vous permettront d'apprécier *a priori* le quantum de ces modifications.

On n'est guère d'accord sur la longueur du canal de l'urèthre, et cela se comprend, car cette longueur varie, suivant les circonstances, sur le même sujet. Sappey, sur

54 mensurations, trouve, comme limites extrêmes 14 et 24 centimètres. D'après ces chiffres la longueur moyenne du canal serait de 16 à 20 centimètres. Au reste, cette question n'a d'importance qu'au point de vue de la détermination de la longueur à donner aux sondes qui, comme le dit M. Tillaux, ne doivent être ni trop longues ni trop courtes. Nous nous rallions à l'opinion de Boyer qui donne aux sondes une longueur de 30 à 35 centimètres. En tous cas, ce qui est essentiel, c'est d'agir méthodiquement dans l'application du cathétérisme, de bien se rendre compte de la longueur des différentes parties du canal de l'urèthre, du chemin que l'on a déjà parcouru, et, s'inspirant de ces préceptes, de donner à la sonde la direction la plus convenable pour suivre celle du canal lui-même. A défaut de ces précautions, vous risqueriez, en effet, d'éprouver de la difficulté à pratiquer cette opération délicate, sans compter que le malade pourrait refuser de se confier à votre maladresse.

L'appréciation de la longueur du canal de l'urèthre, sur le cadavre, ne peut jamais être qu'approximative, car, chez le vivant, cette longueur varie, comme nous l'avons dit, suivant les circonstances. Il entre, en effet, dans la constitution du canal des éléments contractiles, qui, mis en jeu, sous l'influence d'une cause pouvant éveiller la sensibilité réflexe de l'organe, peuvent engendrer un véritable raccourcissement. Or, la sonde est capable de provoquer ce phénomène. Nous devons donc nous en tenir à ces données approximatives.

Le calibre du canal de l'urèthre doit être également connu, pour choisir une sonde convenable. Son étude nous rend du reste compte du siège de prédilection des rétrécissements, qui auront naturellement de la tendance à se produire plutôt dans les points les plus étroits.

Le canal de l'urèthre n'a pas partout le même calibre. Les deux points les plus étroits sont le méat urinaire et le col vésical. Le col est fortement dilatable, mais le calibre du méat est fixe. Immédiatement en arrière du méat, le canal présente une dilatation appelée fossette naviculaire ; puis vient une portion cylindrique, qui se continue jusqu'au niveau d'une seconde dilatation à la région du bulbe, qu'on appelle fossette bulbaire. Vient ensuite un point rétréci, appelé collet du bulbe, auquel fait suite une seconde portion cylindrique, nommée portion membraneuse, dont les parois sont minces mais très contractiles. Elle se continue par une dernière dilatation qui correspond à la prostate.

Le canal de l'urèthre présente donc, dans son ensemble, trois points rétrécis : le méat, le collet du bulbe et le col vésical ; trois parties dilatées : la fosse naviculaire, le cul de sac bulbaire et la région prostatique ; enfin, deux portions cylindriques : la portion spongieuse et la portion membraneuse.

Comme nous l'avons vu, les parois de l'urèthre sont adossées l'une à l'autre. Dans l'ablation de la verge la recherche du canal après l'opération est donc très difficile.

Cette disposition peut, dit-on, faire obstacle à la miction. Cet inconvénient a déterminé la plupart des chirurgiens à fixer, avant de la diviser, la muqueuse du canal de l'urèthre aux bords de la plaie. Nous croyons, d'après les nombreuses opérations que nous avons faites à Saint-Pierre et dans notre pratique civile, que cette précaution est au moins inutile. Jamais, en effet, nous n'avons vu la miction gênée après une ablation de la verge quand nous nous bornions à la simple section du canal, sans suture préalable, et cela doit être puisque la muqueuse est adhérente aux tissus sous-jacents. Vous n'en aurez pas moins, après l'ablation de la verge, à vous prémunir contre la rétraction cicatricielle.

L'urèthre est très extensible. Alors que son calibre normal est de 7 millimètres, on arrive, par le cathétérisme, à le dilater au point de lui donner plus d'un centimètre de diamètre. Gardez-vous, Messieurs, d'exagérer outre mesure, par la dilatation, le calibre de l'urèthre, car vous feriez perdre aux tissus dilatés, leur élasticité. Dans ces circonstances les parois du canal ne reviennent plus sur elles-mêmes, ne se contractent plus sur la colonne d'urine qui le traverse dans la miction; et, par ce fait, bien qu'on ait surabondamment rendu au canal ses dimensions, la miction n'en reste pas moins défectueuse.

Quand une sonde de 7 millimètres ne traverse pas le canal, peut-on en inférer, comme le font M. Tillaux et beaucoup d'autres, qu'il y ait un retrécissement? Évidemment non. Le calibre de 7 millimètres n'est qu'une donnée moyenne, autour de laquelle oscille le calibre réel de l'organe. Il peut donc arriver que normalement le canal de l'urèthre ait moins de 7 millimètres.

Tels sont, Messieurs, les caractères anatomiques que présente le canal de l'urèthre, considéré dans son ensemble. Étudions maintenant chacune de ses portions en particulier et signalons leurs conditions anatomiques spéciales, et qui peuvent avoir une influence sur la constitution et le traitement des rétrécissements.

Région prostatique. — La prostate, vous le savez, est intimement accolée au canal de l'urèthre et au col de la vessie. Elle enlace pour ainsi dire ces deux organes. Par le fait de cette connection étroite, l'urèthre et la próstate réagissent l'un sur l'autre à l'état pathologique. La région prostatique mesure dans son ensemble trois centimètres. Cette longueur varie un peu avec l'âge, l'augmentation de volume de la prostate entraînant nécessairement la portion du canal qui lui correspond. Du col de la vessie à la pointe du veru-montanum, il y a à peu près deux centimètres. Cette distance est importante à connaître pour les cas où un agent modificateur ou cautérisant doit être porté sur ce point. Si, en effet, l'on doit cautériser le verumontanum, on introduira le porte-caustique de Lallemand, de Ducamp ou de Froidmond, fermé, jusqu'au col de la vessie. Arrivé là, on retirera l'instrument de 2 centimètres et ouvrant celui-ci, on mettra le caustique directement en rapport avec la surface à modifier. Le développement anormal de la prostate peut changer considérablement la direction du canal de l'urèthre. S'il porte sur le lobe moyen de l'organe, il repoussera le canal en haut et en avant; et, si vous ne savez pas imprimer à votre sonde une direction convenable, en forçant, vous créerez une fausse voie. Si, au contraire, c'est un des lobes latéraux qui est ainsi augmenté de volume, il déviera le canal en le refoulant du côté opposé.

Si vous ouvrez la paroi supérieure de l'urèthre, vous découvrez sur l'autre face et sur sa partie médiane, une saillie allongée qui nait insensiblement de la région membraneuse et va se continuer insensiblement avec le col de la vessie. Cette saillie, c'est le veru-montanum. Elle offre, dans sa partie médiane, une crète, au sommet de laquelle s'ouvre un orifice, qui n'est autre que l'utricule prostatique ou uterus masculinus. Sur les côtés et à la base de cette crète, on découvre les orifices des canaux éjaculateurs et des follicules prostatiques. En conséquence, il paraîtrait que les petites sondes molles, vu le nombre des obstacles accumulés dans cette région, seraient préférables à toute autre. Elles pourraient en effet se créer un passage facile en contournant le veru-montanum; mais cela est plus vrai théoriquement que pratiquement, car par leur défaut de consistance elles échappent à la direction intelligente des doigts du chirurgien.

Les sondes dures, de plus fort calibre, leur sont infiniment supérieures. Elles dépriment le veru-montanum, et cela d'autant mieux que votre manuel opératoire est plus perfectionné, et que vous avez plus présente à l'esprit la topographie des parties, quand vous pratiquez le cathétérisme. Avec une petite sonde, vous pourriez vous égarer aisément dans les lacunes uréthrales et même dans les canaux éjaculateurs. Toutefois, dans l'emploi des sondes que nous préconisons, il faut avoir soin de déprimer doucement le veru-montanum, faute de quoi vous pourriez butter contre lui et déchirer le canal. Vous y seriez d'autant plus exposé que, non prévenus, vous pourriez prendre l'obstacle, qu'il présente au passage de la sonde mal dirigée, pour une obstruction.

La création des fausses routes serait également facilitée dans cette région par l'hypertrophie du lobe moyen de la prostate qui peut s'avancer comme un promontoire.

Le docteur Charles Philips de Liége rapporte un cas de l'espèce, où le lobe moyen de la prostate fut percée d'outre en outre par une sonde qui pénétra ensuite dans la vessie. Il érigea cet accident en méthode. Il faut convenir que c'était là une manière assez adroite de se tirer d'un mauvais pas.

Il est donc important de se rappeler que, si la portion prostatique du canal de l'urèthre est normalement inclinée en bas et en avant, cette direction peut se trouver considérablement modifiée par les altérations de la glande prostatique. Le sens de cette déviation varie, comme nous l'avons vu plus haut, selon la portion de l'organe qui est hypertrophiée.

La déviation du canal vous sera indiquée par la déviation corrélative du pavillon de la sonde.

Supposons que ce soit la partie médiane de la prostate qui vous arrête. Pour la contourner, il faudra employer une sonde à grande courbure. On placera le malade dans le décubitus dorsal, de façon à ce que le bassin soit assez fortement soulevé. On introduira ensuite, dans le rectum, un doigt, préalablement huilé, de façon à l'arquebouter contre la prostate, et à sentir ainsi, médiatement, le bec de la sonde, dès qu'il arrive dans la région. A ce moment, il suffira de redresser le malade pour que la sonde pénètre d'elle-même dans la vessie.

Quoique n'étant pas, en général, partisan des sondes molles, dans les cas où la déviation est exagérée, si je ne parviens pas à mes fins, avec la sonde métallique à grande courbure, j'emploie ces sondes, mais d'une façon particulière qui vous sera indiquée ultérieurement.

Portion membraneuse. — La portion membraneuse mesure environ 15 millimètres de longueur, elle fait suite à la région prostatique. Cette portion du canal est cylindrique et forme la partie la plus déclive de la courbe sous-pubienne, du canal de l'urèthre. A ce niveau, sa partie supérieure est en rapport avec le petit muscle de Wilson situé en arrière de l'aponévrose moyenne du périnée. Traversant ensuite cette aponévrose, entre les deux feuillets de laquelle se trouve le muscle de Guthrie, le canal remonte jusqu'au ligament suspenseur de la verge. Dans cette portion de son parcours, sa face inférieure est en rapport avec le bulbe de l'urèthre. Dans l'angle formé par le bulbe et la portion membraneuse se trouvent les glandes de Méry ou de Cooper. L'extrémité antérieure de cette portion correspond au collet du bulbe, point où siègent habituellement les rétrécissements. Mais il ne faut pas perdre de vue que la contractilité musculaire de cette région est très considérable. Si cette contractilité est mise en jeu, comme cela arrive très souvent par le cathétérisme, elle pourra repousser la sonde et en imposer pour un rétrécissement. Gardez-vous bien de violenter cette résistance, vous ne feriez que l'exagérer et vous pourriez être cause d'accidents graves. Il faut au contraire fatiguer la contractilité spasmodique du canal en maintenant la sonde en place.

Le spasme de l'urèthre, souvenez-vous-en, Messieurs, n'est qu'une manifestation physiologique exagérée ; et, cependant, par ignorance des faits, des auteurs ont créé une classe de rétrécissements spasmodiques. La sensibilité et la contractilité de la région bulbo-membraneuse doit vous servir de guide dans le cathétérisme.

Aussi longtemps que vous serez dans la portion spongieuse, vous devrez maintenir la verge relevée vers la paroi abdominale; mais dès que vous rencontrerez un obstacle, dès que vous éveillerez une certaine sensibilité, si vous persistez à pousser la sonde dans la même direction, vous arriverez indubitablement à créer une fausse voie. Vous éviterez à coup sûr cet écueil en abaissant doucement et graduellement, dans l'étendue d'un quart de cercle, le pavillon de la sonde.

Ces mêmes indications vous permettront d'exécuter ce que l'on appelle le tour de maître, qui, s'il n'est pas la preuve d'une grande habileté, a le grand avantage de rendre de grands services dans certaines circonstances.

Portion spongieuse. — La portion spongieuse mesure 12 à 14 centimètres, et correspond à la portion libre du canal de l'urèthre. Elle n'oppose aucune résistance au cathétérisme à l'état physiologique. Elle est rarement le siège de rétrécissements. Cette portion est cylindrique dans presque toute son étendue. Le corps spongieux qui est accolé à cette partie du canal, commence par un renflement, le bulbe, et se termine par un autre renflement, le gland.

Le bulbe de l'urèthre est constitué par du tissu spongieux; ce qui explique la facilité avec laquelle on le déchire et l'abondance des hémorrhagies qui en sont la conséquence. Le bulbe est comme appendu à la paroi inférieure du canal. Il est plein, c'est-à-dire qu'il n'offre point de cavité, ainsi qu'on l'a longtemps cru. Au-dessus du bulbe se trouve le resserrement uréthral que nous avons appelé collet du bulbe. Le cul-de-sac bulbaire qui se trouve immédiatement après ce resserrement, correspond au ligament suspenseur de la

verge. Ce point doit être exactement noté, car c'est lui dont
le contact éveille cette sensibilité et cette contractilité spéciale, qui, comme nous l'avons dit plus haut, vous indique
le moment où vous devez commencer à modifier la direction
de votre sonde, sous peine de venir buter contre l'aponévrose de Carcassonne.

Remarquons du reste, Messieurs, que, contrairement à
l'avis de certains auteurs, l'emploi des sondes molles et de
petit calibre n'élude absolument pas les difficultés. Elles
s'égarent beaucoup plus facilement que les sondes métalliques de calibre moyen sur lesquelles la muqueuse se
moule en quelque sorte, prévenant ainsi les déviations.
Aussi l'emploi de ces sondes molles ne peut-il se justifier
que par l'insuffisance des connaissances anatomiques du
chirurgien, qui l'engage à se confier au hasard dans la
pratique d'une opération qui réclame une grande délicatesse
et une grande précision.

Le bulbe est recouvert par le muscle bulbo-caverneux
qui le maintient appliqué contre la face inférieure de la
portion membraneuse.

Vous le voyez, Messieurs, la nature a accumulé autour
de cette portion si délicate du canal de l'urèthre une foule
d'agents protecteurs, de tuteurs solides. La région bulbeuse
doit être ménagée, en vertu de son importance, dans toutes
les opérations que l'on pratique sur le canal de l'urèthre,
depuis le cathétérisme jusqu'à la taille périnéale.

Chez l'enfant, cet organe est rudimentaire ; mais, chez le
vieillard, il s'étend jusqu'à la région préanale. Aussi, l'opération de la taille, qui est sans danger chez l'enfant, pré-
sente-t-elle de bien plus grandes difficultés chez le vieillard.

Les glandes de Méry sont également intéressantes à connaître. Ce sont deux glandes en grappes. Elles ont le volume
d'un pois et, comme nous l'avons déjà dit, se trouvent dans
l'angle formé par le canal de l'urèthre et le bulbe. Elles

s'ouvrent par un canal de 3 centimètres de longueur, à la paroi inférieure du canal. Elles sont placées sur les côtés de la ligne médiane. Il arrive, soit à la suite d'urèthrite ou d'un cathétérisme malhabile, que l'inflammation envahit les conduits excréteurs et les glandes elles-mêmes. Non seulement ces inflammations ont l'inconvénient de persister et de donner naissance à des écoulements simulant des blennorrhagies rebelles, mais il arrive qu'elles deviennent turgescentes et gênent la miction au point de faire croire à l'existence d'un rétrécissement. Ce fait doit vous être signalé, car on prend parfois ces engorgements des glandes de Méry pour des abcès urineux, conséquence fréquente des rétrécissements. Vous trouverez, dans ces cas, à la région du bulbe, une tumeur en voie d'évolution, douloureuse, tendue, pouvant en imposer pour une tumeur qui va suppurer. La miction est difficile, vous croyez immédiatement à l'existence d'un rétrécissement. Il n'en est rien, vous avez affaire à un abcès des glandes de Méry. Vous distinguerez toujours facilement cette altération, car l'abcès urineux résulte fréquemment d'un rétrécissement très considérable du canal de l'urèthre et de la dilatation de ce conduit en arrière du rétrécissement. Il forme donc une tumeur qui envahit toute la région uréthrale et dans tous les sens ; tandis que, dans l'inflammation des glandes de Méry, la sonde vous révèle que l'obstacle au cours de l'urine n'est pas dû à une altération de la muqueuse uréthrale. La tumeur, au lieu d'être unique, est double ; et au milieu se trouve comme un raphé constitué par le canal lui-même. S'il n'y avait qu'une seule glande entreprise, la tumeur se trouverait placée latéralement et non dans l'axe du canal.

Le gland est l'extrémité terminale de la verge. Il reçoit dans sa concavité l'extrémité antérieure des corps caverneux. La sensibilité de cette partie est très grande. Par action réflexe, elle peut éveiller la contractilité du bulbo-caverneux, de l'ischio-caverneux et des autres muscles de l'appareil génital, c'est ce qui constitue le mécanisme de l'éjaculation. Cette action réflexe, réagissant sur l'innervation cardiaque, peut également engendrer la syncope. Vous avez pu en observer plusieurs cas à l'hôpital Saint-Pierre, il y a quelques jours, un jeune homme, qui ne paraissait pas jouir d'une sensibilité excessive, vint me consulter pour un rétrécissement fibreux du méat, s'étendant jusqu'à la fosse naviculaire. J'essaye d'introduire un cathéter de sept millimètres ; aussitôt il se plaint de vives douleurs, pâlit, chancelle et tombe en syncope. Je dus attendre et puis le placer dans une position horizontale pour terminer l'opération.

Pour ce qui intéresse notre sujet, nous n'avons à considérer, au niveau du gland, que le méat et la fossette naviculaire. Le méat peut être congénitalement rétréci, et ce rétrécissement peut aller jusqu'à l'imperforation. Dans ces circonstances le degré de rétrécissement est suffisant pour gêner la miction. Il faut donc aggrandir le méat par une incision portant sur ses deux commissures. Quant aux rétrécissements qu'on peut rencontrer dans cette région, ils sont fibroïdes, fibreux, pseudo-membraneux ou cicatriciels, comme partout ailleurs. Remarquons cependant que le méat, étant plus exposé que les autres parties du canal aux traumatismes, les rétrécissements cicatriciels y sont très fréquents. Les végétations, ces néoplasmes qui engendrent des pseudo-rétrécissements, siègent également le plus souvent au niveau du méat.

Quelle que soit la nature des rétrécissements de cette région, la fossette naviculaire n'est jamais envahie que secondairement. Les rétrécissements peuvent donc être très prononcés au niveau du méat et l'être très peu au niveau de la fossette naviculaire, si ce n'est au bout d'un temps suffisamment long. En dehors des rétrécissements véritables et des végétations, la miction peut encore être gênée dans cette région par l'inflammation des lacunes de Morgagni, soit que cet engorgement soit isolé ou qu'il s'allie à une altération frappant la muqueuse dans son ensemble. Le méat urinaire est encore le siège de prédilection des chancres qui peuvent siéger dans le canal. Ces chancres peuvent se terminer par induration, et cette induration, qui est un fibroïde, peut aussi entraîner toutes les conséquences d'un rétrécissement fibreux ordinaire. Seulement, comme il s'agit ici d'un syphiliôme qui s'intercale dans les tissus de la muqueuse, il faudra recourir au traitement spécifique de cette affection, c'est-à-dire au traitement mercuriel local et général.

Au point de vue de sa structure, considéré dans son ensemble, le canal de l'urèthre se compose d'une muqueuse, d'une couche celluleuse sous-muqueuse et d'une musculeuse. La muqueuse de l'urèthre, riche en fibres élastiques, part du gland pour aller en arrière se confondre avec la muqueuse vésicale et médiatement avec celle des uretères et des bassinets. Elle se continue, d'autre part, avec les canaux déférents, les vésicules séminales, l'épididyme et enfin les canalicules des glandes et de la prostate. Ce fait anatomique, très important à noter, vous fait comprendre comment l'inflammation de l'urèthre peut se propager à tous ces organes. Cela vous prouve combien j'avais raison, dans mes leçons cliniques à Saint-Pierre, de vous enseigner que l'épididymite et l'orchite sont la conséquence d'une uréthrite confinée dans la région membrano-prostatique. La muqueuse uréthral adhère très intimement aux tissus sous-jacents. Quoique assez élastique, elle se laisse facilement déchirer, surtout quand elle est altérée. Sa couleur est d'un blanc grisâtre, notamment à la région prostatique; mais dans la région spongieuse elle réflète une teinte lie-de-vin, qui est due aux masses spongieuses qu'elle laisse voir par transparence. Les papilles, organes de la sensibilité, sont surtout nombreuses dans la région membraneuse. De là, cette impression pénible qu'éprouvent les malades, quand la sonde arrive dans cette région. La muqueuse uréthrale est parsemée de lacunes et de glandules destinées à lubréfier les surfaces et à prévenir ainsi l'irritation qui résulterait de leur adossement immédiat. L'existence de ces glandules vous fera rejeter les sondes de petit calibre, qui pourraient s'arquebouter contre leurs bords, les déchirer et être ainsi la cause d'un suintement sanguin, voire même d'une inflammation. Ces lacunes sont quelquefois le siège d'une incrustation calcaire, chez les individus calculeux. Enfin, c'est dans ces lacunes que se cantonnent les uréthites chroniques rebelles qui résistent à tout traitement, et cela est d'autant plus important que ces inflammations chroniques deviennent la cause de rétrécissements qui se développent d'une façon insidieuse, ce qui empêche de les prévoir et partant de les prévenir. Ces rétrécissements s'annoncent souvent par une diminution de l'élasticité qu'emprunte aux fibres élastiques de son chorion la muqueuse du canal de l'urèthre. Bientôt cette élasticité se perd complètement. Le malade n'éprouve aucune douleur. La miction se fait moins bien et les besoins d'uriner sont plus fréquents.

Le jet d'urine est déformé. Vous tiendrez compte de ces circonstances, pour vous expliquer combien il est important de guérir ces vieilles uréthrites rebelles, afin d'éviter les rétrécissements. Pour le faire, je vous conseille, en pareil cas, d'introduire un cathétère de 5 à 6 millimètres. Par ce moyen convenablement appliqué et suffisamment répété vous guérirez l'inflammation chronique, en même temps que vous rendrez au canal son élasticité. Au-dessous de la couche longitudinale de tissu conjonctif de la muqueuse, on rencontre non seulement dans la portion prostatique, mais encore dans la portion membraneuse, des fibres musculaires lisses mêlées au tissu fibreux. Ces fibres musculaires, moins développées dans la région membraneuse, sont dirigées en long et en travers et recouvrent les fibres striées qui composent le muscle uréthral, même dans la portion spongieuse. Le tissu sous-muqueux présente encore, çà et là des fibres musculaires.

L'aponévrose pénienne est une membrane fibreuse, riche en fibres élastiques, qui entoure le pénis depuis sa racine jusqu'au gland ; au niveau de la racine, elle se continue avec l'aponévrose du périnée et de la région inguinale et contribue à la formation du ligament suspenseur de la verge (Kölliker). Ces simples notions vous montrent avec quelle délicatesse vous devez agir, et combien il est facile de léser l'urèthre lorsque l'on ne s'entoure pas des précautions que vous dictent vos connaissances anatomiques. Ces notions vous révèlent également la facilité avec laquelle les rétrécissements, et notamment les rétrécissements fibroïdes et fibreux, se produisent et s'organisent.

Les artères du pénis émergent de la *honteuse* interne et ne présentent une disposition spéciale que dans les corps caverneux ; ceux-ci ne reçoivent que les artères *profondes du pénis ;* celles-ci, après avoir donné quelques branches au bulbe et au corps caverneux, se dirigent d'arrière en avant placées sur le côté de la cloison et entourées d'une gaîne de tissu conjonctif qui se continue avec le réseau des trabécules. Elles fournissent des vaisseaux au corps spongieux ; ces vaisseaux sont flexueux excepté pendant les érections, occupent l'axe des trabécules, se divisent et puis se transforment en capillaires.

Les veines naissent des espaces veineux qui donnent naissance en différents points à des cours canaux de décharge, *veines émissaires*, qui vont s'ouvrir dans les veines extérieures. Comme vous le voyez, le système circulatoire de la verge rend parfaitement compte des hémorragies abondantes qui surviennent quand on blesse les diverses couches qui constituent le canal uréthral.

Les lymphatiques surabondent dans la verge, ils se dirigent en général vers les ganglions inguinaux superficiels. Il
y a aussi des lymphatiques dans le gland, autour de l'urèthre, qui se rendent aux glandes pelviennes.

Les nerfs du pénis proviennent du nerf honteux interne
et du plexus caverneux du grand sympatique; ce nerf se
ramifie dans la muqueuse uréthrale, il fournit peu de branches aux corps caverneux, qui seuls reçoivent les branches
du grand sympathique. Cet aperçu sommaire vous démontre
la sensibilité extrême de l'urèthre et les réactions qu'elle doit
provoquer sur l'ensemble du système nerveux.

Pour compléter les notions anatomiques et physiologiques
qui précèdent j'aurais maintenant, Messieurs, à vous parler
de l'urine. Ce produit excrémentitiel, disons-le de suite, ne
joue aucun rôle dans la pathogénie des rétrécissements; mais
ceux-ci peuvent réagir indirectement sur sa composition, soit
par le fait de son accumulation dans le canal dilaté en
arrière du rétrécissement, soit par l'extension de l'inflammation à la vessie et aux reins ; d'autre part, la sécrétion du sperme n'a aucune influence sur la génèse des
rétrécissements, mais cette sécrétion peut être modifiée par
eux. Enfin, les rétrécissements peuvent retentir sur l'ensemble de l'organisme et entraîner des phénomènes de
perversion et de dénutrition qui deviennent à leur tour des
causes de troubles plus ou moins graves.

DEUXIÈME LEÇON.

Sommaire : Définition des rétrécissements ; — De l'inflammation aiguë
et des spasmes de l'urèthre ; — Leurs conséquences ; — Rétrécissements vrais et faux ; — Les tumeurs intrinsèques et extrinsèques de
l'urèthre peuvent-t-elles retrécir son canal ? — De l'étiologie et de
l'anatomie pathologique au point de vue d'une bonne classification ;—
Rétrécissements spontanés et traumatiques ; — Au point de vue étiologique les rétrécissements sont simples, spéciaux et spécifiques ; —
Au point de vue anatomo-pathologique, rétrécissements fibroïdes, fibreux, pseudo-membraneux, ulcéreux, granuleux et cicatriciels ; —
Rétrécissements complexes, fongueux et calleux ; — A quoi doit-on
les attribuer ? — Les rétrécissements sont uniques ou multiples ; —
Siège des rétrécissements ; — Leurs causes, elles sont prédisposantes
et efficientes ; — Diathèse locale.

Maintenant, que nous connaissons le canal de l'urèthre dans son ensemble et dans ses détails, abordons l'étude des altérations qui peuvent l'atteindre dans sa structure, dans ses dimensions et provoquer des troubles plus ou moins profonds dans l'accomplissement des fonctions qui lui sont dévolues.

Parmi ces altérations, les plus fréquentes sont, sans contredit, les rétrécissements que l'on a aussi désignés sous les noms de stricture, de coarctation et d'atrésie uréthrales.

Pour vous en donner une juste idée, attachons-nous à bien définir cet état pathologique.

On entend par rétrécissement du canal de l'urèthre, une altération matérielle de ce canal, ordinairement de date ancienne, de nature variée, aboutissant à une diminution permanente du calibre uréthral et déterminant une difficulté plus ou moins considérable dans l'excrétion de l'urine et du sperme.

Cette affection, et vous en comprendrez bientôt la raison, présente des difficultés pratiques que l'on ne surmonte pas aisément, sans compter qu'elle expose à des accidents variés, quelquefois d'une gravité extrême.

On a distingué de nombreuses variétés de rétrécissements. Les classifications admises par la plupart des auteurs sont ou inexactes ou incomplètes.

A ce titre, elles ne sauraient être d'aucune utilité, et je ne m'attarderai pas à vous les énumérer, décidé, que je suis, à ne vous indiquer que celles qui ont la sanction de l'étiologie et de l'anatomie pathologique,

Les auteurs vous parlent de rétrécissements inflammatoires mais, en réalité, ces rétrécissements n'existent pas, car la tuméfaction phlegmasique n'est pas seulement dépourvue de caractères propres à ces accidents, mais elle n'exige point, pour se dissiper, la médication qu'ils réclament. Que l'inflammation soit capable, par sa persisatnce, d'amencr à sa suite un rétrécissement, je ne le conteste pas ; mais je vous ferai remarquer qu'il n'y a, dans ce fait indiscutable, qu'une relation de cause à effet, et dans l'occurrence cet effet est éloigné.

On a encore signalé comme étant une variété d'atrésie uréthrale, le spasme de l'urèthre, auquel on donne le nom de rétrécissement spasmodique. Cette prétention d'élever au rang des rétrécissements les spasmes de l'urèthre est inadmissible. Ces spasmes sont passagers, disparaissent avec la cause qui les a produits et ne réclament certes pas le traitement des rétrécissements. Vous aurez même quelquefois à prévoir ces spasmes, car vous aurez à compter avec eux lorsqu'ils viendront compliquer les coarctations vraies. Vous ne vous méprendrez donc pas sur la nature de ces spasmes, car si vous pouviez la méconnaître, il en résulterait des inconvénients sérieux. Le Bulletin de la société de biologie de Paris du mois de juin 1886, ne vous apprend-il pas que l'on a pratiqué l'uréthrotomie interne pour un rétrécissement spasmodique qui s'est dissipé ensuite sous l'influence de la suggestion hypnotique. Il ne faut pas, Messieurs, que vous pratiquiez de semblables opérations.

Je ne considère pas non plus comme des rétrécissements les tumeurs intrinsèques de l'urèthre qui partent de la muqueuse, du tissu cellulaire sous-jacent ou du tissu musculaire ; je ne considère pas comme des rétrécissements les végétations, les fongosités, les callosités, les varices, les polypes, les calculs incrustés dans les lacunes uréthrales et dans les follicules muqueux, ce sont des altérations intrinsèques qui peuvent gêner l'émission de l'urine mais qui ne diminuent pas le calibre de l'urèthre.

J'en dirai autant des tumeurs extrinsèques qui rapprochent les parois uréthrales sans en modifier la constitution anatomique ; ainsi, les épanchements sanguins, l'hypertrophie des corps caverneux, les tumeurs fibreuses développées en dehors de la muqueuse, la tuméfaction et l'engorgement des glandes de Mery et de la prostate ne sont point des rétrécissements. C'est par des moyens spéciaux qu'il faut combattre ces altérations ; et si parfois vous avez à utiliser le cathétérisme, ce n'est jamais dans le but de rendre à la muqueuse sa capacité normale.

La seule classification que nous admettions est celle qui repose sur l'étiologie et l'anatomie pathologique.

Au point de vue étiologique, nous avons en premier lieu les rétrécissements spontanés et les rétrécissements traumatiques. Les premiers sont toujours la conséquence d'une inflammation chronique, les seconds, d'une violence extérieure. Dans cette dernière variété, il y a d'abord à distinguer les effets immédiats du traumatisme ; tels que les épanchements sanguins et urineux qui compriment l'urèthre, le dévient ou en rapprochent les parois meurtries ou en partie détruites. Cette sous variété, qui est immédiate, n'est qu'un rétrécissement faux. Celui qui mérite cette dénomination, est médiat, résulte de la cicatrisation de la plaie qui a atteint l'ensemble du canal y compris la muqueuse. Suivant que les tissus auront été plus ou moins violentés, le travail de réparation sera plus ou moins étendu, et, ce travail se faisant à l'aide d'un néoplasme fibreux, créera le rétrécissement cicatriciel.

Les rétrécissements spontanés, beaucoup plus fréquents que les rétrécissements traumatiques, dépendent constamment d'une inflammation chronique qui a transformé la constitution normale du canal de l'urèthre par des produits néoplasiques qui s'y sont condensés. Ces inflammations sont de nature variée suivant leurs causes. Ici, et c'est ce qui arrive le plus fréquemment, c'est une inflammation simple, aiguë d'abord et qui passe ensuite à l'état chronique parce que le traitement a été nul ou mal dirigé ; et alors cette inflammation a produit, dans le parenchyme muqueux ou à sa surface, des exsudats qui se sont organisés et ont engendré une diminution du calibre uréthral. C'est ce que j'appellerai, au point de vue étiologique, *les rétrécissements simples*.

Cela vous fait comprendre qu'il n'y a rien qui influence ces lésions anatomiques, que c'est une affection locale ne s'éloignant pas des conditions de l'inflammation ordinaire.

Mais cette inflammation simple, sans être autrement comprise que celle qui se produit dans l'urèthre d'un homme sain, sous l'influence d'un irritant vulgaire, peut subir des influences importantes à connaître. Ces circonstances n'existent pas dans l'urèthre mais retentissent sur lui. Elles résultent de la constitution, du tempérament, des diathèses, des maladies antérieures que peut préseuter le sujet atteint du rétrécissement. Ces conditions préalables n'engendrent pas le rétrécissement, n'en changent pas la nature anatomique, mais lorsqu'il se produit, si vous ne tenez pas compte de leur influence, si, en même temps que vous traitez l'urèthre rétréci, vous ne modifiez pas l'état constitutionnel du sujet, votre thérapeutique restera stérile, aussi longtemps que vous ne seconderez pas votre traitement local par une médication générale. Ce sont là les *rétrécissements spéciaux*.

En effet, vous n'ignorez pas que, chez les lymphatiques, les scrofuleux, les muqueuses sécrètent abondamment et que l'excitation qu'entretient cette hypersécrétion peut aider dans certaines proportions au développement et à la résistance du rétrécissement. J'en dirai autant de l'arthritisme, de l'herpétisme qui réagissent sur les voies urinaires par les modifications que ces diathèses font subir à l'urine en a rendant plus irritante.

Enfin, au point de vue étiologique, nous devons admettre des *rétrécissements spécifiques*.

Chez un individu atteint d'uréthrite granuleuse, blennorrhagique des auteurs, les granulations aboutissent presque fatalement à une stricture uréthrale, si leur évolution n'est pas arrêtée dés son début. Comme les granulations exsudent un pus éminemment virulent, contagieux, soit par le fait des microbes qu'il contient, soit autrement, les granulations gagnent petit à petit en étendue et vous avez alors cette forme de rétrécissement qui envahit ordinairement la totalité de la muqueuse. Dans ces rétrécissements, la dilatation seule ne suffit plus ; elle réclame pour réussir l'adjonction de la cautérisation qui doit transformer le néoplasme spécifique et le ramener à l'état d'altération simple, avant que la dilatation ne puisse faire disparaître la coarctation uréthrale.

J'ai eu à traiter deux cas de rétrécissement granuleux. Il m'a fallu plus d'un an pour reconstituer le canal, depuis le méat urinaire jusqu'au col de la vessie.

L'urèthrite granuleuse ne constitue pas la seule cause des rétrécissements spécifiques. Qu'un individu soit atteint d'une uréthrite chancreuse, quel que sait le siège qu'occupe ce chancre, et, disons-le, le plus souvent c'èst la région du meat et de la fosse naviculaire qui a ce privilège, il peut arriver deux sortes de rétrécissements spécifiques, mais qui ne comportent cependant point le même traitement et n'entraînent pas les mèmes conséquences.

Si le chancre uréthral est superficiel, généralement la muqueuse n'est pas suffisamment entamée pour laisser, après cicatrisation, des traces de son passage. Mais, si le chancre a ulcéré la muqueuse profondément, s'il s'est étendu jusqu'au tissu sous-muqueux et qu'il soit terminé comme une plaie ordinaire, c'est-à-dire par cicatrisation nette, vous aurez, en raison de la profondeur des tissus détruits, un tissu fibreux qui n'aura ni la souplesse, ni l'élasticité de la muqueuse, qui sera rétractile et par conséquent aboutira à une atrésie. Ici, la spécificité de la cause est évidente, mais la spécificité du chancre a disparu du moment, ou spontanément, ou sous l'influence d'un traitement énergique, il a été ramené à l'état d'une plaie simple qui suppure. Dès lors, sa cicatrisation ne diffère plus de celle des lésions traumatiques ordinaires puisqu'elle s'est opérée en dehors de toute puissance spécifique.

Si, au contraire, le chancre au lieu d'être ramené à l'état de plaie simple, s'est terminé par induration vérolique initiale, il est certain que cette induration fibreuse enclavée dans le parenchyme muqueux déterminera une diminution de calibre du canal de l'urèthre ; ce rétrécissement sera spécifique. On aura beau vous dire, se basant sur des recherches de laboratoire, qu'on ne distingue pas le fibrôme syphilitique du fibrôme ordinaire ; sa spécificité s'affirme par la marche, le mode d'agencement des éléments fibreux, la résistance qu'ilsopposent à une médication vulgaire etpar les conséquences qu'ils entraînent. Ce rétrécissement sera spécifique, puisque le néoplasme fibreux qui le forme ne ressemble au tissu fibreux ordinaire, ni par les conditions dans lesquelles il se développe, ni par sa densité, ni par les conséquences qu'il entraîne, ni enfin par le traitement qu'il réclame. Si vous méconnaissiez cette spécificité vos moyens thérapeutiques seraient frappés de stérilité. Dans un rétrécissement de l'espèce, il vous faudra recourir au traitement mercuriel général et local qui, seul, suffira pour faire résoudre le fibrôme syphilitique sans le secours du cathétérisme. J'ai dernièrement soumis à votre appréciation un rétrécissement de l'espèce, il occupait le méat jusqu'à la fosse naviculaire ; je me suis borné à prescrire un traitement mercuriel local et général, et vous avez pu constater la rapidité avec laquelle le fibrôme vérolique a diminué d'étendue, de densité et d'épaisseur.

Non seulement, chez ce sujet, nous guérirons son rétrécissement sans utiliser le cathétérisme, mais nous préviendrons, s'il veut nous écouter, l'invasion de la syphilis.

Les syphilides, conséquence de l'intoxication produite par l'induration initiale, peuvent atteindre les muqueuses comme la peau. Si nous les rencontrons souvent sur la muqueuse vaginale et sur le col utérin, il est logique d'admettre qu'on peut aussi les rencontrer sur la muqueuse du canal de l'uréthre. C'est plus rare, néanmoins il importe que vous le sachiez, parce que, dans certaines circonstances, la persistance d'un écoulement blennorrhagique vainement combattu devra être attribuée à de semblables manifestations. Ces syphilides, en raison des éléments syphiliômateux qui les constituent, aboutiraient immédiatement à une difficulté d'uriner, dévieraient le jet de l'urine, nuiraient à l'éjaculation du sperme, constitueraient enfin de vrais rétrécissements, puisque, en plusieurs points, la muqueuse aurait perdu son élasticité et que le calibre de l'urèthre serait diminué. Ce sont des affections semblables qui ont conduit beaucoup d'auteurs à ranger les uréthrites parmi les causes de la syphilis, prenant ainsi l'effet pour la cause.

On ne peut contester que l'affection cancéreuse ne puisse sévir sur l'urèthre en même temps que sur l'ensemble de la verge. Dans ce cas, il y a rétrécissement spécifique et ce rétrécissement n'est plus qu'une sorte d'épiphénomène, pénible, il est vrai, et auquel il faudra porter un remède qui ne sera que palliatif, le cancer étant de sa nature absolument incurable.

En résumé, la classification que nous avons admise, au point de vue étiologique, renferme :

1° Les rétrécissements qui sont uniquement la conséquence d'une inflammation simple, chronique, purement locale ;

2° Ceux qui peuvent se rattacher à une disposition générale de l'économie, à une diathèse qui réagit sur l'inflammation chronique de l'urèthre, l'entretient, et par cela même aboutit au rétrécissement ;

3° Les rétrécissements spécifiques, procédant d'une cause sans analogue appelée virulente, cause qui peut limiter son action aux lésions qu'elle provoque dans la muqueuse (granulations et chancres) ou bien atteindre en même temps la constitution tout entière (fibrômes syphilitiques et syphilides muqueuses).

Après les causes qui produisent les rétrécissements de l'urèthre et qui servent de base à la première partie de notre classification, nous avons les altérations pathologiques qui individualisent ce qu'a provoqué l'étiologie. Une classification basée sur l'anatomie pathologique est indispensable. L'étiologie nous montre la nature des rétrécissements, l'anatomie pathologique nous en fait connaître la constitution.

Les rétrécissements les plus fréquents sont les rétrécissements *fibroïdes* et *fibreux*. Ils se produisent dans tous les cas où l'inflammation chronique aboutit à des exsudats interstitiels dans le parenchyme muqueux et dans le tissu sous-muqueux, exsudats qui se présentent d'abord à l'état fibroïde, se résorbent facilement, mais, qui petit à petit s'organisent en tissu fibreux. Cette variété de rétrécissement est plus ou moins étendue. Le tissu fibreux, plus ou moins serré et dense, a produit une sorte de condensation atrophique de la muqueuse et des tissus sous-jacents. Le tissu fibroïde ou fibreux peut envahir toute la circonférence de la muqueuse uréthrale ou se limiter à certains points de celle-ci.

Lorsque l'exsudation est superficielle, consécutive à une exfoliation de l'épithélium, à une érosion, les produits exsudés s'organisent à la surface de la muqueuse et il se forme alors un rétrécissement *pseudo-membraneux*. La pseudo-membrane peut constituer dans un point quelconque de l'urèthre une sorte de diaphragme percé à son centre ou dans un point plus ou moins rapproché de sa circonférence. Ces orifices se nomment lumière du rétrécissement. Les rétrécissements membraneux peuvent être constitués par des brides qui s'implantent en deux points opposés de la paroi uréthrale. Ils peuvent former des croissants ; enfin, ils peuvent être valvulaires. Dans ce dernier cas, la valvule est libre et flottante, c'est-à-dire qu'elle n'adhère à l'urèthre que par son point d'implantation.

On pourrait soutenir avec quelque apparence de raison que les pseudo-membranes procédant d'une érosion de la muqueuse uréthrale, ne rentrent point dans la catégorie des rétrécissements tels que je les ai définis. Cette objection ne serait, à la rigueur, fondée que pour les valvules flottantes ; mais il n'en serait plus de même pour les brides et les pseudo-membranes qui adhèrent en partie ou en totalité à la circonférence de la muqueuse uréthrale ; celles-ci en se rétractant plus ou moins fort, diminuent en réalité le calibre de l'urèthre, sans compter que dans beaucoup de cas, ces brides, ces pseudo-membranes, ne possèdent que des dimensions fort restreintes qui ne se prêtent nullement à la dilatation que pourrait offrir le canal à l'état physiologique.

Dans certaines circonstances, les parois de la muqueuse étant d'habitude adossées, il peut se faire qu'étant érodées dans des points correspondants, il s'établisse entre ces parois des adhérences intimes, immédiates, qui diminuent le calibre du canal ; alors on a ce qu'on appelle les *rétrécissements par adhésion*. Cette variété n'est pas la moins grave, ni la moins difficile à franchir.

Les lésions anatomiques, au lieu de se limiter à la muqueuse et au tissu sous-muqueux, envahissent parfois toute la gaine uréthrale, y produisent des tuméfactions qui modifient complètement la forme et les rapports de l'urèthre. Ce sont là les rétrécissements *complexes*.

Enfin nous avons encore les rétrécissements constitués par des granulations, ceux qui résultent du travail réparateur de tous les ulcères qui entament profondément la muqueuse de l'urèthre, y compris le chancre.

En dernier lieu viennent les rétrécissements fongueux, calleux et ceux qui se rattachent au cancer. Ces trois dernières variétés ne sont point en réalité des rétrécissements tels que vous devez les comprendre, ils en offrent les symptômes les plus importants ; mais ne sauraient être conjurés par les agents qui suffisent, d'habitude, pour faire disparaître les véritables coarctations. Ils offrent en outre des symptômes dont vous devrez soigneusement saisir la signification, puisqu'ils ont motiver des applications particulières.

Sièges des rétrécissements. — Les rétrécissements uréthraux, uniques ou multiples, peuvent occuper toutes les parties de l'urèthre. Mais, vous soupçonnez déjà que les parties de l'urèthre, normalement rétrécies, devront être le plus souvent le siège de rétrécissements. Comme les faits confirment cette présomption, vous les rencontrerez, presque toujours, au collet du bulbe, à la région membraneuse et souvent au méat et en arrière de celui-ci, dans la dilatation morganienne. Rarement les rétrécissements se rencontrent dans la région spongieuse ou prostatique. A ce propos, j'insiste sur deux particularités qui peuvent subir quelques exceptions, mais qui n'en constituent pas moins une loi générale. D'abord, les rétrécissements fibreux, spontanés ou traumatiques, occupent presque invariablement la région bulbo-membraneuse. Les rétrécissements spontanés fibroïdes ou fibreux, seuls, peuvent occuper le méat et la fosse naviculaire et, chose singulière, quand vous rencontrez dans la fosse naviculaire ou en arrière du méat un rétrécissement de l'espèce, vous êtes presque certain d'en retrouver un

second dans la région bulbo-membraneuse. C'est que, si
le plus souvent, l'uréthrite chronique se localise à la région
bulbo-membraneuse, il arrive parfois qu'elle ne se déplace
pas complètement et qu'elle persiste dans la région du méat
et de la fosse naviculaire. D'autre part, les rétrécissements
membraneux siègent souvent à la région spongieuse et
parfois à la région prostatique. Ils sont souvent multiples et
vous pouvez trouver, dans n'importe quelle région de
l'urèthre, plusieurs rétrécissements de l'espèce, successits
et parfois très rapprochés.

Causes des rétrécissements. — Les rétrécissements uréthraux procèdent de plusieurs ordres de causes. Et d'abord,
parlons des causes prédisposantes. Je vous en ait dit suffisamment à propos des classifications, pour n'avoir pas ici à
insister sur leur mode d'action. Les causes prédisposantes,
se rattachant toutes, soit à un vice scrofuleux, soit à un vice
arthritique goutteux ou herpétique, ne peuvent, par elles-
mêmes produire un rétrécissement particulier. Mais on peut
les accuser de favoriser, le cas échéant, le développement
de certains rétrécissements et une fois produits, on ne peut
perdre de vue ces causes au point de vue thérapeutique.

Ces considérations s'appliquent également aux rétrécissements tuberculeux dont les auteurs ont parlé. Certes, la
diathèse tuberculeuse déteint souvent sur l'appareil génito-
urinaire, notamment sur les reins, la vessie et la prostate ;
dès lors, rien n'empêche qu'on en rencontre dans la muqueuse de l'urèthre. À vrai dire, je n'en ai jamais observé ;
ils ne pourraient, du reste, être que l'occasion plus ou
moins prochaine d'un rétrécissement, puisque ce dernier
ne se revelerait qu'après la cicatrisation des ulcères intra-
uréthraux provoqués par des dépôts tuberculeux, ou par
des infiltrations de même nature qui amèneraient la morti-
fication de la muqueuse. Ces atrésies se rencontreraient
naturellement à la région prostatique, à cause du voisinage

de la prostate où l'on constate assez souvent des tubercules. Si vous rencontrez des cas semblables, vous vous rappellerez qu'un traitement médical est seul indiqué et que l'intervention chirurgicale ne doit être qu'éventuelle.

Il y a encore une cause prédisposante particulière que je vous ai bien souvent signalée dans mes leçons cliniques : cette prédisposition n'est rien autre qu'une *diathèse locale*. Cette diathèse, si vous n'y prenez garde, aboutira fatalement à un rétrécissement d'autant plus grave que vous n'aurez rien fait pour l'éviter. Elle s'établit par le fait de nombreuses uréthrites contractées à des époques plus ou moins rapprochées. Il est généralement connu, dans la pratique, qu'une première uréthrite dispose à une seconde et ainsi de suite. S'il en est ainsi, ces phlegmasies si légères qu'elles soient, successivement renouvelées, créent dans la muqueuse une situation nouvelle ; ce n'est d'abord qu'un excès de sensibilité maladive qui s'éveille, sous l'action de la moindre excitation quand cette sensibilité n'est pas permanente. Sous cette influence, petit à petit, la muqueuse ne tarde pas à subir des modifications nutritives, peut-être même des changements de texture qui s'annoncent par un suintement séro muqueux continu ou intermittent. En vain, vous prescrivez les antiblennorrhagiques, ce suintement persiste, et comme conséquence ultime, si vous n'intervenez pas avec la *dilatation progressive*, un rétrécissement se développera fatalement. En pareille occurrence, vous avez affaire à une véritable *diathèse locale* que vous ferez toujours disparaître facilement et rapidement si vous utilisez le cathétérisme avant que la coarctation ne soit un fait accompli.

Nous avons en second lieu les causes occasionnelles. Et d'abord, constatons l'existence nécessaire, pour les rétrécissements spontanés, d'une uréthrite chronique simple ou spécifique. Les uréthrites chroniques ont pour siège de prédilection la région bulbo-membraneuse et prostatique.

Ainsi s'expliquent les orchites, les pertes seminales, les rétrécissements qui succèdent fréquemment à l'uréthrite catarrhale. Cette affection, qui parfois ne donne lieu qu'à l'écoulement d'une seule goutte de pus, exagère l'activité circulatoire, nerveuse dans les régions qui en sont le siège. De là exsudation interstitielle, infiltration du tissu conjonctif sous-muqueux et organisation progressive des produits exsudés de là aussi rétractilité de ces mêmes produits organisés et enfin diminution de calibre de l'urèthre.

Dans les cas d'uréthrite granuleuse spécifique, nous avons en dehors des lésions fibroïdes ou fibreuses propres aux inflammations simples, le tissu néoplasique granuleux, de couleur amarante, saignant au moindre contact et exsudant toujours du pus qui renferme les éléments de la virulence.

Lorsque les uréthrites se compliquent d'ulcères simples ou spécifiques, entamant assez profondément les tissus, ces ulcères aboutissent, à la période de réparation, à la production de cicatrices fibreuses inextensibles qui se rétractent et produisent ainsi un rétrécissement.

Si les uréthrites, quand elles sont négligées ou mal traitées, amènent fatalement des rétrécissements, il nous importe de savoir si tous ces rétrécissements sont constitués par des altérations essentiellement identiques. Il est généralement admis que les uréthrites simples chroniques, provoquent immédiatement des exsudats fibroïdes superficiels ou interstitiels qui se transforment, avec le temps, en tissu fibreux ou pseudo-membraneux ; mais il n'en est pas de même des uréthrites virulentes granuleuses, (uréthrites blennorrhagiques des auteurs). Ici le néoplasme est spécifique ; il est constitué par des granulations qui n'ont rien de commun, du moins immédiatement, avec le tissu fibreux. Vous ne devez point perdre de vue cette distinction anatomo-pathologique, lorsque vous aurez à soigner un rétrécissement de l'espèce. Cela me paraît d'autant plus indispensable qu'on semble aujourd'hui vouloir négliger les lésions pathologiques pour ne plus s'occuper que des causes qui les produisent. Dans ces derniers temps, vous ne l'ignorez pas, on a placé presque toutes les phlegmasies uréthrales sur le même pied, d'où une confusion défavorable.

C'est ainsi que Neisser et ses partisans ont prétendu que toutes les blennorrhagies devaient être attribuées à un micro-organisme auquel ils ont donné le nom de gonococcus. En supposant que cette découverte soit définitivement sanctionnée, elle ne modifiera certainement pas la situation actuelle. On échouera piteusement lorsqu'on cherchera à tuer le microbe pour faire avorter les uréthrites et prévenir leurs conséquences ; et pour ce qui concerne les blennorrhagies virulentes granuleuses, cette singulière medication aggravera le mal au lieu de l'atténuer.

Dans tous les cas, la découverte du gonococcus ne vous sera d'aucune utilité pour guérir les coarctations uréthrales ; comme par le passé vous avez à résoudre, à détruire les altérations qui les constituent. Du reste je dois vous prévenir que la démonstration de Neisser est loin d'être complète : d'abord il n'a pas exactement déterminé les caractères des lésions pathologiques qui correspondent à l'existence du gonococcus, ensuite la démonstration de ce microbe est loin d'être acceptable. Si on a pu retrouver ce microbe, par la coloration au violet de méthyle, ou à la fuschine, dans le pus blennorrhagique, il est prouvé qu'il n'a pas subi la série d'épreuves nécessaires pour que la science positive puisse définitivement l'adopter. Si certains auteurs sont parvenus à le cultiver, soit sur la gélatine, soit dans le bouillon de Pasteur, il lui manque encore le contrôle d'avoir produit, isolé, des blennorrhagies identiques à celles qui lui ont donné naissance ; de plus, par une série de cultures, le gonococcus n'a pas encore été séparé de tout autre élément virulent. Vous êtes donc en droit de rejeter le gonococcus du domaine scientifique et de contester le rôle qu'on veut lui-faire jouer. Quoi qu'il en soit, que l'élément virulent de l'uréthrite granuleuse soit un microbe, une cellule ou un ferment, figurés ou non, vous ne parviendrez jamais à guérir une uréthrite et un rétrécissement qu'en employant une médication en harmonie avec les altérations pathologiques qui les engendrent et qui les caractérisent.

On a prétendu de tout temps que les injections abusives, trop irritantes et notamment la méthode dite abortive, que l'on réalise par des injections au nitrate d'argent à haute dose, étaient des causes de rétrécissement. Nous ne contestons pas que ces injections appliquées intempestivement ne puissent, à l'egal de tout agent violent, aboutir en dernière analyse à une diminution du calibre de l'urèthre.

En principe cependant, nous considérons les injections, dans le traitement des uréthrites aiguës et même chroniques, comme étant les moyens les plus efficaces. pour les guérir radicalement ; il est entendu que vous devez, pour éviter les mécomptes, respecter les indications et les contre-indications ; il faut savoir ce que vous faites et vous méfier des réclames charlatanesques. Vous règlerez leur application d'après les principes rationnels et les notions exactes que vous avez de l'état morbide et des altérations pathologiques que vous aurez à traiter Dans ces conditions, recourez sans crainte aux injections dans la période aiguë, si vous voulez éviter la période chronique. Bien loin de provoquer des rétrécissements, les injections détersives, astringentes, substitutives, les préviendront, en empêchant la maladie de passer à l'état chronique.

Quant aux atrésies traumatiques cicatricielles, elles sont la conséquence des violences extérieures qui peuvent se rattacher comme les plaies, à l'action des instruments piquants, tranchants ou contondants. Cette action vulnérante peut agir de l'extérieur vers l'intérieur ou bien elle

peut se rapporter au cathétérisme, aux opérations de lithotritie et à ce préjugé encore fort enraciné dans l'esprit public
et qui consiste, dans les cas d'uréthrite suraiguë à tordre et
à rompre la corde que forme l'engorgement du canal à l'aide
d'une violence quelconque ; cette violence donne lieu à une
plaie transversale de la muqueuse pouvant aboutir à un
rétrécissement. Remarquons, du reste, que les lésions
traumati- ques, qu'elles viennent de l'extérieur ou de l'intérieur, quelle que soit la cause de leur production, n'aboutissent jamais à une coarctation lorsque ·la plaie est longitudinale, à moins que vous ne multipliez ces plaies de
manière à les adosser les unes contre les autres, comme cela
arrive quand on emploie sa scarification. Les plaies transversales, au contraire, quelles que soient leurs dimensions,
aboutissent toujours à un rétrécissement souvent infranchissable, qui ne guérit d'habitude que par l'uréthrotomie
externe.

TROISIÈME LEÇON.

Nous connaissons les causes des rétrécissements, étudions
actuellement leurs effets. Nous suivrons pas à pas l'évolution des altérations pathologiques qui les constituent, nous
préciserons leurs périodes, afin de diriger contre elles des
moyens d'autant plus efficaces, qu'ils correspondront d'une
manière plus exacte à leur degré d'organisation et de développement. Par leur fréquence et leur gravité, les rétrécissements fibroïdes et fibreux méritent de fixer tout d'abord
notre attention.

Le facteur de ces rétrécissements est invariablement l'inflammation chronique de la muqueuse uréthrale qui atteint
de préférence ses couches épithéliales, ses couches de tissus
conjonctifs et même ses glandes sécrétoires; dans beaucoup
de cas, ces trois éléments sont malades en même temps et
au même degré. Nous vous l'avons déjà dit, sous l'influence
de cette inflammation, il se produit dans le tissu conjonctif
sous-muqueux et même dans le tissu spongieux de l'urèthre,
une infiltration d'un blastème dans lequel se trouvent des
cellules embryonnaires. Ces cellules finissent par se réunir,
se grouper et constituer une sorte d'infiltration que l'on a
appelée fibroïde. Lorsque cette infiltration est interstitielle,
par la tuméfaction qu'elle détermine, elle diminue le
calibre du canal de l'urèthre. Ce n'est pas encore un véritable rétrécissement, mais il est en train de se constituer et
déjà la miction est plus au moins gênée. A ce degré, l'atrésie
uréthrale peut se résoudre, parce que les bouches absor-
bantes périphériques et sous-jacentes à l'infiltration sont
encore ouvertes, parce que, à l'aide d'une sonde, il est possible de désagréger facilement les granulations fibroïdes;
aussi, lorsque vous aurez à traiter un sujet, atteint d'uré-

thrite ancienne, agirez-vous toujours sagement en introduisant une sonde d'un diamètre égal à la capacité uréthrale,
afin que plus tard le malade ne vienne pas réclamer votre
intervention pour un rétrécissement véritable.

Plus tard, en effet, l'infiltration fibroïde se convertit en
fibres, lesquelles se rapprochent, se condensent, s'intersectent dans différents sens et aboutissent de la sorte à la constitution du rétrécissement fibreux. Ce rétrécissement fibreux
est toujours proportionnel à l'étendue et à la quantité des
produits fibroïdes antérieurement exsudés.

Quand la transformation fibreuse est récente, quand les
fibres n'atteignent la muqueuse que dans une très faible
épaisseur, l'atrésie uréthrale n'est pas considérable ; à son
niveau on ne constate qu'une acongestion très légère des tissus
sous-muqueux qui soulèvent légèrement la muqueuse. Le
néoplasme fibreux, dans ces conditions, forme des stries
longitudinales rapprochées l'une de l'autre, se constituent
en faisceaux plus ou moins volumineux et étendu qui se
réunissent à angle plus ou moins aigu à leur sommet et qui
parfois affectent une direction longitudinale ou circulaire.
Dans l'intervalle de ces stries, qui sont quelquefois séparées
les unes des autres, l'urèthre paraît absolument sain. La
muqueuse qui les recouvre est tantôt libre et mobile, tantôt
adhérente, blanchâtre, un peu déprimée et légèrement
froncée Ici encore, la guérison est possible si l'on intervient
à temps. M. Voillemier a reproduit dans son ouvrage une
planche qui rend parfaitement compte de cette atrésie
fibreuse commençante.

Quand le rétrécissement fibreux est définitivement constitué, le néoplasme resserre les éléments normaux de la
muqueuse, les fait disparaître et, maître du terrain, les
remplace définitivement. Comme vous le comprenez, les
rétrécissements fibreux, quelle que soit leur intensité, ne
viennent point se surajouter à l'égal d'une production nou-

velle au tissu muqueux ; ils s'en emparent, l'étouffent et prennent sa place, en se confondant avec elle en avant et en arrière du point rétréci. Cela est tellement vrai, que si vous fendez le canal de l'urèthre suivant sa longueur, vous constaterez des altérations fibreuses identiques à celles que dernièrement, à ma clinique à l'hôpital Saint-Pierre, je vous ai montrées dans la gorge d'un sujet, dont le voile du palais et la partie supérieure de la muqueuse pharyngienne avaient disparu ; ces muqueuses étaient remplacées par du tissu fibreux d'un blanc nacré qui rétractait l'isthme du gosier. Par le fait du rétrécissement, la respiration était anxieuse, pénible et les angoisses de ce malheureux faisaient peine à voir. L'insuccès des opérations que je tentai pour améliorer sa position, confirme ce que je vous disais dernièrement à propos des angusties fibreuses de l'urèthre ; on peut, vous disais-je, conjurer les inconvénients et les dangers des rétrécissements fibreux, mais quel que soit le moyen que vous employiez, il est impossible de rendre à la muqueuse les conditions normales qu'elle a perdues.

Ce que vous avez vu dans la gorge de ce jeune homme, toute proportion gardée, vous le constaterez dans le canal de l'urèthre des individus atteints de rétrécissements fibreux. Les autopsies que j'ai pratiquées et notamment celles dont j'ai soumis les résultats à l'appréciation de la Société anatomo-pathologique le démontrent d'une manière évidente. La transformation fibreuse est identique dans toutes les muqueuses.

Les rétrécissements fibreux sont donc la conséquence naturelle et très fréquente des rétrécissements fibroïdes, ils résultent d'une exsudation interstitielle plus ou moins organisable, procédant d'une phlegmasie uréthrale chronique. Les nécropsies, comme l'observation et la raison le démontrent. Autrefois on ne faisait pas une idée bien nette de cette néoformation, on attribuait les rétrécissements, à

un engorgement, à un endurcissement de la muqueuse à
des callosités et fongosités, le plus souvent à un travail
ulcératif. Voici ce que Cruveilhier dit à ce sujet :

« Le caractère fibreux des rétrécissements du canal de
« l'urèthre me paraît un fait bien démontré; car je n'ai
« jamais rencontré des rétrécissements d'une autre nature.
« Il y a disparition complète de la muqueuse au niveau du
« rétrécissement ; disparition plus ou moins complète du
« tissu spongieux érectile du canal de l'urèthre. Si de ce
« caractère fibreux du rétrécissement, nous cherchions à
« remonter à la cause qui l'a produit, nous verrions qu'on
« ne peut expliquer le rétrécissement que de deux manières :

« 1° Par inflammation chronique de la membrane
« muqueuse ; 2° par ulcération.

« Nous possédons trop peu de faits d'anatomie patholo-
« gique relatifs à l'état normal de l'urèthre dans la blennor-
« rhagie pour résoudre cette question d'une manière posi-
« tive. Je serais porté à croire que ces rétrécissements sont
« le résultat d'une ulcération; car, dans l'hypothèse d'une
« inflammation, il serait bien difficile de concevoir comment
« les effets de cette inflammation seraient presque constam-
« ment limités à un seul point de la longueur du canal.

« Quant aux conséquences qui découlent du caractère
« fibreux du rétrécissement, elles sont en harmonie avec les
« faits : L'inconvénient du cathétérisme forcé et des sondes
« coniques, la prééminence de la dilatation sur la cautérisa-
« tion, la réussite d'une dilatation longtemps prolongée,
« la tendance du rétrécissement à se reproduire, l'incura-
« bilité absolue de tout rétrécissement du canal de l'urèthre
« telles sont les données fournies par l'anatomie patholo-
« gique des rétrécissements. »

Quelle que soit l'autorité de Cruvelhier en telle matière, je
ne puis cependant me ranger à son avis lorsque, contrairement à ce qu'il a vu, il déclare qu'il serait porté à croire que

les rétrécissements fibreux se rattachent à un travai lulcératif.

Certes les ulcères uréthraux quand ils entament fortement la muqueuse produisent des rétrécissements fibreux cicatriciels ; mais les phlegmasies chroniques, par un autre procédé que je vous ai fait connaître, en produisent également et beaucoup plus souvent. Pour vous en convaincre ouvrez un canal atteint de rétrécissement fibreux, vous remarquerez que la muqueuse, en plusieurs points, ne se représente plus dans ses conditions normales et nulle part vous ne découvrirez des traces de plaies ou d'ulcères. Par contre, dans les endroits où vous aurez reconnu pendant la vie un rétrécissement, vous verrez apparaître dans un ou plusieurs points de la muqueuse uréthrale, un tissu nouveau plus ou moins condensé, d'un blanc nacré, circonscrivant en totalité ou en partie le canal ; ce tissu est fibreux et remplace la muqueuse dans une étendue variable.

Je n'ignore pas que dans certaines circonstances, lorsque .e néoplasme fibreux n'est pas trop abondant, on a prétendu qu'on ne le découvrait point aisément, lorsqu'on le recherchait sur le cadavre, mais en mesurant la largeur de la muqueuse dans diverses parties de son étendue, on s'aperçoit cependant bientôt que cette largeur est moindre dans l'endroit où, pendant la vie, on avait constaté une atrésie uréthrale ; de plus, on trouve en cet endroit que ce qui était la muqueuse est plus dense, plus serrée et moins extensible qu'à l'état normal. Dès lors, ce fait ne devient-il pas significatif et concluant contre ceux qui rattachent encore les rétrécissements fibreux à un travail ulcératif? Du reste, cette objection n'a plus aucune valeur lorsque la totalité du parenchyme muqueux a été remplacé par du tissu fibreux et lorsqu'en même temps il y a absence de toute cicatrice dénonçant une lésion traumatique ou ulcéreuse.

Si l'inflammation, dit Cruvelhier, pouvait en dehors de l'ulcération produire des rétrécissements fibreux, pourquoi

ne le rencontrerait-on pas dans toutes les régions du cana.
de l'urèthre? On ne les rencontre pas à la suite de toutes les
inflammations blennorrhagiques, parce que ordinairement
les exsudats se résorbent spontanément ou à la suite d'un
traitement rationnel. Ces rétrécissements ne se produisent
point également dans toutes les parties de l'urèthre, parce
que toutes ces parties ne sont pas disposées, au même
degré, à subir l'organisation du néoplasme fibreux ; parce
que le siège de prédilection des uréthrites chroniques est
presque toujours limité à la région bulbo-membraneuse et à
la fosse naviculaire, et enfin parce qu'il faut qu'une uréthrite
ait persisté pendant des années pour que l'on ait à redouter
l'apparition d'un rétrécissement fibreux.

Les rétrécissements fibreux lorsqu'ils sont définitivement
constitués restent d'habitude stationnaires, à moins que les
individus qui en sont atteints ne contractent une nouvelle
uréthrite ou bien ne soient traités d'une manière malhabile
ou imprudente. Surgissent alors des complications de
natures diverses qui peuvent exagérer quantitativement le
rétrécissement préexistant, l'étendre à des parties qui jusqu'alors étaient restées saines, ou bien entraîner le néoplasme
fibreux lui-même à subir une nouvelle transformation que
l'on a appelé fibro-cartilagineuse. Plus que le tissu fibreux,
la transformation cartilagineuse est incurable, quels que
soient les moyens employés pour la faire disparaître. La
transformation cartilagineuse n'augmente guère l'épaisseur
de la partie de la muqueuse préalablement fondue dans le
tissu fibreux, elle est dure, résistante, inextensible et elle a
perdu toute puissance élastique et rétractile, de sorte que,
quand elle est établie, elle n'est plus susceptible de se rétrécir
davantage.

J'ai pu étudier le mode d'évolution du tissu fibro-cartilagineux. Je traite encore en ce moment un individu qui
présente un rétrécissement de l'espèce occupant le méat uri-

naire. Sous l'influence de la moindre irritation spontanée
ou résultant des efforts que je dois faire pour permettre à
une sonde de cinq millimètres de pénétrer, l'orifice du méat
et le gland tout entier se congestionnent fortement et la douleur devient très vive. Peu d'instants après toute trace de
congestion disparaît.

Ne peut-on pas déduire de ce qui se passe ici, à l'extérieur, les phénomènes qui surgissent à l'intérieur du canal
lorsque le rétrécissement occupe la bulbe ou la région membraneuse et qu'on lui fait subir des excitations plus ou
moins fortes? Ces congestions passagères, sous-jacentes et
périphériques ne sont-elles pas, en partie du moins, la
raison d'être de l'exagération et de la condensation du tissu
fibreux et finalement de sa transformation en tissu fibro-
cartilagineux? Cette opinion me paraît d'autant plus acceptable, que les rétrécissements fibro-cartilagineux ne se produisent que quand le malade peu soigneux commet des
écarts imprudents ou subit des traitements irrationnels mal
dirigés et continués pendant une période de temps assez
prolongée.

Quelquefois la néoformation fibreuse au lieu de s'accroître,
semble diminuer d'épaisseur et se résorber, elle se réduit
alors à ce que l'on a appelé les *rétrécissements fibreux atrophiques*. Cette résorption, toutefois, n'est que partielle; elle
dépend, soit de la transformation graisseuse d'un certain
nombre de cellules jeunes, soit de l'exagération rétractile
de la masse du rétrécissement qui, en revenant sur elle-
même, fait disparaître les fibres qui n'ont pas acquis une
organisation suffisante et définitive. Habituellement, c'est
en provoquant une atrophie semblable et en désagrégeant
les faisceaux fibreux que la dilatation progressivement
compressive parvient à améliorer, pour un certain temps,
les atrésies uréthrales de cette espèce. Plus la compression
excentrique sera soutenue et prolongée, plus ses résultats
seront favorables.

4

Quand les rétrécissements fibreux sont constitués, et que l'on a l'occasion de diviser l'urèthre de dehors en dedans, on découvre, sur une étendue variable de ce dernier, une atrésie plus ou moins prononcée de l'aire uréthrale. A partir du centre de la coarctation et sur une longueur de 2 ou 3 centimètres, en avant et en arrière, le rétrécissement s'évase progressivement pour se perdre ensuite dans la muqueuse saine. Dans ces conditions, l'ensemble de la partie rétrécie figure un double cône confondu par son sommet. Le cône postérieur est plus évasé que le cône antérieur, cette différence résulte de l'arrêt que subissent les jets d'urine au niveau du point central du rétrécissement. Ce fait vous explique l'incontinence partielle ou complète ; elle est partielle lorsque, la vessie étant vidée, son col se referme ; il reste alors en avant de la vessie, dans la portion dilatée de l'urèthre, une certaine quantité d'urine qui s'échappe petit à petit et involontairement. Elle est complète, lorsque l'évasement conique est considérable et se prolonge jusqu'au col de la vessie ; celui-ci finit par se dilater plus ou moins largement, il ne revient plus sur lui-même et il y a incontinence absolue.

Dans ces conditions, la muqueuse qui se trouve en arrière du rétrécissement se dilatant outre mesure s'amincit, se ramollit et parfois s'ulcère. On y remarque du pus qui trouble l'urine et l'origine de trajets fistuleux qui se frayent une voie vers les téguments de l'urèthre, vers le scrotum, ou même vers les parois abdominales.

En 1877, nous avons présenté à la Société anatomo-pathologique de Bruxelles une pièce appartenant à un individu qui avait succombé à la suite de trajets fistuleux ayant pénétré jusque dans la cavité péritonéale. Au niveau de la région prostatique, la paroi supérieure de l'urèthre présentait six ouvertures d'inégales dimensions, les unes étaient de simples dépressions séparant les faisceaux fibreux, les

autres conduisaient dans des culs de sacs plus ou moins
profonds. En injectant de l'eau dans une des plus grandes
ouvertures situées à la partie gauche de sa paroi supérieure,
on constatait qu'elle traversait le tissu cellulaire de la partie
gauche de la vessie, là où l'on avait découvert un abcès
sous-péritonéal pendant la vie. On incisa ce trajet fistuleux ;
celui-ci parut ancien et bien organisé. Ce trajet se bifurquait
presqu'à son point d'émergence du canal de l'urèthre ; une
des branches de cette bifurcation, longue de deux centimètres, se terminait en cul de sac au niveau de la paroi antérieure de la vessie ; l'autre, comme nous venons de vous le
dire, communiquait avec l'abcès sous-péritonéal. Chaque
fois qu'une main peu habile pratiquait le cathétérisme, on
pénétrait dans l'un ou l'autre des trajets fistuleux que je
viens de vous indiquer.

Chose digne de remarque, le malade avait été opéré antérieurement par l'uréthrotomie interne qui n'avait abouti à
aucun résultat favorable. Chaque fois que j'eus occasion de
passer une sonde à ce malade, je pénétrais dans la vessie
en évitant les lésions graves que je constatais.

J'ai quelquefois remarqué que les rétrécissements fibreux
n'affectaient pas la forme circulaire ; dans ces cas, ils se
limitaient à un point plus ou moins étendu de la circonférence du canal. Alors la disposition en cônes, que je viens
de vous signaler, n'existait pas, elle était remplacée par une
coarctation latérale ou inférieure de l'urèthre dont la paroi
correspondante restait saine. Il y avait, en arrière, dilatation
compensatrice et déviation de la partie indemne du canal ;
souvent, pendant la miction, elle était exagérée par la contraction spasmodique des muscles extrinsèques de l'urèthre.
Si on n'y avait pris garde, on aurait pu prendre cette espèce
de rétrécissement fibreux pour un rétrécissement cicatriciel.

Vous savez déjà que le corps spongieux de l'urèthre participe à la formation des rétrécissements fibreux. Les mailles de ce tissu sont d'abord infiltrées d'une matière d'un gris jaunâtre qui ne tarde pas à être remplacée par des faisceaux fibreux situés sur les côtés du centre de l'atrésie. Ce surcroît de tissu fibreux fortifiant l'obstacle rend le cathétérisme plus dangereux et plus difficile.

M. Voillemier relate un cas où le rétrécissement fibreux occupait toute l'étendue du canal. Il en reproduit la planche qui est très curieuse. La largeur du canal rétréci ne dépassait pas 4 à 5 millimètres. Elle oscillait entre ces chiffres parce que le néoplasme fibreux n'était pas régulièrement disposé, ce qui prouve que la transformation fibreuse s'était opérée successivement. Il en résultait que la surface rétrécie n'était pas uniforme dans son ensemble, elle offrait des bosselures et des dépressions. Incontestablement un semblable rétrécissement constituait un accident fort grave et très difficile à conjurer. Nous avons rencontré des atrésies totales du canal de l'urèthre, mais elles étaient granuleuses, ce qui se comprend plus aisément.

L'analyse microscopique confirme absolument ce que nous venons de vous dire relativement à la constitution des rétrécissements fibreux. Le microscope fait découvrir des éléments de la néoformation dans le parenchyme de la muqueuse; de là, petit à petit, elle envahit les parties sous-jacentes et périphériques. Le microscope fait également découvrir une prolifération épithéliale nécrotique qui, se surajoutant au produit des glandes uréthrales qui n'ont pas été englobées dans la transformation fibreuse, forment l'écoulement que l'on constate souvent chez les personnes atteintes de rétrécissement. Cet écoulement fort peu abondant est séreux et parfois séro-muqueux. Sa quantité et ses qualités, du reste, sont subordonnées à l'excitation que provoque sur les glandules du voisinage l'atrésie fibreuse. Quand l'écoulement est purulent, il trahit l'existence de petits abcès ou d'ulcères.

Je vous ai dit que les rétrécissements fibreux ne se rattachaient ni à l'engorgement, ni à l'induration des parois uréthrales : voici ce que dit à ce sujet Reybard, dont nous
adoptons l'opinion parce que nous en avons constaté la
vérité. « Il est illogique, dit cet auteur, d'admettre que l'engorgement des parois uréthrales constitue les rétrécissements anciens ou récents, puisque l'écoulement blennorrhagique, à l'état aigu ou chronique, a presque toujours
entièrement disparu, au moment où la difficulté d'uriner
vient révéler l'existence d'un rétrécissement. S'il ne s'agissait là que d'un engorgement des tissus de l'urèthre, les
coarctations, au lieu de se développer et de s'accroître lentement, à l'époque de l'existence de la blennorrhagie, ne
devraient-elles pas suivre une marche inverse ? La plus
grande étroitesse du canal ne coïnciderait-elle pas avec le
moment même de la phlogose, ou du moins avec celui où,
les produits exsudés, sur le point de s'organiser, occupent
plus de place dans les tissus de l'urèthre ? Ne devrait-elle
pas aller en s'effaçant à partir du moment où commence à
s'opérer la résolution des membranes engorgées et abreu-
vées de fluide ? Or c'est le contraire qui arrive. »

Il faut donc autre chose qu'un engorgement ou une induration inflammatoire pour produire un rétrécissement
fibreux.

Il me reste à vous parler des propriétés physiologiques
du néoplasme fibreux qui constitue toute une catégorie de
rétrécissements de l'urèthre. Vous ne pouvez les ignorer,
car elles précisent la nature des rétrécissements et sanc-
tionnent la thérapeutique que j'ai employée pour les combattre. Il est entendu que ces propriétés se rattachent au
tissu fibreux seul et non à ses transformations, tel que le
tissu fibro-cartilagineux qu'avec les auteurs je considère
comme non dilatable.

Ces propriétés physiologiques sont : la rétractibilité,

l'élasticité , l'extensibilité et la sensibilité de l'atrésie fibreuse.

La rétractibilité consiste dans le resserrement de la lumière des rétrécissements en même temps que le tissu fibreux se raccourcit. Vous constatez cette réfraction par l'introduction d'une sonde. Quand vous avez franchi la coarctation fibreuse avec une sonde molle ou avec une sonde dure de petit calibre, vous éprouvez presque toujours une difficulté extrême à la retirer. C'est pour cela que nous employons d'habitude des sondes dures et d'un diamètre assez gros, qui seules peuvent, par éraillement du tissu fibreux ou par dépression, vaincre cette puissance rétractile, qui rend si souvent infructueuse l'uréthrotomie interne elle-même. La rétraction est brusque ou lente; cette dernière commence où la première s'arrête.

L'élasticité est inhérente au tissu fibreux ; lorsque ce dernier est allongé et distendu, il se raccourcit et revient sur lui-même d'une manière brusque si la dilatation n'a pas été suffisante et assez longtemps prolongée. Si la dilatation n'a été que temporaire, non renouvelée, l'élasticité produit ses effets d'une manière lente. C'est ce qui nous a fait établir que, pour faire disparaître autant que possible un rétrécissement fibreux, il fallait appliquer la dilatation progressive pendant une période de temps souvent très longue. Sans cette précaution, vous vous exposeriez à voir renaître le rétrécissement et ses dangers.

L'extensibilité consiste, dit Reybard, dans la facilité avec laquelle les rétrécissements fibreux récents se laissent dilater. Elle est parfois assez considérable pour faire méconnaître l'existence de certains rétrécissements , même lorsqu'on emploie pour les franchir des sondes rigides et volumineuses.

L'extensibilité élastique des rétrécissements présente de nombreuses variétés ; ainsi Reybard a constaté que le tissu fibreux offrait moins de résistance au début de la dilatation que vers la fin. Il a également observé que ce tissu n'était extensible que jusqu'à un certain degré, au delà duquel la dilatation devenait douloureuse et même impossible.

La sensibilité des rétrécissements est peu considérable. Par lui-même le tissu fibreux est insensible, ce n'est que par la distention que le cathétérisme difficile fait subir aux parties environnantes, que la sensibilité s'éveille et s'exagère. Ce fait vous explique pourquoi, dans les cathétérismes de l'espèce, nous vous recommandons de fixer le rétrécissement à l'aide des doigts de la main gauche dont l'indicateur est introduit dans le rectum.

Rétrécissements fibreux cicatriciels. — Étudions d'abord la genèse et la constitution anatomo-pathologique de ces rétrécissements. Ils sont moins fréquents que ceux dont je viens de vous parler. Nous en reconnaissons deux variétés : le tissu cicatriciel est le résultat d'un ulcère plus ou moins étendu, qui atteint la muqueuse uréthrale et les tissus sous-jacents. Ces ulcères sont endogènes, spontanés ou dépendent de ruptures de l'urèthre opérées soit par le malade lui-même, soit par les diverses opérations qui agissent sur la muqueuse uréthrale.

La seconde variété des rétrécissements cicatriciels sont la conséquence du traumatisme.

Je ne m'occuperai, dans cette leçon, que des retrécissements cicatriciels compris dans la première variété.

Les cicatrices observées dans le canal de l'urèthre ne se distinguent point par leur organisation de celles que l'on remarque dans les autres régions du corps. Vous ne l'ignorez pas, tous les ulcères sont égaux et guérissent par cicatrisation ; seulement lorsque ces ulcères siègent dans le canal de l'urèthre et qu'ils sont assez étendus et profonds, ils aboutissent à une cicatrice qui devient une véritable coarctation. Quelle que soit la nature des ulcères, le résultat final est identique.

Les atrésies uréthrales cicatricielles se rencontrent le plus souvent à la région morganienne ou à la région bulbo-membraneuse. L'étendue du rétrécissement cicatriciel est invariablement proportionnelle à l'étendue de l'ulcère. D'habitude les rétrécissements cicatriciels n'atteignent point toute la circonférence de l'aire uréthrale ; c'est à la paroi inférieure du canal qu'ils siègent le plus souvent. Quand l'ulcère uréthral est ramené à l'état de plaie simple, les granulations réparatrices sécrètent un pus de bonne nature ; puis, un liquide albumino-fibreux, véritable tissu fibroïde, qui ne tarde pas à se convertir en tissu fibreux. Ce tissu fibreux est élastique et rétractile ; ce qui vous explique pourquoi les cicatrices de l'urèthre n'égalent point l'étendue des ulcères dont elles sont la conséquence. Ici, la cicatrice constitue une plaque fibreuse, arrondie, allongée, irrégulière, plissant la muqueuse à son pourtour. Là, la cicatrice est formée par un tractus fibreux transversal ou curviligne. A ces tractus fibreux se réunissent, si la plaie de l'urèthre a été irrégulière, des linéaments fibreux secondaires ; ils viennent se joindre à la cicatrice principale et donnent au rétrécissement une forme stellée.

Le rétrécissement cicatriciel fait parfois saillie dans le canal de l'urèthre où il produit une bride semi-circulaire ou transversale. Quand le travail ulcératif a dépassé les limites de la muqueuse et a atteint les cellules du tissu spongieux, il se forme en dessous de celle-ci une nodosité fibreuse que l'on peut constater au toucher. Cette complication surajoute à la résistance et à la gravité du rétrécissement.

Les rétrécissements cicatriciels possèdent des limites fixes saillantes ou enfoncées ; ils se distinguent des atrésies fibreuses proprement dites, dont les limites se perdent insensiblement dans la muqueuse. A l'autopsie, dans beaucoup de cas, il est difficile de les reconnaître, on n'y parvient qu'en mesurant la largeur du canal dans plusieurs points de son étendue ; le tissu cicatriciel étant rétractile, il y aura toujours en ce point une diminution de la largeur du canal. En passant une sonde, celle-ci sera arrêtée par une sorte de bride dure manquant d'épaisseur et qui cède sous l'influence d'une pression progressive non prolongée. La cicatrice se distend ou s'éraille. Cette facilité de rompre un rétrécissement cicatriciel s'explique par le déplissement que subit la muqueuse en avant de l'atrésie.

Les atrésies cicatricielles, sous l'influence du cathétérisme compressif, finissent par se résorber et disparaître sans laisser des dérangements sérieux dans les fonctions de l'urèthre.

Quand un chancre intra-uréthral se termine par cicatrisation nette, c'est-à-dire dégagée de toute induration spécifique, le mécanisme de la formation de la cicatrice chancreuse étant le même que celui de la guérison d'une plaie ordinaire, il aboutit à un résultat identique, puisque, pour se cicatriser, un chancre doit être ramené à l'état de plaie simple. Comme les chancres s'étendent parfois en surface et en profondeur, l'atrésie sera ou plus étendue ou plus épaisse ; le rétrécissement sera considérable, si le tissu cicatriciel au lieu de se borner à la muqueuse, comprend les tissus sous-jacents. Alors on découvre souvent à l'endroit correspondant à la coarctation une nodosité que vous ne confondrez pas avec l'induration vérolique initiale. Ce diagnostic différentiel ne sera pas facile tout d'abord. Vous arriverez pourtant à l'établir, en vous rappelant que le syphiliôme disparaît sous l'influence d'une médication mercurielle bien dirigée, laquelle n'aurait aucune action sur le tissu cicatriciel ordinaire.

Chose singulière, c'est que d'habitude, une fausse voie n'aboutit point à former un rétrécissement, à moins que, par maladresse ou violence, vous ne déchiriez largement le canal de l'urèthre. Les fausses routes sont de différentes espèces. Elles sont intra-pariétales ou extra-pariétales, uniques ou multiples, complètes ou incomplètes. Lorsqu'elles sont multiples, complètes, lorsque chaque jour vous vous engagez dans la fausse voie que vous avez créée, s'il n'y a pas de rétrécissement vous en provoquez un; et s'il en existe un, vous l'aggravez en déterminant une prolifération nouvelle, qui s'ajoutera aux anciennes et aboutira à la production d'une cicatrice profonde et étendue. Lorsque les fausses routes n'entament que les couches muqueuses superficielles et lorsqu'elles sont intra-pariétales, généralement elles sont insignifiantes et guérissent sans laisser de traces. Elles n'ont d'autre inconvénient que de provoquer une hémorrhagie qui s'arrête spontanément.

Les mêmes phénomènes se produisent lorsque pour rompre la corde que l'on remarque dans certaines uréthrites intenses, le malade s'est appliqué un coup violent sur l'urèthre. La rupture se complique de contusion avec infiltration sanguine qui disparaît par l'application d'une sonde et de moyens résolutifs. Mais, si la fausse voie est extra-pariétale, si vous pénétrez violemment dans la prostate, dans le rectum, dans la vessie, en avant de celle-ci, les accidents qui résultent d'une semblable maladresse peuvent créer pour le malade une situation très dangereuse, que la plupart d'entre vous ont pu constater à ma clinique.

QUATRIÈME LEÇON.

Les rétrécissements cicatriciels, ceux qui succèdent à des lésions traumatiques, ne sont pas très fréquents. Le traumatisme périnéo-uréthral, quel que soit l'agent qui le produise, s'il présente parfois une gravité immédiate considérable, possède aussi une gravité consécutive qui n'est pas moindre et que vous ne perdrez jamais de vue. Il ressort de cette double considération une première indication qui s'impose forcément : dans tous les traumatismes uréthraux, vous devez tout d'abord assurer la liberté de l'excrétion de l'urine. L'importance de cette indication ne vous échappera pas, si vous vous rendez compte des modifications pathologiques que subissent les parois uréthrales à la suite des violences extérieures et si vous savez établir la filiation qui relie celles-ci à la constitution définitive des rétrécissements cicatriciels. Entre cette cause et ces effets que d'écueils n'aurez-vous pas à éviter ?

Quoique bien protégé, le canal de l'urèthre n'est pas à l'abri des violences extérieures. Ces violences proviennent habituellement d'instruments tranchants, piquants et contondants. Les lésions qu'ils produisent sont toujours proportionnelles à l'énergie, à l'étendue de leur action et à la résistance qui leur est opposée ; ceci vous explique pourquoi les blessures de la portion mobile de l'urèthre sont généralement moins sérieuses que celles de la portion fixe. Inutile de vous dire que, si les lésions traumatiques de l'urèthre n'atteignent pas la gaîne propre du canal, les accidents qui en résultent ne s'écartent point de ceux que l'on remarque dans l'étude des plaies en général.

Nous n'insisterons point sur les piqûres uréthrales ; elles

ne produisent qu'exceptionnellement des rétrécissements, soit parce que l'on a omis de maintenir une sonde dans l'urèthre lorsque celui-ci a été traversé d'outre en outre, soit parce qu'il s'est développé des inflammations et des abcès consécutifs, à la suite desquels une coarctation est toujours possible.

Il n'en est plus de même des plaies par instruments tranchants, qui atteignent plus ou moins largement le canal de l'urèthre et qui fatalement, si on n'y prend garde, amènent un rétrécissement cicatriciel entraînant parfois une déviation pénible de la totalité de l'organe sexuel.

Les plaies par instruments tranchants sont longitudinales et transversales : longitudinales, elles ne donnent jamais lieu à aucune angustie du canal, la réunion de ces plaies étant immédiate; cependant, si vous exagériez, par l'introduction d'une sonde, la dilatation de l'urèthre, en écartant les deux bords de la plaie, vous provoqueriez la formation d'une cicatrice plus épaisse et plus large, qui modifiant à la fois sa constitution anatomique et ses propriétés physiologiques, réagirait nécessairement sur l'excrétion urinaire. La projection du jet d'urine serait moins forte et plus irrégulière, sans que la capacité du canal soit sensiblement changée. Il résulte de là que dans les plaies longitudinales de l'urèthre le besoin d'une intervention active et directe ne se fait nullement sentir.

De ce que, dans les plaies longitudinales, par instruments tranchants, il n'y a aucune espèce de rétrécissement à redouter, on en a conclu à l'inocuité de l'uréthrotomie interne appliquée au traitement des atrésies fibreuses. Cette conclusion n'est pas admissible : l'uréthrotomie interne n'entame point une muqueuse saine comme le fait une plaie par instrument tranchant, elle divise dans une étendue, plus ou moins considérable, un néoplasme fibreux qu'elle aggrave en y surajoutant une certaine quantité de tissu cicatriciel d'autant plus abondante que l'uréthrotomie demande le concours de la dilatation.

Les plaies transversales agissent tout différemment, elles produisent nécessairement un rétrécissement d'autant plus serieux qu'elles ont divisé plus largement le canal de l'urèthre. L'effet immédiat de ces plaies est de provoquer un écartement antéro-postérieur des membranes de l'urèthre et de son tissu spongieux. Comme conséquence de la puissance rétractile du tissu cicatriciel qui ne tarde pas à se former, l'urèthre se recourbe et se rétrécit. Pour obvier aux inconvénients de ces rétrécissements, il faudra, dès les premiers jours de l'existence de la lésion, intervenir par l'introduction d'une sonde assez volumineuse, qu'on laissera à demeure, jusqu'à ce que la cicatrisation soit complète. De cette manière vous atténuerez la rétraction du tissu cicatriciel en lui donnant plus d'ampleur et en diminuant son épaisseur. Ce résultat est le plus favorable que vous puissiez obtenir. Il est entendu qu'en agissant de la sorte, vous traiterez la plaie tégumentaire par des moyens appropriés et notamment par la méthode antiseptique.

Les lésions uréthrales les plus nombreuses et les plus graves sont, sans contredit, celles qui résultent de l'action vulnérante des agents contondants. Que ce traumatisme n'aboutisse qu'à une simple contusion ou à une plaie contuse, un rétrécissement en peut être la suite. En présence de pareil accident, vous ne devrez pas seulement vous préoccuper des effets immédiats dus à l'action contusive, mais vous devrez prévoir un rétrécissement consécutif et agir de façon à en atténuer les désagréments.

Les contusions du canal de l'urèthre se rencontrent d'habitude à l'origine du bulbe, entre le ligament suspenseur de la verge et celui de Carcassonne et à la région membraneuse. C'est dans ces deux régions que nous devons surtout les étudier puisque la portion droite de l'urèthre, par sa mobilité, son défaut de résistance, échappe ordinairement à toute action contusive ou en adoucit singulièrement les effets. Dans la région prostatique, les rétrécissements consécutifs à l'action des agents contondants doivent être excessivement rares vu qu'on n'y trouve point de tissu spongieux et que des enveloppes fibreuses et aponévrotiques protègent suffisamment cette région ainsi que la prostate S'il en était autrement les désordres traumatiques ainsi que les coarctations n'auraient plus qu'une importance secondaire.

Les traumatismes contusifs sont généralement le résultat de chutes à califourchon sur des traverses de bois, les cuisses étant écartées, et des heurts contre le pommeau d'une selle; des coups peuvent être portés directement sur la région périnéale dans une direction oblique d'avant en arrière ou d'arrière en avant, le corps étant courbé. Dans le premier cas, c'est l'origine du bulbe que contond l'agent vulnérant, dans le second, c'est la région membraneuse. Quelle que soit la cause contondante, son action peut se borner aux parties superficielles du plan périnéal, ou bien s'étendre immédiatement au canal de l'urèthre lui-même. Les désordres que vous observerez seront, tout d'abord, ceux des contusions et des plaies contuses, et ensuite, ceux qui résulteront des complications qui pourront surgir de l'étendue et de la profondeur du travail réparateur, qui devra intervenir pour amener la guérison; cette guérison elle-même ne sera pas sans danger, puisque c'est pendant qu'elle s'établira que se produiront les déformations de l'urèthre et ses rétrécissements cicatriciels; ces derniers, au point de vue de leur constitution anatomique, diffèrent peu des rétrécissements fibreux ordinaires, mais ils sont plus graves et surtout plus difficiles à ramener à un état plus compatible avec la santé et avec la liberté de l'émission de l'urine.

Les contusions uréthro-périnéales sont toujours en rapport direct avec l'intensité vulnérante. Dès lors, elles varient et il est indispensable d'établir entre elles des degrés différents suivant cette intensité. Dans tous les cas de contusion, il se produira immédiatement, par le fait du sang épanché, une obstruction du canal de l'urèthre qui provoquera, si vous n'y prenez garde, des accidents identiques à ceux que l'on observe dans les rétrécissements véritables, avec cette seule différence que cette obstruction ne sera que passagère et remplacée plus tard par un rétrécissement cicatriciel.

Supposons une contusion du premier degré, c'est-à-dire faible, l'agent contondant n'ayant porté que sur la portion antérieure du bulbe : les téguments ne seront que légèrement atteints, la membrane cellulo-fibreuse de l'urèthre, assez solide, aura résisté ; la membrane muqueuse extensible, se distendra et supportera seule les effets dus à la présence du sang, qui s'échappera des nombreux capillaires rompus que l'on trouve dans la couche spongieuse. Le sang s'échappant en quantité plus ou moins abondante, pénètrera dans les aréoles déchirées du tissus spongieux, il y formera un caillot ecchymotique qui repoussera la paroi inférieure de la muqueuse vers la paroi antérieure, et constituera une sorte de barrage qui s'opposera à la libre émission de l'urine. Dans cette espèce de contusion, il ne se fera pas d'hémorragie par le canal de l'urèthre ; mais le sang pourra, dans certains cas, s'infiltrer de maille en maille dans le tissu spongieux et finir par être résorbé, si vous vous efforcez à introduire une sonde en gomme élastique de manière à déprimer le caillot, à le fractionner et à éloigner de la sorte les difficultés que le malade éprouve pour uriner.

Le sang épanché se résorbera rapidement, si vous favorisez cette résorption par le massage, les bains, les frictions résolutives et une compression méthodique. Les choses cependant ne se passent pas toujours de la sorte; ces contusions, d'apparence si bénigne, donnent quelquefois lieu à des abcès et par suite à des infiltrations urineuses; d'autres fois, le sang infiltré dans la couche spongieuse y provoque l'organisation d'un néoplasme cellulo-fibreux qui résiste à toute puissance résolutive. Pour vous donner une idée de ce qui se passe en pareil cas, je vais vous résumer une observation que j'ai eu, dernièrement, l'occasion de recueillir.

M. X..., d'une constitution vigoureuse, vint me consulter pour une infirmité qui le décourageait d'autant plus qu'on n'avait su y apporter aucun remède. A l'extérieur, la verge n'offrait aucune lésion apparente seulement sa direction était modifiée ; elle était recourbée de telle sorte que le gland était porté en bas et en arrière, le frein était rétracté. En palpant la partie inférieure du pénis, je constatai que, à partir du bulbe jusqu'au frein, le plan inférieur du canal était plus large et plus dur qu'à l'état normal. Il me parut que ce changement de dimension et de consistance devait être rapporté à une néoformation cellulo-fibreuse occupant exclusivement le tissu spongieux de l'urèthre. Cette néoformation me sembla d'autant plus vraisemblable, qu'en redressant l'organe, je m'aperçus qu'elle se distendait au fur et à mesure que j'opérais le redressement. La verge reprenait immédiatement son inclinaison en arrière dès que je cessais de la distendre. Je ne parvins à introduire une sonde qu'en utilisant ce que l'on appelle le tour de maître. La sonde ne me révéla aucune altération, ni dans la muqueuse, ni dans les régions dorsales et latérales de l'urèthre, qui étaient absolument saines. A quelle cause rattacher cette infirmité qui rendait les relations sexuelles impossibles ? M. X.... m'apprit qu'un jour se livrant aux plaisirs de l'équitation, son cheval fit un faux pas à la suite duquel la région uréthro-périnéal fut violemment portée sur le pommeau de la selle. Il ressentit aussitôt une douleur très vive dans la partie contusionnée qui le força à rentrer chez lui. — Gonflement de l'urèthre et du périnée, dysurie. Sous l'influence des résolutifs et des bains, la tuméfaction disparut et il aurait pu se croire guéri sans l'inconvénient pénible pour lequel il venait réclamer mes soins.

Voici comment je m'expliquai l'altération dont il se plaignait. Le choc contre le pommeau de la selle ayant produit une contusion, des cellules du tissu spongieux s'étaient rompues, une infiltration sanguine interstitielle s'était produite et avait provoqué la néoformation cellulo-fibreuse dont je viens de vous signaler les singuliers effets. Aucune médication n'étant capable de résoudre cette altération, je ne pouvais recommander que la patience.

Il importe néanmoins que vous notiez ce fait qui, quoique rare, vous démontre une conséquence possible des hémorragies interstitielles de la gangue uréthrale.

Dans les contusions du deuxième degré, la muqueuse peut être partiellement déchirée ainsi que le tissu spongieux; ou bien, la tunique cellulo-fibreuse est rompue en même temps que la muqueuse. Dans les deux cas, il y a hémorragie uréthrale; l'urèthre est obstrué par la présence d'un caillot, d'où difficulté ou impossibilité d'uriner et imminence d'infiltration urineuse.

Si la tunique externe n'a pas été rompue, l'extravasation sanguine est intra-pariétale, et comme une partie de la circonférence de la muqueuse uréthrale a été divisée, il se forme dans le canal un caillot obturateur qui provoque souvent tous les accidents des rétrécissements. Dans ce cas, le cathétérisme s'impose comme une obligation des plus pressantes. Il faut vider la vessie si vous voulez éviter la rétention d'urine et l'infiltration urineuse. A cet effet, vous introduirez dans l'urèthre une sonde métallique ordinaire, vous lui ferez suivre la paroi antérieure de l'urèthre qui, presque toujours, a résisté à l'action contusive; de cette manière, en agissant avec prudence, vous traverserez le caillot et arriverez dans la vessie. Dès que la voie sera déblayée; vous remplacerez la sonde métallique par une sonde en gomme élastique d'un diamètre au moins égal à la dimension du canal; vous laisserez cette dernière à demeure jusqu'à cicatrisation de la solution de continuité de la muqueuse. De la sorte, vous préviendrez, non seulement les accidents immédiats et consécutifs de la rupture de la muqueuse de l'urèthre, mais vous obtiendrez une cicatrice aussi mince et aussi régulière que possible. Sa puissance rétractile n'étant pas considérable, vous obvierez aux inconvénients qui résultent ordinairement des rétrécissements cicatriciels; seulement, pour parer à tout événement désagréable, vous recommanderez au malade de se faire sonder de loin en loin.

Les lésions que je viens de vous signaler m'engagent à vous soumettre quelques réflexions relatives à l'uréthrotomie si préconisée actuellement. Il est certain que la division de la muqueuse uréthrale que les partisans de cette opération veulent large et complète, doit souvent déterminer des accidents semblables à ceux que je viens de décrire. Ces accidents, vous ne le contesterez pas, ne sont pas de nature à justifier l'intervention de l'instrument tranchant dans la thérapeutique des rétrécissements. En vain on vous dira que la déchirure de la muqueuse, suite de contusion, n'est pas comparable à l'incision faite par un uréthrotome; qu'importe si l'infiltration sanguine et urineuse dans les mailles du tissu spongieux et les parties environnantes est possible? Je n'ignore pas que les incisions longitudinales se compliquent rarement d'obstruction uréthrale, mais enfin l'infiltration intersticielle a lieu et elle suffi pour provoquer des accidents très sérieux, qu'on a du reste observés plusieurs fois.

Quand la tunique externe du canal de l'urèthre est rompue, sa muqueuse éraillée ou déchirée dans une certaine étendue de sa circonférence, l'obstruction uréthrale existe, mais le sang qui la produit s'infiltre également dans les bourses et dans la région périnéale et y constitue un gonflement ecchymotique plus au moins considérable. La gravité de cet accident est incontestable; la rétention d'urine est non seulement imminente, mais vous devez encore redouter son infiltration dans les tissus qui sont plus ou moins directement en rapport avec le point du canal déchiré. Vous n'ignorez pas que les infiltrations urineuses aboutissent rapidement à des accidents phlegmasiques et gangréneux, si on ne s'empresse d'y obvier d'une manière efficace. Le cathétérisme immédiat doit être tout d'abord opéré; comme son application peut être rendue difficile, par le fait de l'écartement des bords de la plaie de la muqueuse ou par le refoulement que subit l'urèthre sous l'influence de l'épanchement ecchymotique envahissant les bourses et le périnée, il faudra tout d'abord, par un large débridement, enlever les caillots et, ainsi, dégager le canal uréthral. Cette opération terminée, vous essaierez de passer une sonde métallique de 7 à 8 millimètres de diamètre; à cet effet, vous ferez suivre à la sonde la paroi antérieure du canal en la guidant avec les doigts lorsqu'elle sera arrivée au niveau de la solution de continuité que vous avez pratiquée. Constamment, comme la partie antérieure de la muqueuse est intacte, je suis arrivé à pénétrer dans la vessie. Ce résultat a une valeur immense, puisqu'il vous assure définitivement contre tout épanchement urineux et arrête immédiatement l'hémorragie.

Comme la présence d'une sonde à demeure est indispensable pour assurer la formation d'une cicatrice régulière et pour rendre la miction facile et exempte de dangers, vous devrez remplacer, au bout de vingt-quatre heures, la sonde métallique par une sonde en gomme élastique d'un diamètre égal à celui du canal de l'urèthre. En observant ces préceptes, vous ne préviendrez certes point, les rétrécissements cicatriciels consécutifs, mais vous en éloignerez les dangers et les complications.

Les contusions du troisième degré résultent d'une action vulnérante très prononcée, le canal de l'urèthre est complètement rompu, meurtri et divisé. Tous les symptômes que je viens de vous signaler s'observent encore, mais ils laissent entrevoir des dangers autrement sérieux. L'hémorragie est plus abondante et l'infiltration urineuse est, pour ainsi dire, fatale. Non seulement la tunique externe est rompue, les aréoles du tissu spongieux meurtries et déchirées, mais la muqueuse uréthrale est divisée dans l'étendue de toute sa circonférence, les bourses et le périnée sont distendus par une infiltration sanguine abondante qui s'étend au loin. Les deux bouts de l'urèthre sont fortement rétractés en sens inverse; souvent ils sont déviés et leurs ouvertures ne se correspondent plus; il existe entre elles une cavité pleine de caillots qui rend la miction impossible. S'il n'y a pas rétention d'urine, si cette dernière s'échappe de la vessie, elle se mêlera au sang et s'infiltrera avec lui dans les parties environnantes; de là des inflammations gangréneuses et phlegmoneuses, immédiatement compromettantes par leurs tendances à l'extension et par l'infection ammoniémique qui peut se produire. Si le blessé échappe à ces complications, il se produit plus tard des abcès, des trajets fistuleux et des déformations fort pénibles et encore plus difficiles à guérir.

En pareilles circonstances, vous ne devez point penser au cathétérisme immédiat, il serait impossible et même dangereux. Une prompte intervention est cependant nécessaire si vous voulez aboutir à un succès, relatif bien entendu. Si la vessie est remplie, comme il importe de prévenir toute

infiltration urineuse, vous pratiquerez la ponction vésicale ;
comme ce moyen n'est que palliatif, vous recourrerez, aussitôt après l'avoir appliqué, au débridement scrotal et périnéal, de manière à dégager ces parties des caillots qu'elles
renferment. Cette opération aura pour but : de désobstruer
l'urèthre, de faire disparaître toute distension dangereuse,
de prévenir ou tout au moins de limiter la divagation de
l'urine et enfin d'éloigner ou de modérer l'inflammation si
elle devait survenir.

L'incision que vous aurez pratiquée devra être assez
grande pour vous permettre de découvrir toute l'étendue de
la lésion du canal uréthral et de réaliser les avantages de
l'uréthrotomie externe.

Après l'incision, vous introduirez une sonde dans le canal
de l'urèthre et vous la ferez pénétrer jusqu'au niveau de la
plaie que vous aurez faite ; si cela était possible, vous l'enga-
geriez en la dirigeant, avec le doigt, dans le bout postérieur ;
mais ce dernier ne se découvre point facilement et fréquemment les recherches que l'on fait pour le trouver restent
infructueuses ? Demarquay recommande, dans ce cas, de
mettre l'urèthre à nu à une certaine distance de la lésion, au
moyen d'une incision analogue à celle de la taille bilatérale,
de diviser le canal à ce niveau et de pratiquer par cet orifice le
cathétérisme rétrograde. Si cette tentative échoue et s'il y a
rétention d'urine, on pratiquera la ponction vésicale, afin de
pouvoir, immédiatement ou plus tard, rechercher l'orifice
vésical, pour y introduire une sonde qui viendra saillir par
le bout postérieur du canal. M. le professeur Sacré a eu
dernièrement recours à ce procédé à l'hôpital Saint-Jean
chez un malade atteint de rétrécissement cicatriciel. Cette
opération délicate a été difficile mais elle a réussi.

Si on parvient à faire passer la sonde dans les deux bouts
du canal de l'urèthre, on essaiera de les rapprocher à l'aide
de points de suture ; dans tous les cas, on maintiendra inva-

riablement la sonde à demeure, de manière à ce que les deux bouts du canal se soudent par une cicatrice intermédiaire, mince et peu étendue.

Dans la supposition que la sonde ne puisse s'engager dans les deux bouts du canal de l'urèthre, vous devrez vous résoudre à établir un trajet fistuleux qui, partant du bout postérieur du canal, permette l'évacuation facile de l'urine, vous réservant d'aviser après la cicatrisation de la lésion traumatique.

Parfois, les contusions du périnée aboutissent à des désordres beaucoup plus graves que ceux que je viens de vous signaler. Ainsi elles produisent de vastes décollements sous-cutanés et sous-aponévrotiques, les attaches latérales du ligament de Carcassonne peuvent être décollées ou déchirées ; les infiltrations sanguines peuvent s'étendre jusqu'aux fosses iliaques. On a remarqué la dilacération et la rupture du ligament triangulaire sous-pubien et des corps caverneux ; enfin, les contusions de l'urèthre peuvent être compliquées de fracture du pubis, etc. Vous concevez que dans de semblables traumatismes, si la lésion uréthrale n'est pas indifférente, elle ne peut cependant occuper la première place au milieu d'autres lésions beaucoup plus sérieuses et qui doivent tout d'abord fixer l'attention du chirurgien.

Les lésions traumatiques par causes externes ne produisent pas seules les accidents que je viens de vous signaler et les rétrécissements cicatriciels. Je vous ai déjà parlé des conséquences possibles de l'uréthrotomie interne, du cathétérisme et des cautérisations ; arrêtons-nous encore un instant aux accidents sérieux que détermine le cathétérisme. Cette opération, je vous l'ai déjà dit, est difficile et délicate. Si elle demande une grande habitude dans le maniement de la sonde, elle exige aussi des notions exactes de la direction, des dimensions et de la constitution anatomique du canal de l'urèthre. Dès lors, vous comprenez combien doivent être fréquentes, ce que l'on est convenu d'appeler les fausses routes, lorsque l'on ne tient pas compte de ces notions.

Les fausses routes se produisent sur un canal sain ; mais le plus souvent, c'est sur un canal rétréci qu'on les observe. La sonde engagée dans une mauvaise direction ne correspond plus, par son extrémité vésicale, avec le centre de l'aire du canal ; déprimant fortement la muqueuse, le plus ordinairement dans sa paroi postérieure, elle la traverse, la soulève et la décolle. Si on s'aperçoit à temps de sa déviation, si on tient compte de la douleur et de l'hémorragie et qu'on retire la sonde, il ne reste qu'une sorte de cul de sac, plus ou moins étendu, et qui d'habitude se guérit spontanément sans éveiller la moindre complication. Mais, si au lieu de retirer l'instrument, on persiste à le pousser en exagérant quelquefois sa mauvaise direction, lorsque l'orifice de la fausse route s'est fait en avant du collet du bulbe, il pénètre, il déchire les tissus spongieux pour retraverser la muqueuse à la région membraneuse ou prostatique, ou bien se perdre dans la prostate, dans la vessie et même dans le rectum. Ces derniers accidents doivent être redoutés quand on incline trop fortement la sonde.

D'après ce mécanisme de formation, les fausses routes sont incomplètes ou complètes. Comme je vous l'ai dit, l'ouverture de pénétration se trouve dans un canal sain presque constamment en avant du bulbe, parce que c'est dans cette région que l'urèthre présente un resserrement et nécessite un changement de direction. Il en est de même dans les cas de rétrécissements, puisque, c'est en cet endroit qu'on les remarque le plus communément.

Si dans les fausses routes incomplètes, où la muqueuse est simplement décollée, la lésion ne laisse aucune trace et ne provoque souvent qu'un accès fébrile assez bénin, il n'en est plus de même dans les fausses routes complètes ; ici on est sous le coup d'accidents graves ; ils le sont surtout, lorsque, chaque fois que l'on renouvelle le cathétérisme, on persiste à s'engager dans la fausse voie ; la plaie de la muqueuse s'agrandit, le trajet anormal s'irrite et s'enflamme, d'où formation d'abcès, de fistules, qui font communiquer le canal uréthral avec l'extérieur. Si l'on parvient à conjurer ces accidents il ne s'en forme pas moins un rétrécissement cicatriciel qui se surajoute à celui que subissait déjà le malade. La situation se complique dans ces cas, car le cathétérisme le plus habile échoue souvent et devant cet insuccès il ne reste fréquemment qu'à recourir à l'uréthrotomie externe. L'observation suivante vous fera mieux comprendre la portée des considérations que je viens de vous soumettre.

M. Van D... B... 46 ans, cabaretier, d'une constitution très robuste, avait contracté une uréthrite il y a huit ans, lorsqu'il vint me consulter le 9 août 1882. Cette uréthrite négligée. ou mal soignée, ne tarda pas à passer à l'état chronique. Il s'ensuivit un rétrécissement. Le malade ne s'en préoccupa pas tout d'abord ; mais lorsqu'il s'aperçut que l'émission de l'urine se faisait avec peine, il se rendit successivement chez plusieurs médecins. On ne parvint pas à franchir son rétrécissement, par contre on lui créa une fausse route dans laquelle on retombait invariablement chaque fois qu'on renouvelait le cathétérisme. Inutile de vous dire que cette opération provoquait constamment des douleurs très vives et des hémorragies très abondantes. L'émission des urines devenait de plus en plus difficiles, lorsque, tout à coup, il ressentit, à la région périnéale des douleurs intenses accompagnées de réaction fébrile. Une tumeur volumineuse s'y forma, et ne tarda pas à s'ouvrir ; il s'en écoula beaucoup de pus, ce qui le soulagea considérablement. Nonobstant ce soulagement, il constata que la miction au lieu de s'opérer par l'urèthre, se faisait, presqu'en totalité,

par les trajets fistuleux qui s'étaient organisés immédiatement après l'ouverture de l'abcès. Cet incident l'émut et il
se décida à venir me consulter.

Je soumis ce malade à un examen attentif et complet :
rien dans sa constitution ne trahit la gravité de son mal,
seulement il est très inquiet et se plaint d'être souvent
humecté par l'urine qui s'échappe de ses fistules après
chaque tentative de miction. A la région périnéale, trois
orifices fistuleux alternent sur les côtés du raphé médian.
Le premier se trouve immédiatement en arrière des bourses,
c'est celui par lequel s'écoule le plus d'urine. En dehors des
tubercules au centre desquels se trouvent les orifices des
trajets anormaux, le périnée était sain. Un stylet de trousse
introduit dans chacun des conduits fistuleux ne peut s'y
engager, leur direction étant sinueuse. Tentatives inutiles de
cathétérisme; les douleurs et l'excitation provoquées par la
sonde étant trop intenses. Je lui recommande de se passer
fréquemment une sonde jusqu'au point rétréci pour habituer
le canal à son contact. Je remets sa visite à quelques jours.

Évidemment, une fausse route avait été produite chez ce
malade et, si elle n'existait plus, c'était par suite des modifications qui en avaient permis l'oblitération ; je vais vous
le prouver : de deux choses l'une, ou la fausse route avait
été *complète* ou *incomplète*. En supposant une fausse route
complète, le canal uréthral avait présenté deux ouvertures,
l'une de pénétration en avant du collet du bulbe, l'autre de
sortie en un point quelconque de la région membrano-prostatique, où, par le fait de la dilatation du canal, les urines
s'accumulent constamment, le col de la vessie étant relâché.
Dans ces conditions, ordinairement, les urines en petite
quantité pénètrent par l'ouverture de sortie de la fausse
route. Cette quantité, quelque petite qu'elle soit, est suffisante pour déterminer la suppuration dans le tissu cellulaire
intra-pariétal. Le pus formé, s'accumulant, rompt la gaîne

externe de l'urèthre, et mélangé à l'urine il s'engage dans
le tissu cellulaire ambiant et finit par constituer sous la peau
de la région périnéo-scrotale des abcès plus ou moins volumineux, qui s'ouvrent bientôt et forment des trajets fistuleux
identiques à ceux que j'ai rencontrés chez ce malade.

Si nous supposons que la fausse route a été incomplète,
les choses ne se passent pas tout à fait de la même manière,
aussi les abcès urineux sont-ils beaucoup plus rares. Pour
que ces abcès se produisent, il faut que l'on repasse plusieurs fois avec la sonde dans la fausse voie que l'on a créée;
alors, la pénétration de la sonde dans le trajet anormal
devient une cause incessante d'irritation, celle-ci provoque
une inflammation qui peut suppurer, de là abcès. Si le pus
de cet abcès se dégage de la fausse route par l'ouverture
d'entrée et s'échappe par le canal de l'urèthre, il n'y a
aucune conséquence sérieuse à redouter ; mais si cette issue
naturelle ne se fait pas, il est à craindre que l'inflammation
suppurative ne s'étende à la partie du canal qui se trouve
en arrière du rétrécissement, n'atteigne le tissu spongieux et
ne traverse enfin la tunique externe de l'urèthre, ce qui
amène un résultat identique à celui que je vous ai indiqué
en parlant des fausses routes complètes.

Quoi qu'il en soit, dans le cas actuel, je ne me dissimulai
pas les difficultés que j'aurais à surmonter pour guérir les
trajets fistuleux et atténuer les conséquences fâcheuses d'un
rétrécissement que les accidents de la fausse route devaient
avoir singulièrement aggravé.

Quelques jours après sa première visite V.. D.. B... vint
me retrouver. Sa situation générale était bonne, il était
moins surexcité, et il avait pu introduire plusieurs fois une
sonde molle sans éveiller de vives douleurs. Prenant une
sonde métallique de 6 millimètres de diamètre, j'arrivai au
bulbe sans beaucoup de difficultés, j'exerçai une compression, d'abord très légère, puis progressivement plus puis-

sante. Cette compression fut parfaitement supportée. Au bout d'une demi-heure, j'avais vaincu un premier rétrécissement, et bientôt après j'en franchissais un second moins résistant et pénétrais dans la vessie. La constatation du deuxième rétrécissement me fit croire que l'origine des trajets fistuleux se trouvait dans le petit intervalle qui le séparait du premier. Quelques gouttes de sang, dus à l'éraillement du tissu fibreux, s'échappèrent du canal de l'urèthre. Je laissai la sonde à demeure pendant une demi-heure, puis, l'ayant retirée, le malade retourna chez lui très heureux de l'opération que je venais de lui pratiquer.

Pendant trois semaines, je lui introduisis la même sonde et quand je m'aperçus qu'elle glissait plus facilement, j'eus recours à une sonde de dimension plus considérable. Inutile de vous dire que je soumis le malade à un régime en rapport avec les nécessités du cas. Sulfate de quinine, bains de siège, frictions résolutives.

Lorsque je fus arrivé à lui passer une sonde de 9 millimètres de diamètre, je pratiquai la cautérisation des trajets fistuleux et lui recommandai de ne plus uriner qu'à l'aide d'une forte sonde en gomme élastique.

De ce moment, les choses allèrent de mieux en mieux ; je ne revoyais plus le malade que tous les quinze jours, trois semaines et même un mois. Six mois après, deux fistules étaient oblitérées, il n'y avait plus que la fistule, située en arrière des bourses, qui laissait échapper quelques gouttes d'urine quand le malade s'avisait d'uriner sans employer la sonde en gomme élastique. Cette fistule s'oblitéra à son tour et je croyais le malade guéri de ses fistules, lorsqu'au mois de novembre 1886, sans autre cause qu'un effort fait en soulevant un tonneau, il fut atteint d'une vaginalite suraiguë du côté gauche qui se termina par gangrène. La totalité de la tunique vaginale gauche se mortifia. Ayant pratiqué une large incision, je parvins à extraire complètement la membrane sphacelée, la cicatrisation, protégée par les pansements antiseptiques, fut prompte ; seulement, le testicule subit un certain degré d'atrophie. Actuellement il ne reste rien de cette complication. Évidemment le néoplasme fibreux cicatriciel n'a pas disparu, mais Van D. B. pare aux accidents qui pourraient encore survenir, en se sondant chaque jour, et en venant me consulter de loin en loin pour que je lui passe une sonde métallique. Quant à la miction elle s'opère complètement par les voies naturelles. Certainement le traitement a été long : il ne pouvait en être autrement, vu la nature de l'atrésie et les accidents dont elle s'était compliquée. Je vous signale précisémeut ce fait comme étant une preuve évidente de l'excellence de la méthode que je préconise. Notez bien qu'à partir du jour où j'ai pu franchir le rétrécissement, le malade a été rendu à sa famille et à ses occupations, pendant plus de deux ans, il se bornait à venir me voir d'abord toutes les semaines et puis tous les mois.

Il en a été de même de tous ceux qui, dans les mêmes conditions, sont venus me consulter. Quelque fût le nombre des fistules, dès que je parvenais à vaincre la coarctation, j'aboutissais au même résultat.

Tandis que les fausses routes incomplètes sont intra-pariétales, les complètes sont extra-pariétales. Dans les deux cas elles peuvent être multiples et présenter des embranchements plus ou moins nombreux qui prédisposent à des trajets fistuleux, pour peu qu'une inflammation suppurative veuille s'y établir. Les fausses voies complètes s'égarent dans les tissus extérieurs étrangers à l'urèthre et après avoir labouré une assez grande étendue de ces tissus repénètrent dans le canal, ou bien s'engagent dans la prostate, dans la vessie et dans le rectum. Exceptionnellement ces égarements de la sonde n'entraînent aucun accident, mais vous ne devez pas y compter, car lorsqu'une fausse route à établi entre l'urèthre, le réservoir de l'urine ou le rectum une communication, des accidents graves peuvent surgir, tels que l'infiltration d'urine, l'hémorragie, l'inflammation, des abcès, la gangrène, des trajets fistuleux et comme conséquence beaucoup plus sérieuse, des frissons, des spasmes nerveux et finalement le coma et la mort.

Lorsque la sonde a pénétré dans la prostate ou le rectum, nous avons pu constater des prostatites et des fistules uréthro-rectales. En 1884, j'ai donné des soins a une personne qui, à la suite d'une fausse route extra-pariétale qui s'était étendue jusque dans le rectum, avait produit une fistule urèthro rectale. En franchissant le rétrécissement et en rétablissant le cours normal de l'urine, je parvins, non sans difficulté, à oblitérer cette fistule qui était des plus pénibles.

Plus que tout autre le cathétérisme rectiligne est particulièrement disposé à provoquer l'explosion des accidents que je viens de vous signaler.

Les fausses routes complètes ou extra-pariétales, quand la sonde est poussée par une main imprudente, dévient à la région membraneuse ou prostatique La région membraneuse résiste peu aux efforts qu'on lui fait subir, et pour peu qu'on pousse la sonde avec force, cette dernière peut aller se fourvoyer dans la vessie ou dans le rectum ; de là les symptômes que je viens de vous signaler ; à la région prostatique, pour peu que la prostate soit engorgée, si vous ne relevez point le bec de la sonde, vous ne tardez pas, si vous persistez à exercer une pression assez puissante, à pénétrer dans la prostate ; d'où l'inflammation parfois la suppuration de cette glande et des ténesmes excessivement douloureux quand le malade veut uriner.

Il est toujours facile de s'apercevoir de la déviation de la sonde et par conséquent de l'arrêter à temps, lorsqu'elle a pénétré dans ces deux régions. Cet avantage ne se rencontre pas quand on crée une fausse voie au collet du bulbe et que l'on pénètre dans le tissu spongieux.

On a prétendu que les fausses routes ne produisent pas des rétrécissements cicatriciels et ne contribuent pas à exagérer les rétrécissements préexistants. Cette prétention peut être vraie, pour les fausses voies dont l'ouverture de pénétration se trouve à la région membrano-prostatique, pour celles qui ne sont pas incessamment irrités par un cathétérisme défectueux ; mais elle ne peut plus l'être dans des circonstances opposées, ainsi que je crois vous l'avoir démontré par l'observation que je vous ai rapportée. Lorsque le tissu spongieux est entamé, lorsqu'il est incessamment irrité par le contact d'une sonde déviée, lorsqu'il y a infiltration sanguine et urineuse dans ses aréoles rompues et déchirées, que la fausse voie soit complète ou incomplète, il me semble que l'on ne peut éviter la formation d'un rétrécissement cicatriciel si le canal est sain, ou l'exagération du rétrécissement préexistant, si la fausse route a été créée au moment où on s'efforçait de le franchir. Il y a, outre les accidents immédiats de la fausse route que l'on doit combattre, un travail réparateur qui s'établit et qui se termine invariablement par une cicatrice équivalente à la solution de continuité. Les faits justifient cette manière de voir.

Que le travail cicatriciel résulte d'une lésion traumatique ou de toute autre cause, il engendre des atrésies qui se ressemblent et aboutissent aux mêmes inconvénients. Vous vous en rendrez exactement compte en vous rappelant ce qui se passe en pareil cas dans les autres parties du corps. La gravité des retrécissements cicatriciels se trouve tout entière dans leur puissance retractile qui est proportionnelle à l'étendue et à l'épaisseur de la cicatrice. Inutile de vous faire remarquer que les embarras de la miction et la déformation du pénis se rattachent directement à cette puissance rétractile.

C'est avec raison que les coarctations cicatricielles opposent une résistance exceptionnelle à se laisser ditater.
Les difficultés sont telles, qu'on a proposé de les tourner
plutôt que de les vaincre, en créant un canal artificiel pour
remplacer le canal naturel. Les efforts tentés dans ce but
n'ont pas été couronnés de succès ; ils ont produit des
hypospadias artificiels plus défectueux que le vice que l'on
se proposait de faire disparaître.

Ordinairement, surtout dans les rétrécissements traumatiques, la solution de continuité ayant été transversale, le
néoplasme cicatriciel a envahi un segment de la lumière du
canal, de sorte que l'orifice du rétrécissement, au lieu de se
trouver dans l'axe de l'urèthre répond à un point de sa circonférence, de là difficulté à le franchir.

D'autre part, dans les rétrécissements cicatriciels, on ne
retrouve pas le double cône que nous vous avons indiqué
en parlant des rétrécissements fibreux inflammatoires. Dans
les atrésies cicatricielles, le travail réparateur ayant été
limité, l'urèthre est étranglé brusquement, l'infondibulum
fait défaut ; le rétrécissement étant pour ainsi dire perpendiculaire à l'axe du canal, on risque de faire une fausse route
si on cherche à le franchir.

Mercier a cherché à écarter ces difficultés, en ayant
recours au procédé suivant : On se munit d'une tige métallique cylindrique, ayant un peu moins de deux millimètres
de diamètre, on l'introduit dans l'urèthre jusqu'au rétrécissement. Puis, maintenant entre le médius et l'annulaire la
verge relevée de façon à placer sa portion spongieuse dans
la direction exacte qu'elle occupe pendant l'érection (c'est-
à-dire interceptant entre son axe et l'axe du corps un angle
aigu), on va, avec la tige métallique introduite dans un tube,
à la recherche de l'orifice rétréci. Ce tube a la largeur du
canal, il protège toute sa circonférence contre les égarements de la tige métallique. En appliquant cette tige sur

toutes les parties du rétrécissement, on finit par l'engager dans son orifice, sans provoquer beaucoup de douleur. Avec de la patience, en prolongeant les séances et en les répétant autant qu'il est nécessaire, on franchit sûrement le rétrécissement.

Pour compléter autant que possible la dilatation, Mercier remplace la tige métallique par une bougie à renflement olivaire.

Cet auteur prétend avoir réussi dans deux cas par l'application de ce procédé. Il en conclut, que la dilatabilité des rétrécissements traumatiques n'est pas aussi difficile à obtenir qu'on le croit généralement.

Je ne saurais partager son opinion : si la cicatrice uréthrale est mince, si elle n'occupe qu'une partie de la circonférence du canal, voire même sa circonférence tout entière, enfin si la miction n'est pas absolument impossible, je crois que le cathétérisme à compression soutenue, progressive et excentrique, aura des succès plus faciles et plus satisfaisant que celui préconisé par l'auteur que je viens de citer. A cet effet, j'ai recours tout d'abord à une sonde à conicité limitée et à petite courbure, mesurant sept millimètres de diamètre. Sous l'influence d'une compression doucement progressive, elle pénètre petit à petit, en les écartant successivement, les fibres de la néoformation ; elle en diminue la rétractibilité, et enfin, elle ouvre une voie suffisante au libre passage des urines. Toutefois, pour maintenir les résultats obtenus, il faudra recourir pendant longtemps au procédé que je viens d'indiquer, en substituant à la sonde à conicité limitée, des sondes de diamètres plus grands.

Les résultats avantageux que nous a donnés cette méthode, nous obligent à vous la recommander dans toutes les circonstances analogues ; son action est sûre et peu douloureuse, dès que vous vous dégagez de toute précipitation et que vous neutralisez les tiraillements qui doivent s'exercer sur les parties circonvoisines, lorsqu'on ne les prévient pas par la fixation de la partie rétrécie.

Quand le rétrécissement cicatriciel est constitué par un tissu inodulaire, épais, dense et résistant, quand il se complique de tractus nombreux s'irradiant dans tous les sens, que la verge est déformée et que l'urine ne s'écoule plus au dehors que par des trajets fistuleux, vous devrez limiter votre intervention à supprimer tous les trajets fistuleux secondaires et à n'en maintenir qu'un seul, celui qui est le plus directement en rapport avec la direction du canal; vous l'élargirez ensuite si cela est nécessaire, à l'aide de l'éponge préparée et du laminaria. Toute autre tentative opératoire serait nuisible et pourrait donner lieu à des complications fâcheuses.

Les rétrécissements cicatriciels et même les rétrécissements ordinaires, exercent une influence plus ou moins directe sur la sécrétion et l'excrétion du sperme. Je n'ai pas à en rechercher les raisons matérielles, vous les entrevoyez parfaitement. Le sperme peut être retenu derrière le rétrécissement, ou bien il se dégage de l'urèthre avec l'urine ou bien spontanément en filtrant à travers l'orifice du point rétréci. D'autres fois, il reflue dans la vessie ou s'échappe par des trajets fistuleux qui s'ouvrent à la région périnéale. On cite des cas où on a vu le sperme passer dans le rectum à la suite de l'établissement d'une fistule uréthro-rectale.

Les canaux éjaculateurs sont parfois oblitérés, dès lors, le liquide spermatique ne se dégageant plus dans le canal de l'urèthre, reste dans les testicules ou dans les canaux déférents. Dans ces cas, il est résorbé, ou bien, par son accumulation, il forme une tumeur molle, fluctuante, sans changement de couleur à la peau, que l'on a appelée spermatocele.

J'ai eu occasion d'observer un cas de l'espèce, chez une personne qui avait subi, sans succès, l'opération de l'uréthrotomie interne. Le verumontanum avait été divisé et les canaux éjaculateurs, enserrés dans la cicatrice, ne donnaient plus passage au liquide séminal. L'érection se produisait, mais les rapprochements sexuels se faisaient à sec, sans provoquer d'autre sensation que celle due à l'hypersécrétion des glandes que renferme la muqueuse uréthrale.

On a prétendu que la sécrétion du sperme pouvait être suspendue. Cette suspension est susceptible de produire des troubles nerveux plus ou moins graves et même l'atrophie testiculaire. Enfin, on s'est aussi demandé si l'érection n'apportait pas dans la région prostatique, plus ou moins altérée à la suite des rétrécissements, des modifications qui pouvaient mettre obstacle à l'excrétion normale et régulière de la semence. Tout cela est possible, mais je n'ai jamais eu occasion de l'observer.

L'inflammation se limite parfois aux couches superficielles de la muqueuse uréthrale; dans ces cas, l'épithélium étant exfolié, des adhérences s'établissent entre les deux parois uréthrales, soit à l'aide de pseudo-membranes, soit par adhésion directe et immédiate.

Ces variétés d'atrésies *pseudo-membraneuses* ou *adhésives* ont été contestées. Je les admets cependant, parce qu'elles constituent un fait indiscutable. Vous les reconnaîtrez facilement, pour peu que vous ayiez l'habitude de pratiquer le cathétérisme. Les sensations que vous donnera l'introduction de la sonde vous permettront de les distinguer des rétrécissement fibreux; ils n'ont point la dureté, ni la résistance de ces derniers, ils se distendent et cèdent sous la pression du cathéter, ils ne tardent pas à se rompre si on persiste à exercer une compression régulière et progressive. Par le toucher, on ne constate aucune nodosité le long du canal, qui conserve une régularité parfaite. Quand les atrésies valvulaires ou pseudo-membraneuses sont franchies, leur guérison est rapide et définitive, dès qu'on a soin de maintenir

une sonde en permanence pendant quelques jours. A ma
clinique, j'ai eu souvent l'occasion de vous démontrer l'exactitude de ces particularités distinctives. Du reste, l'organisation des pseudo-membranes intra-uréthrales se comprend aisément. Que de fois n'avez-vous pas vu, sous l'influence d'une inflammation superficielle, des brides mem-
braneuses ayant les apparences du tissu muqueux, réunir
les parois vaginales et les conjonctives oculaires et palpé-
brales. Pourquoi ce que l'on ne conteste ni pour l'œil, ni
pour le vagin, le contesterait-on pour les parois muqueuses
du canal de l'urèthre ?

L'organisation des rétrécissements pseudo-membraneux
et valvulaires résulte d'une exsudation qui s'est faite dans
certains points de la muqueuse uréthrale, voire même dans
tout le pourtour de sa circonférence. Voici le processus de
cette organisation : à la suite d'une inflammation superficielle, l'épithélium de la muqueuse se détache, dès lors elle
est érodée et l'extrémité de ses capillaires est mise à découvert, l'exsudation phlegmasique s'établit, ses produits s'accumulent et se laissent pénétrer par ces petits vaisseaux qui se
relient par du tissu connectif, ils aboutissent en dernière
analyse à constituer un tissu nouveau ayant toutes les apparences de la muqueuse, au dépens de laquelle il s'est formé.
Vous n'ignorez pas que l'épithélium recouvre une couche
fondamentale de tissu conjonctif, très vasculaire, formant le
tissu muqueux proprement dit ; c'est au dépens de cette
couche mise à nu par l'exfoliation épithéliale que s'organise
le néoplasme qui doit aboutir à la constitution de la pseudo-
membrane. Il vous est anatomiquement facile de comprendre
la guérison radicale des rétrécissements pseudo-membraneux et comment la compression favorisent ce résultat. Du
reste, si le rétrécissement pseudo-membraneux tardait à se
résorber vous en hâteriez la disparition, en combinant votre
action compressive à une cautérisation rapide et superficielle.

Les rétrécissements, par *adhésion immédiate* des parois de la muqueuse uréthrale, s'établissent de la même manière que les rétrécissements pseudo-membraneux, seulement ici l'union des parois antérieure et postérieure de l'urèthre s'opère d'une manière intime. La muqueuse est d'abord érodée, les capillaires de la paroi antérieure se fusionnent avec ceux de la paroi postérieure, qui finissent par se confondre ne laissant plus entre elles qu'une lumière suffisante pour l'écoulement de l'urine. Cet orifice, dont les dimensions sont quelquefois très petites, peut être unilatéral ou bien exister des deux côtés du point adhérent ; parfois, c'est au centre de l'adhésion que l'on trouve le petit pertuis à travers lequel l'urine s'écoule ou filtre.

Ces rétrécissements par adhésion sont heureusement assez rares j'en ai traité cependant quelques-uns. On les reconnaît à l'aide de la sonde et du toucher. La sonde aboutit dans une sorte de cul de sac ; au niveau du point ou elle s'arrête on peut constater une légère rétraction sans que l'on puisse découvrir à ce niveau le moindre engorgement uréthral.

La résistance que les atrésies par adhésion opposent à la sonde est subordonnée d'une part, aux dimensions de la soudure, et de l'autre à celles de la largeur qu'a conservé la lumière du canal. Quand l'adhésion entre les deux parois de l'urèthre est peu étendue, on parvient à la détruire, assez facilement à l'aide du cathétérisme à compression progressive ; il n'en est plus de même si l'adhésion s'est opérée dans une étendue plus considérable ; on n'arrive dans ce cas à rétablir la continuité du canal qu'en détachant une portion de la muqueuse de sa paroi antérieure ou postérieure. Cette opération ne se fait pas sans danger ni douleur ; si on n'agit pas mathématiquement on s'expose à créer une fausse voie, d'autant plus aisément qu'il faut user d'une force compressive assez grande. En cette occurrence, vous devrez recourir à l'anesthésie chloroformique, employer ma sonde à petite courbure et à conicité limitée et enfin fixer le point rétréci qui empêche la déviation de la sonde et les tiraillements des parties voisines. Lorsque l'extrémité conique de la sonde correspond exactement au centre du rétrécissement adhésif, ou bien à l'ouverture de la lumière qui persiste, elle pénètre sans provoquer beaucoup de dégats, la muqueuse ne se détachant que dans des points limités, suffisants pourtant, pour donner lieu à une hémorragie assez abondante ; cette dernière ne vous inquiètera pas, si en poussant la sonde vous arrivez dans la cavité vésicale. Inutile de vous dire que vous devrez maintenir, à demeure, une sonde en gomme élastique, celle-ci préviendra la reproduction du travail adhésif.

Chaque jour vous retirerez la sonde, afin de faciliter le travail de réparation par des injections détersives ou par des cautérisations rapides, si la guérison se faisait trop attendre. Après l'application de ces soins, vous introduiriez de nouveau une sonde en permanence, ce qui ne présenterait aucune difficulté vu que les rétrécissements adhésifs, dans la grande majorité des cas, existent dans la portion droite de l'urèthre ou en avant du collet du bulbe.

CINQUIÈME LEÇON.

Les altérations pathologiques que nous avons étudiées dans nos précédentes leçons, qu'elles fussent fibroïdes, fibreuses, pseudo-membraneuses, adhésives ou traumatiques et cicatricielles, se rattachaient invariablement à une inflammation chronique simple et procédaient d'un travail exsudatif organisable. C'est assez dire que les atrésies urétrales, qui en étaient la conséquence, ne réclamaient d'autres soins que ceux qu'on recommande d'ordinaire, dans des circonstances semblables, pour les enrayer, les résoudre et rétablir plus ou moins complètement la liberté des fonctions génito-urinaires.

Il n'en sera plus de même pour les lésions anatomiques que nous allons examiner. Les rétrécissements qui en sont la conséquence se trouvent dans des conditions absolument différentes. Les uréthrites, à la suite desquels on les observe, procèdent de causes sans analogues, se rattachant d'une part à un état constitutionnel antérieur, de l'autre à des circonstances accidentelles, bien déterminées, dont l'action pathogénique ne dépasse point, immédiatement, les limites du terrain sur lequel elle s'est portée. Ces causes sans analogues, que nous appellerons spécifiques, ne se bornent point à enflammer la muqueuse de l'urèthre, mais elles y engendrent des altérations pathologiques, essentiellement différentes de celles que vous connaissez déjà. Ces altérations se distinguent de celles de phlegmasies simples, non seulement par leur mode d'évolution, par leur forme, leurs caractères macrographiques et microscopiques, mais encore par la résistance qu'elles opposent aux médications efficaces pour combattre les rétrécissements ordinaires, et enfin par la faculté qu'elles ont de régénérer incessamment, sur place ou, par contamination, la cause virulente qui les a produites. Vous le voyez, dans les rétrécissements de cette espèce, la corrélation entre la cause et l'effet est intime et indissoluble.

Ces rétrécissements sont spécifiques. Nous rangerons dans cette catégorie ceux qui succèdent aux uréthrites virulentes granuleuses et ceux qui se rattachent à la syphilis, à la tuberculose et au cancer.

On ne se préoccupe plus guère des rétrécissements granuleux, c'est à peine si on les mentionne encore. On signale cependant des distinctions essentielles entre les uréthrites, on veut bien leur reconnaître une certaine importance ; mais au lieu de préciser ces distinctions, d'indiquer en quoi elles consistent, on se contente de les dissimuler sous une simple appellation ontologique : les uréthrites de l'espèce deviennent des *uréthrites blennorrhagiques*. En employant cette dénomination, on croit avoir assez fait pour les distinguer des uréthrites qui dépendent simplement de causes irritatives.

On croit cependant avoir découvert une raison plus appréciable de la spécificité des uréthrites blennorrhagiques. On a trouvé que la matière de leur écoulement renfermait des microbes ; aussitôt ces microbes prenant une importance considérable, sont devenus la cause efficiente de la virulence et de la spécificité. Ce sont ces microbes qui engendrent tout le mal, ce sont eux qui le caractérisent et que l'on doit combattre et détruire.

A première vue, l'importance que l'on accorde à la théorie microbienne appliquée au diagnostic des blennorrhagies doit vous paraître exorbitante. Elle l'est, en effet, car elle ne tend à rien moins qu'à élaguer de la science l'anatomie pathologique. Si vous vous en rapportiez aux apôtres exclusifs de cette théorie, il vous suffirait de détruire les gonoccocus pour guérir les uréthrites les plus opiniâtres, sans vous préoccuper des lésions qu'ils auraient provoquées.

Mais, est-il bien vrai que les microbes seuls, s'ils existent, soient la cause de la virulence de l'uréthrite blennorrhagique ? Les divers éléments qui entrent dans la composition de l'écoulement ne participent-ils point à cette virulence ?

Ne vous semble-t-il pas que dans les uréthrites, virulentes ou non, il faille tenir compte non seulement de la cause productrice mais encore des effets produits ? Cela me paraît d'autant plus rationnel, que c'est constamment avec les altérations pathologiques que vous devrez compter pour obtenir leur disparition. En vain, vous vous ingénieriez de tuer les gonoccocus, les lésions pathologiques n'en persisteraient pas moins, régénéreraient les parasites et rendraient infructueuses vos tentatives de guérison.

La raison seule suffirait pour affirmer cette manière de voir, si l'étude anatomo-pathologique, que l'on semble trop perdre de vue, ne venait vous l'imposer.

Il y a bien des années, dans mes leçons, mes écrits, les discussions que j'ai soutenues à l'Académie de médecine et ailleurs, j'ai démontré que les blennorrhagies virulentes contagieuses, uréthrales, conjonctivales, vaginales et utérines, procédaient d'une même cause virulente et se caractérisaient par des lésions identiques. Ces lésions, je vais vous les exposer sommairement, en ne m'attachant qu'aux points qui me paraissent indispensables à l'élucidation des rétrécissements qui s'y rattachent.

Ces lésions sont constituées par le néoplasme granuleux. Je renvoie ceux d'entre vous qui désireraient avoir des notions plus complètes sur ce sujet, aux divers travaux que j'ai publiés sur la matière et notamment au mémoire que j'ai publié en 1858, dans le compte rendu du congrès d'ophtalmologique de Bruxelles, intitulé : *Recherches sur les granulations, considérées comme altérations spécifiques, de l'ophtalmie purulente contagieuse (ophtalmie des camps, des armées, ophtalmie granuleuse, blennorrhagique.*

La constitution anatomique des granulations est d'autant plus importante à connaître, qu'elle seule vous permettra de diagnostiquer les atrésies uréthrales qui en dépendent et de diriger contre elles un traitement efficace. Vous pouvez déjà vous faire une idée de cette néoplasie, si vous avez été à même d'observer des càs de conjonctivites virulente et de granulations vaginales ou utérines. La néoplasie granuleuse de la muqueuse de l'œil, du vagin, de l'utérus, est absolument identique à celle que vous remarquerez dans le canal de l'urèthre, puisqu'elles procèdent toutes de la même cause spécifique. J'ai démontré en effet, par de nombreuses expériences, que le transport du pus virulent exsudé par des conjonctivites granuleuses et déposé sur les muqueuses uréthrales et vagino-utérines, y produisait invariablement les mêmes altérations et les mêmes symptômes que ceux constatés sur la muqueuse oculaire. Inutile de vous rappeler, que le pus d'une uréthrite blennorrhagique et virulente porté par le malade sur la conjonctive y développe les mêmes accidents.

Tout d'abord, ce n'est que la couche superficielle de la muqueuse qui s'entreprend; mais le mouvement fluxionnaire, dans la plupart des cas, est tellement intense qu'il retentit bientôt sur toutes les parties environnantes. L'épithélium s'exfolie, les tissus sous-muqueux s'infiltrent, le gonflement gagne même les parties externes de la verge et le prépuce devient œdémateux. Dès ce moment, les granulations sont à l'état de formation et il s'écoule de l'urèthre, fortement endolori, un séro-pus déjà virulent mais surtout irritant.

Les granulations peuvent n'occuper tout d'abord que la fosse naviculaire et le méat urinaire, mais elles s'étendent bientôt à la portion droite du canal et même à sa portion courbe, si on ne met obstacle à leur envahissement.

Dans ces conditions, le canal uréthral est virtuellement

rétréci ; mais la difficulté de la miction provient plutôt de la turgescence inflammatoire et de l'intensité de la douleur que des granulations ; celles-ci étant à leur période de déve-loppement se laissent facilement déprimer par la colonne d'urine et n'opposent guère de difficultés au passage d'une sonde en gomme élastique. Vous devez connaître ce fait, pour vous rendre compte de l'évolution des uréthrites gra-nuleuses, que l'on ne peut enrayer dans leur marche, qu'en appliquant avec persistance et énergie un traitement anti-phlogistique et modificateur. Si, comme d'aucuns le préten-dent, par des injections anti-septiques, vous cherchiez à détruire les gonoccocus, ces moyens seraient plus dangereux qu'utiles.

Généralement, les uréthrites granuleuses éclatent avec le cortège des accidents redoutables que je viens de vous signaler. Les symptômes inflammatoires marchent de pair avec l'évolution des altérations spécifiques. Ce n'est que quand la violence phlegmasique s'est un peu apaisée, que l'on peut constater par le toucher et la vue la présence des granulations dans le canal de l'urèthre. Ce processus n'est pas constant, il arrive en effet, que les granulations uré-thrales s'établissent insensiblement dans un ou plusieurs points du canal, alors, quelques jours après, surgissent les symptômes violents déjà signalés.

Pendant la durée d'une uréthrite granuleuse virulente, durée qui se prolonge parfois pendant des mois et même des années, il n'est pas rare d'observer des alternatives d'exa-cerbation et de rémission ; on croirait que le mal s'amende et veut disparaître, tout à coup, au moment où l'on s'y attend le moins, il reprend une nouvelle activité.

Quoi qu'il en soit, comme je vous l'ai déjà dit, les granu-lations sont partout identiques ; elles ne peuvent être confon-dues, ni avec l'engorgement phlegmasique des papilles et des follicules qui entrent dans la constitution des muqueuses, ni avec les bourgeons charnus des plaies en suppuration réparatrice.

Pour vous donner une idée exacte de ces néoplasies spécifiques et de leur constitution anatomique je m'inspirerai de ce que j'ai pu constater sur le col utérin, la muqueuse vulvo-vaginale et sur les conjonctives. Quoiqu'on puisse découvrir les granulations uréthrales à l'œil nu, lorsqu'elles occupent le méat urinaire, ou à l'aide de l'endoscope quand elles siègent dans les parties profondes du canal, je pense que leur étude y étant moins facile ne saurait y être aussi complète.

Lorsque les granulations sont définitivement établies, on remarque que la muqueuse, fortement tuméfiée, est recouverte de petites saillies évasées à leur base, accuminées à leur sommet ; leur couleur est d'un rouge amaranthe et elles sont imbriquées les unes dans les autres. Spontanément, ces saillies s'inclinent en se rapprochant par leur sommet, leur surface acquiert ainsi un aspect velouté ; ce dernier disparaît dès que l'on passe un doigt ou un linge en sens inverse de leur inclinaison, alors elles se hérissent et comme elles sont dépourvues d'épithélium, elles laissent écouler une certaine quantité de sang, qui s'arrête aussitôt lorsqu'elles ont repris leur inclinaison naturelle. Les granulations sont séparées par de petits sillons qui s'intersectent dans tous les sens, elles sont d'abord remplies d'une sérosité sanguinolente qui ne tarde pas à être remplacée par du pus blanc jaunâtre, homogène, bien lié et dont l'excrétion est incessante. Il suffit d'avoir observé une blennorrhagie virulente granuleuse, pour constater l'exactitude de ce phénomène. L'écoulement des uréthrites de l'espèce est non seulement d'une abondance extrême, mais possède encore une puissance irritante très considérable qui s'unit à sa puissance spécifique.

Lorsque les granulations sont anciennes, elles augmentent

de volume et de consistance, elles s'élargissent à leur sommet ainsi qu'à leur base, leur couleur est plus sombre, mais, si on les excite par la pression ou par le frottement, elles se congestionnent et reprennent leur coloration primitive. La sécrétion purulente est diminuée, elle est moins épaisse, quoique le pus ne cesse point d'être virulent. Finalement, soit sous l'influence du temps ou de traitements insuffisants, elles acquièrent des dimensions exagérées, subissent des modifications essentielles qui changent plus ou moins complètement leur type primitif. Vous devez néanmoins vous méfier, lors même que vous supposez les granulations en voie de disparition ou de transformation; car la moindre cause, s'il reste une granulation intacte, peut réveiller le mal et lui rendre son acuité première.

La durée des granulations est généralement très longue, plus on tarde à les traiter efficacement, plus on s'expose à les voir persister pendant des années et entretenir les rétrécissements granuleux dont nous nous occupons. Alors les granulations s'indurant, deviennent trachomateuses et se compliquent d'altérations qui portent particulièrement sur le tissu conjonctif sous-muqueux.

D'après les recherches microscopiques de M. le professeur Gluge (Atlas, livre 17, planche 3, texte p. p. 3, figure 23) les granulations qui se développent par suite de l'ophtalmie contagieuse, sont composées de cellules. Ces cellules se déposent sous forme de couches successives sur la conjonctive, elles ressemblent aux granulations des ulcères cutanés et deviennent, comme elles, sécrétoires. Quelquefois des noyaux insolubles dans l'acide acétique s'y forment. D'après cet auteur les granulations seraient très vasculaires.

Les granulations du col utérin, examinées au microscope par MM. les professeurs Crocq et Delvaux, sont formées d'une surface chagrinée qui n'est rien autre que la couche

7

intermédiaire du derme muqueux, de faisceaux, de fibres parallèles de nouvelle formation, de globules de pus et de sang, de débris d'épithélium, des capillaires. (Thèse du D' Delvaux, fig. 1 et 2, 1854.)

En résumé d'après les analyses micrographiques, ainsi que j'ai pu le constater, la néoplasie spécifique granuleuse résulterait d'un exsudat plastique aboutissant à des cellules, se convertissant rapidement en fibres, à disposition parallèle dans chaque granulation. Ces cellules et ces fibres soutiendraient un lacis vasculaire excessivement riche, qui ne serait qu'un prolongement des capillaires de la conjonctive et qui les alimenterait. Quand l'élément celluleux prédomine, ce qui arrive au début de l'uréthrite granuleuse, elles sont *cellulo-vasculaires ;* dans les uréthrites virulentes chroniques, lorsque les granulations sont dures, résistantes et l'exsudation purulente moins abondante, elles prennent le nom de *fibro-vasculaires*, en raison de la prédominance du tissu fibreux. Dans ces conditions, la capacité du canal de l'urèthre a diminué, il présente une véritable atrésie permanente, susceptible de grandir et de s'étendre.

L'analyse microscopique, si vous considérez isolément les éléments qu'elle vous fournit, ne vous donne pas une idée exacte de la spécificité granuleuse. Ces éléments se retrouvent dans les produits fort différents par leur cause et leur nature. Leur ensemble, leur mode d'évolution et les nécessités thérapeutiques qu'ils imposent sont seuls capables de révéler cette spécificité. Les caractères de spécificité se reconnaissent par l'examen clinique; *post mortem* ils disparaissent ; de là, la possibilité de confondre les éléments histologiques des granulations avec ceux d'altérations qui n'ont avec elles aucune ressemblance.

Je suis donc en droit de conclure que les rétrécissements qui succèdent aux uréthrites dites blennorrhagiques sont spécifiques, non seulement par leur cause, soit virulente ou microbienne, mais encore et surtout par leurs altérations pathologiques. Ces altérations procèdent certainement du mode inflammatoire, mais objectivement cette inflammation, chez le vivant, possède une physionomie sans analogue et se joue de tout traitement qui, immédiatement, ne serait pas radicalement modificateur.

Dès le début des granulations et pendant la première période de leur existence, il y a nécessairement angustie du canal, mais elle n'est pas permanente, elle peut se résoudre, soit par transformation graisseuse ou autrement si, sans hésitation et avec persistance, on sait appliquer un traitement antiphlogistique et modificateur qui enraie le molimen phlegmasique et fait disparaître la spécificité granuleuse. Pour atteindre ce résultat, il faut agir vite et énergiquement. Rien ne peut être abandonné aux caprices du hasard. Pas plus que dans les blennorrhophtalmies granuleuses on ne doit perdre de temps.

A la longue, soit spontanément ou à la suite de traitements mal coordonnés, les phénomènes phlegmasiques perdent de leur intensité ; vous croyez à une amélioration mais elle est trompeuse, les granulations persistent et passent à l'état chronique. Si les symptômes phlegmasiques sont moins intenses, les granulations deviennent plus denses et plus volumineuses ; le pus qu'elles exsudent est rare, moins irritant, mais ne cesse point d'être virulent et contagieux. Dans de telles conditions, il y a atrésie permanente du canal de l'urèthre, vous avez affaire à un rétrécissement granuleux spécifique.

Les rétrécissements granuleux sont susceptibles, cependant, de subir diverses transformations qui, tout en leur enlevant leur caractère spécifique, n'en maintiennent pas moins une atrésie uréthrale fort sérieuse et difficile à guérir.

Les granulations anciennes se modifient parfois dans leur

constitution anatomique, par le fait des recrudescences inflammatoires qu'elles subissent incessamment. Ces recrudescences aboutissent à de véritables transformations, parmi lesquelles je vous signalerai particulièrement les transformations fongueuses, charnues et inodulaires ou fibreuses. Sous l'influence de chacune de ces transformations, les caractères essentiels des granulations disparaissent, pour faire place à des fongosités, des callosités ou à un tissu inodulaire fibreux.

Si on ne rencontre pas de difficultés insurmontables pour faire disparaître les rétrécissements fongueux et calleux, il n'en est plus de même lorsqu'il s'agit de la transformation fibreuse.

Les deux premiers procédant des couches superficielles de la muqueuse, ne consistant que dans une exagération vasculaire ou de tissus cellulo-graisseux, cèdent d'habitude à l'action d'un traitement rationnel et méthodiquement appliqué ; tandis que le dernier a des racines beaucoup plus profondes. Sous l'influence des granulations le tissu connectif sous-muqueux s'est entrepris ; de là, formation d'un néoplasme fibroïde et puis fibreux. Les fibres de ce néoplasme en s'accumulant et en se resserrant ont flétri et ensuite ont fait disparaître les granulations en les privant de tout moyen de nutrition. De la sorte, le néoplasme granuleux a été remplacé par le néoplasme fibreux, il présentera désormais tous les caractères que je vous ai suffisamment exposés, lorsque j'ai traité des atrésies fibreuses survenant à la suite des uréthrites simples.

Vous pouvez vous rendre compte de cette transformation, en vous rappelant celle que l'on remarque sur la conjonctive dans les ophtalmies granuleuses ; là aussi, vous voyez disparaître des masses trachomateuses, elles sont remplacées par un tissu fibreux de nouvelle formation, dur, rétractile et d'une couleur d'un blanc grisâtre. Le tissu muqueux est

absolument effacé, il y a ce qu'on appelle xérosis conjoncti-
val, affection que l'on peut atténuer dans ses conséquences
mais que l'on ne peut faire disparaître.

Les granulations uréthrales ont été reconnues et étudiées
tant en Belgique qu'à l'étranger. En France, M. Desormeaux
a non seulement appuyé mes opinions sur les rétrécissements granuleux mais, armé de son endoscope, il a mis en
évidence l'exactitude de la description que je viens de vous
faire. Il a démontré que le néoplasme granuleux ne se bornait pas au méat et à la région bulbo-membraneuse, mais
atteignait quelquefois le col de la vessie. A une période
avancée, prétend-il, les granulations peuvent se compliquer
d'ulcères, d'engorgement uréthral considérable et parfois
d'une sorte d'occlusion uréthrale résultant d'une turgescence considérable. M. Desormeaux reconnaît encore que
les parties qui se trouvent autour et en dessous du néoplasme
granuleux, peuvent s'enflammer, réagir contre ce dernier et
provoquer son élimination soit par résorption ou destruction
ulcérative. Quand le travail ulcératif est limité, la disparition des granulations est rapide, elle entraîne de petites
cicatrices semblables à celles que l'on remarque sur la conjonctive. Si l'ulcération est superficielle, la disparition des
granulations sera définitive ; si elle est profonde, le rétrécissement granuleux sera remplacé par du tissu fibreux cicatriciel dont vous connaissez les conséquences.

M. Desormeaux a vu, dans la portion bulbeuse de l'urèthre, des granulations reposant sur un fond chroniquement
engorgé. Ces granulations ressemblaient à celles du col de
la matrice. Plus tard, il revit le même sujet, les granulations avaient disparu sous l'influence de la cautérisation.
Chez un autre malade, les granulations uréthrales, par leur
aspect, ressemblaient à une plaie suppurante. Enfin, chez
un troisième malade, la surface granuleuse était saignante,
il y avait transformation fongueuse.

M. le professeur Deneffe, de Gand, utilisant l'uréthroscope de M. Desormeaux, a reconnu la réalité des faits avancés par ce dernier et de cette manière a confirmé l'exactitude de ce que je viens de vous signaler.

Si j'insiste sur les caractères anatomiques des granulations intra-uréthrales, c'est que leur connaissance est seule capable de vous fournir des indications précises.

Quand vous aurez à traiter des rétrécissements granuleux, leur période inflammatoire étant dissipée, le cathétérisme ne devra être employé que pour déblayer l'urèthre et donner passage à un porte caustique. La première indication à satisfaire sera la cautérisation. Cette cautérisation, fréquemment répétée, devra atteindre toutes les granulations. Ce n'est que quand vous aurez la certitude d'avoir détruit ou transformé les néoplasmes granuleux, que vous pourrez recourir à d'autres moyens. Cette certitude se révèle par la cessation de l'écoulement purulent, par la diminution de l'engorgement de l'urèthre et par l'absence d'hémorragies.

Chaque cautérisation sera suivie d'une injection d'huile d'amandes douces belladonnée ; vous calmerez par ce moyen la douleur et préviendrez les effets qui pourraient résulter de l'adossement des surfaces de la muqueuse. Chaque fois que vous renouvellerez la cautérisation, vous détergerez la muqueuse uréthrale à l'aide d'injections désinfectantes d'acide borique.

Quand vous aurez la conviction que les granulations ont disparu, alors seulement vous recourerez au cathétérisme progressif, à l'aide de cathétères assez pesants ; par leur intervention vous parviendrez à exercer une compression régulière, qui facilitera la résolution des engorgements sous-jacents aux granulations, fera disparaître les atrésies fibroïdes et enfin amincira en les disjoignant le néoplasme fibreux si, déjà, il avait eu le temps de se former.

Ne perdez point de vue que les rétrécissements granuleux

offrent parfois des difficultés nombreuses, que l'on ne surmonte que par l'application régulière et persistante des moyens que je viens de vous indiquer. Dans deux observations de rétrécissements granuleux que j'ai recueillies, il m'a fallu deux et trois ans de traitement scrupuleusement suivi pour rétablir la régularité et la liberté de la miction. Chez ces deux malades, les granulations s'étendaient du méat urinaire à la région prostatique et l'urine n'était excrétée que goutte à goutte, à la suite des plus grands efforts. Vous voyez d'ici la position. J'ai dû, pour ainsi dire, forer un nouveau canal à travers les masses granuleuses qui l'encombraient. N'opérant qu'avec circonspection et précision, mes manœuvres étaient interrompues à chaque instant, soit par des excès de douleur, soit par des hémorragies abondantes, soit enfin par des accès de fièvre intermittente.

J'eus d'abord recours à des bougies à boule, de 3 à 5 millimètres de diamètre, mais je dus bientôt les remplacer par des bougies métalliques pour modérer, autant que possible, l'écoulement du sang; finalement je parvins à pénétrer dans la vessie et à faire passer un porte caustique de Lallemand, avec lequel je cautérisai à plusieurs reprises les surfaces granulées. Comme je vous l'ai déjà dit, avant chaque cautérisation je lavais les surfaces malades avec une solution d'acide borique et lorsque l'opération était terminée je la faisais suivre d'une injection d'huile d'amandes douces belladonée. Je recommandais ensuite au malade d'envelopper le pénis avec des compresses d'eau froide fréquemment renouvelées.

Cette médication fut suivie pendant plusieurs semaines.

Les granulations finirent par disparaître; dès lors, le moment était venu de recourir à la dilatation progressive. Je l'employai d'une manière intermittente, ne laissant le cathétère à demeure que pendant une demi-heure et faisant toujours suivre son application d'injections détersives. Pendant un certain temps, la dilatation fut opérée tous les jours. Plus tard, j'éloignai successivement les séances ; de telle sorte que les malades ne venaient me revoir que tous les quinze jours ou tous les mois. Vous devez bien vous imaginer que pendant la durée de ce long traitement, il se produisit de nombreux incidents qui enrayèrent souvent l'efficacité de mes efforts. Des recrudescences, des complications se produisirent et me forcèrent parfois à suspendre l'usage du cathéter. Néanmoins, je parvins à replacer les fonctions de l'urèthre dans une position à peu près normale, tout en prévenant les malades que je ne les considérais pas comme définitivement guéris. Dernièrement encore, un de ces malades vint me prier de lui passer une sonde, éprouvant de temps en temps des difficultés d'uriner. En effet, je découvris à l'origine du bulbe une coarctation assez marquée, que je pus effacer par l'introduction d'un cathéter de 8 millimètres de diamètre. Le reste du canal de l'urèthre était normal. Quant à l'autre malade je l'ai revu maintes fois et il paraissait jouir d'une excellente santé.

La syphilis produit des rétrécissements du canal de l'urèthre et leur spécificité ressort évidemment des altérations anatomo-pathologiques qui la constituent. Ces altérations ne sont pas autres, dans le canal uréthral, que partout ailleurs. Quelles sont les conditions qui président à leur développement ? Quels sont leurs caractères distinctifs ? C'est ce que je vais essayer de préciser pour écarter de vos esprits toute cause d'erreur.

Et d'abord, je pense devoir vous signaler certaines apparences trompeuses, capables de vous en imposer si vous n'étiez prévenus. Tout rétrécissement syphilitique se rattache invariablement à une lésion de la muqueuse et du tissu connectif sous-muqueux ; dès lors, les manifestations véroliques que vous pourrez rencontrer dans d'autres parties de l'ensemble de la verge, quelles qu'elles soient, n'arriveront jamais à constituer un rétrécissement véritable quand bien même, déprimant le canal, elles gêneraient la miction et réclameraient l'introduction de la sonde.

D'autre part, vous ne perdrez point de vue qu'un syphilitique peut présenter un rétrécissement fibreux ou pseudo-membraneux, voire même granuleux, sans que pour cela vous soyiez autorisés à le considérer comme étant de nature vérolique. Agir de la sorte, ce serait abuser du *post hoc ergo propter hoc*, un chancre coexistant souvent avec une uréthrite et la syphilis n'étant pas condamnée à prendre pour son compte les nombreux accidents qui peuvent sévir sur la muqueuse uréthrale.

Les rétrécissements syphilitiques évoluent de deux manières différentes tout en étant identiques au point de vue de leur spécificité. Ici, l'atrésie uréthrale est produite par un chancre larvé, terminé par *induration vérolique*. La santé générale est d'abord intacte, mais elle ne tarde pas à s'altérer. Ce rétrécissement sera le point de départ de la syphilis. Là, la syphilis sera en pleine floraison ; la muqueuse uréthrale ne jouissant contre elle d'aucun privilège, deviendra le siège de ses manifestations, qui rétréciront le calibre du canal dans plusieurs points de son étendue. Ce rétrécissement sera la conséquence de la syphilis.

Les chancres intra-uréthraux, ainsi que je l'ai déjà établi, sont indéniables. Vous trouverez dans l'atlas iconographique de M. Ricord une planche représentant une muqueuse uréthrale en grande partie constellée d'ulcères chancreux. J'ai été à même de constater le même fait. Si ces chancres guérissent par cicatrice nette, ils ne laissent aucune trace ou n'entraînent, si la destruction ulcérative a été assez profonde, que le rétrécissement cicatriciel dont je vous ai déjà parlé. Si, au contraire, ils se terminent par induration syphiliomateuse, cette induration donne naissance à un ou plusieurs rétrécissements dont l'intensité sera proportionnelle à son volume et à son étendue.

Tous les points du canal sont susceptibles de subir la présence de ces coarctations. Celles qui siègent au méat et à la fosse naviculaire sont de beaucoup les plus fréquentes, leur disposition est circulaire, leur dureté, que vous avez souvent été à même de constàter lorsque vous suiviez mes cliniques à l'hôpital Saint-Pierre, est considérable. Celles qui occupent une région plus profonde sont d'habitude limitées à un point de la circonférence du canal de l'urèthre, à moins qu'il y ait eu des indurations multiples.

Si l'induration vérolique a été la conséquence d'un chancre superficiel, elle sera parcheminée. Elle formera une masse compacte, de dimension plus ou moins forte, si elle a revêtu sa forme globuleuse. Dans les deux cas, la nature du rétrécissement et de ses conséquences seront identiques, seulement les troubles fonctionnels de l'urèthre seront moins prononcés dans les premiers que dans les seconds. Les indurations parcheminées se résument dans les couches du derme muqueux, les globuleuses se prolongent dans le tissu cellulaire sous-muqueux. Ces différences de forme et de volume ne modifient en rien le traitement qui doit être appliqué. L'observation suivante vous donnera une idée assez exacte de cette variété d'atrésies.

X... garçon brasseur, d'une constitution robuste, vient me consulter, dans le courant de décembre 1886, pour un rétrécissement qui le faisait beaucoup souffrir. Six semaines auparavant, il avait contracté un chancre phagédénique qui du méat s'étendait jusqu'au delà de la fosse naviculaire. Le travail ulcératif envahissait toute la circonférence de la muqueuse. Ne s'étant soumis à aucun traitement régulier, ce chancre se termina par induration. A partir de ce moment, la miction devint pénible, difficile ; puis survinrent l'accablement, la prostration et les phénomènes réactionnels qui le forcèrent à abandonner ses occupations. C'est dans ces conditions qu'il vint me consulter. La partie du canal qui s'étend du méat à la fosse naviculaire était envahie par l'induration vérolique. Le néoplasme syphiliomateux se prolongeait jusque dans le parenchyme du gland, il était d'une dureté cartilagineuse ; l'atrésie du canal était considérable, à peine pouvais-je pénétrer dans le méat avec une bougie de trois millimètres. L'urine ne s'échappait que goutte à goutte après des efforts très douloureux. Enfin, pléiades ganglionnaires inguinales, physionomie trahissant déja l'envahissement syphilitique.

Administration d'un traitement général, composé de pilules renfermant chacune un milligramme de sublimé, 4 par jour ; de frictions mercurielles, sur la partie interne des membres, de bains et d'un régime sévère. Localement, embrocations mercurielles au pourtour du méat urinaire et sur toute la partie indurée ; introduction de bougies fondantes enduites de pommade mercurielle, alternant avec des injections émollientes légèrement phéniquées.

Cette médication locale énergiquement antisyphilitique, souvent suspendues quand les frictions ou les bougies topiques provoquaient de l'irritation, avait le résultat le plus favorable. Après trois semaines d'application, le calibre du canal s'était élargi de manière à permettre le passage d'une bougie de 5 et de 6 millimètres ; l'induration diminuait à vue d'œil et les symptômes syphilitiques semblaient céder partout.

Quand le syphiliome eut diminué d'épaisseur et de résistance, je remplaçai les bougies médicamenteuses par des petites bougies métalliques de dimensions progressives que le malade devait se passer deux à trois fois par jour. Seules, les embrocations mercurielles sur la paroi inférieure de l'urèthre furent continuées.

Dès les premiers jours de mars 1887, l'induration ne laissait presque plus de traces ; la miction s'opérait facilement, le malade avait repris son travail et se croyait radicalement, guéri. Je lui recommandai de continuer le traitement et de revenir me voir de temps en temps, ne le considérant pas comme débarrassé de la syphilis. Comme cela arrive trop souvent, je ne le revis plus; cependant je crois pouvoir vous affirmer la disparition du rétrécissement syphilitique.

Cette observation établit de la manière la plus évidente que l'induration est le point de départ fatal de la vérole, qu'elle en est, en même temps, la caractéristique puisqu'on la retrouve dans toutes les altérations qui lui succèdent. Cela est tellement vrai que, comme je l'ai répété bien des fois, elle constitue la syphilis en miniature dépouillée de tout artifice théorique.

Dans ces conditions, le néoplasme induré doit offrir partout les mêmes caractères, quels que soient le siège du mal, et ses périodes. Par l'effet du temps et des complications, ce néoplasme peut subir des modifications de forme qui en changent les apparences extérieures, mais au fond on le retrouve invariablemeut identique à lui-même et réclamant toujours les mêmes moyens de traitement.

A première vue, le néoplasme initial de la syphilis a toutes les apparences du tissu fibreux. C'est un fibrôme en effet, mais un fibrôme *sui generis*. Il ne procède point de l'inflammation, mais de la transformation spécifique du chancre lui-même qui cesse d'exister comme individualité pathologique, dès que cette transformation est opérée. Le développement de l'induration est rapide, elle s'enchasse pour ainsi dire dans les tissus et ne se confond point avec la cicatrice de l'ulcère chancreux. Sa dureté n'est pas dépressible et sa densité est plus grande que ne semble indiquer son volume. Privée de filets nerveux, elle n'éveille, même par la pression, aucune sensibilité. Dans certains cas, sa couleur ressemble à du jambon fumé, dans d'autres, à celle d'une plaque d'ivoire; elle est mal limitée et envoie des prolongements dans les parties circonvoisines et sous-jacentes. Parfois la prolifération est tellement exubérante, que la tumeur indurée dépasse le niveau des parties au milieu desquelles elle s'est produite. Elle se reproduit après excision. Enfin le traitement mercuriel seul, jusqu'à ce jour, peut la faire disparaître.

L'analyse microscopique, donne les résultats suivants :

1° En grattant la face profonde du syphiliôme initial avec la lame d'un scalpel, on découvre un amas de filaments enchevêtrés dans un plasma abondant albumino-graisseux. Ces filaments ne sont pas des canalicules, mais des fibres ; leur longueur ne saurait être appréciée, car elles sont contournées et fasciculées ; leur épaisseur est plus considérable que celle des fibres élastiques ; leur forme cylindrique est irrégulière, à cause d'épaississement à certains endroits où se remarquent des noyaux. Quelques-unes paraissent fusiformes.

La plupart de ces fibres sont attaquées par l'acide acétique dilué ; elles diminuent d'épaisseur en se rétractant ; d'autres apparaissent avec plus de clarté après la disparition du plasma.

En cherchant à voir si ces fibres sont ramifiées comme les fibres élastiques, on en a trouvé très peu de ce genre. Le plus grand nombre diffère des fibres élastiques par l'absence de ramifications, par une épaisseur plus grande et surtout par la facilité qu'elles ont à subir l'action de l'acide acétique dilué.

Une coupe perpendiculaire, à la surface de l'induration syphiliomateuse, laisse voir les couches successives de l'épiderme, du tissu muqueux, du liseré dermatique, des cellules et fibres des couches dermatiques et enfin, à la face profonde du derme, une couche très épaisse de fibres semblables à celles indiquées plus haut. Au milieu de ces dernières, on remarque un bon nombre de cellules non étoilées. Quant aux fibres, elles fournissent des faisceaux irréguliérs, parallèles à la surface du derme muqueux.

De cet examen, on peut conclure que l'épiderme et le derme ne sont pas sensiblement altérés dans leur structure, que sous le derme se développe un tissu composé de fibres diverses (entre autres de fibres élastiques) et de cellules semblables à celles qu'on trouve dans les couches du derme ; que ces fibres et cellules sont réunies par une matière intercellulaire jaunâtre, abondante et albumino-graisseuse.

Quoique cette analyse ait été faite avec beaucoup de soins par un micrographe des plus distingués, je doute qu'il puisse, au point de vue de la science pure, satisfaire votre curiosité, quant à la détermination exacte des éléments spécifiques des altérations syphilitiques en général et de celles des rétrécissements en particulier.

Leur spécificité existe pourtant, et si vous n'en retrouvez pas les éléments figurés sur la table d'un amphithéâtre, ni sous la lentille du microscope, ce n'est pas une raison pour que vous ne la constatiez pas par l'observation clinique, lorsque vous avez sous les yeux des altérations vivantes.

Je n'ignore pas que Lutsgarten de Vienne a rattaché la spécificité syphilitique à un microbe ; je ne conteste pas ce microbe, il m'est assez indifférent ; du reste, son existence n'est pas encore établie d'une manière définitive. En supposant que ce microbe existe, vous conviendrez qu'il ne nous serait d'aucune utilité pratique.

Les lésions anatomo-pathologiques resteront longtemps encore, je le prévois, les seules bases d'un diagnostic certain et d'un traitement efficace.

Dans les cas d'intoxication constitutionnelle, la muqueuse uréthrale, exceptionnellement je le reconnais, peut devenir le siège de syphilides, véritables papules muqueuses, semblables à celles que l'on découvre parfois dans la gorge, sur la langue, dans le vagin et au col utérin. Ces syphilides

uréthrales n'étant que la reproduction de l'induration initiale, dans des proportions fort minimes, suffisent cependant pour diminuer la capacité du canal. Dans cette circonstance, les points rétrécis seront nécessairement multiples,
ainsi que vous le renseignera le cathétérisme explorateur.
Vous remarquerez en effet que la muqueuse a perdu de son
uniformité, de sa souplesse, qu'elle est parsemée de petites
rugosités qui, sans opposer une grande résistance au passage de la sonde, l'embarrasseront à chaque instant et retar-
deront sa pénétration dans la vessie. La miction sera certainement modifiée, les besoins d'uriner plus fréquents et le
jet d'urine, ne subissant plus une impulsion régulière et
suffisante, devra en ressentir les conséquences dans sa
forme et sa force. On découvrira quelquefois dans l'urine
du sang et des nombreux débris d'épithelium provenant de
l'exfoliation que subit incessamment la muqueuse uréthrale
et même vésicale, dans le cas où cette dernière est également le siège de manifestations syphilitiques.

Cette seconde variété d'atrésie syphilitique, comme la
première, est accompagnée d'un écoulement peu abondant,
de matière séro-muqueuse dans laquellé on peut rencontrer
des globules de pus. Cet écoulement aura une certaine valeur diagnostique quand il surviendra pendant l'évolution
des symptômes de la syphilis. Dans des cas semblables,
prenant l'effet pour la cause, vous ne vous amuserez pas à
prescrire une médication anti-blennorrhagique et à pratiquer le cathétérisme ; vous vous bornerez exclusivement à
recommander une médication hydrargirique bien coordonnée
qui fera disparaître la syphilis et subsidiairement l'atrésie
uréthrale et l'écoulement qui en sont la conséquence obligée.

La tuberculose peut-elle être la cause d'une atrésie du
canal de l'urèthre et dans l'affirmative est-elle spécifique?

La muqueuse de l'urèthre comme celle de la vessie,
comme la prostate et les testicules, sont fréquemment le

siège de tubercules. Leur présence dans ces parties coïncide presque toujours avec la diathèse tuberculeuse et les localisations pulmonaires. Néanmoins, je n'ai jamais constaté des rétrécissements essentiellement tuberculeux. Dernièrement, vous avez vu à la Société anatomo-pathologique, chez un individu mort de phtisie pulmonaire, un véritable semis de tubercules occupant la région bulbo-prostatique; dans la prostate, ils avaient creusé une caverne en communication directe avec le canal ; nonobstant cela, la capacité uréthrale restait intacte. L'élimination des tubercules ne laissait dans la muqueuse que des petites cavités qui ne tardaient pas à se cicatriser, sans qu'on puisse en remarquer la trace. Toutefois, si les tubercules au lieu de se limiter à la muqueuse, se déposaient dans le tissu conjonctif en masse plus ou moins considérable, il serait rationnel de supposer que, laissant après leur élimination, une surface ulcérée plus étendue et surtout plus profonde, il pourrait en résulter une cicatrice rétractile ; dès lors, on aurait un rétrécissement véritable, semblable à ceux qui sont la conséquence d'un ulcère ordinaire. Vous devriez le combattre d'après les principes que je vous ai indiqués, avec cette seule différence que vous tiendriez compte de l'état constitutionnel pour que votre traitement puisse avoir quelques chances de succès.

Nul doute que l'affection cancéreuse ne puisse aussi engendrer des rétrécissements du canal de l'urèthre:

Dans certains cas, le cancer reconnaît comme point de départ un rétrécissement fibreux ou granuleux, ancien, dégénéré ; alors le cancer n'est que secondaire ; on aurait pu le prévenir s'il avait été convenablement soigné en temps opportun. Dans d'autres, et ce sont les plus fréquents, les rétrécissements sont la conséquence d'un cancer primitif, qui, partant d'un point quelconque du pénis, finit par l'envahir tout entier.

Les parties les plus privilégiées du cancer, quelle que

soit sa forme, sont le méat urinaire, la couronne du gland
et le prépuce.

L'action immédiate du cancer, si nous exceptons celui du
méat urinaire est déprimante, en ce sens que les parois du
canal, forcément rapprochées par le poids de la tumeur,
incapables de se distendre, laissent un passage insuffisant à
la colonne d'urine, pour se déverser à l'extérieur. Plus
tard, le mal ayant progressé, le canal de l'urèthre s'entreprend à son tour, et se trouve réellement retréci, jusqu'au
moment où le travail ulcératif, se mettant de la partie, le
perfore en un ou plusieurs points et donne ainsi naissance
à des trajets fistuleux.

Le cancer de la verge, tout en créant des rétrécissements
spécifiques, ne présente aucune particularité qui ne vous
soit connue, la spécificité du cancer étant partout identique. Je n'insisterai donc pas davantage sur ce sujet,
n'ayant pas à vous exposer en ce moment l'histoire du
cancer.

Je crois cependant devoir vous prévenir que, quand vous
aurez à soigner de ces affections malheureuses, ce ne sera
pas l'obstruction et le rétrécissement qui devront vous
préoccuper. Ou vous vous en tiendrez à une simple médication palliative, ou votre intervention devra être radicale.

Sans rien affirmer, je persiste cependant à croire, comme
je l'ai toujours enseigné, nonobstant les mécomptes que j'ai
éprouvés, que le cancer est primitivement local. Partant de
ce principe qui nous permet d'espérer, je vous recommande
d'opérer le plus promptement possible. Votre diagnostic
étant certain, il faut extirper le mal jusqu'à sa racine ultime ;
pas de demi-mesure, car ce serait faire perdre au patient les
seules chances que vous ayiez de le sauver.

SIXIÈME LEÇON.

A côté des altérations pathologiques que nous venons d'étudier et qui toutes produisent une angustie plus ou moins sérieuse du canal de l'urèthre, il s'en place d'autres qui sans atteindre en réalité la capacité uréthrale, la modifient dans sa forme ou la changent dans sa direction. Nous appellerons ces altérations, qu'elles soient extrinsèques ou intrinsèques, des pseudo-rétrécissements. Ces pseudo-rétrécissements gênent la miction, soit par dépression, soit par obstruction du canal, ils offrent quelques symptômes des atrésies véritables, mais n'en réclament pas le traitement.

Je vais passer en revue les pseudo-rétrécissements que vous rencontrerez le plus fréquemment dans la pratique.

Vous n'ignorez pas que la muqueuse de l'urèthre renferme de nombreux follicules, particulièrement à sa paroi inférieure, à la fosse naviculaire et en avant du bulbe; ils sont destinés à lubréfier la surface de la muqueuse et à éloigner les dangers qui pourraient résulter de l'adossement de ses parois. — Dans les blennorrhagies aiguës les follicules partagent la phlegmasie du reste de la muqueuse et quand celle-ci disparaît, elle disparaît également dans les follicules. Il n'en est pas toujours de même dans les uréthrites chroniques. Il n'est pas rare de voir les blennorrhées se localiser dans les follicules; c'est même lorsqu'elles occupent ce siège que vous rencontrerez ces écoulements rebelles, résistant aux médications les plus variées. Si l'écoulement n'est parfois qu'une simple hyperdiacrisie, il arrive aussi qu'il est entretenu par des modifications anatomiques subies par les glandules. Les altérations matérielles portent en général sur l'épaisseur de leurs parois. Vous constaterez alors, en parcourant avec le doigt la paroi inférieure du canal, des petites tumeurs de la grosseur d'une tête d'épingle ou même d'un pois. Ces petites tumeurs gênent la miction et si vous introduisez une sonde, sa pénétration est difficile, saccadée, vous constatez que le canal est obstrué par des petites tumeurs, qui ne sont rien autres que des follicules hypertrophiés ; en réalité ce ne sont pas là des rétrécissements tels que vous les comprenez, la muqueuse est saine, et conserve par conséquent ses propriétés physiologiques ; faites résoudre ces glandes, comme vous faites résoudre celles qui se trouvent dans la conjonctive en arrière du cartilage tarse et tout rentrera dans l'ordre. Ne vous en laissez donc pas imposer par les apparences. Je ne prétends pas que l'introduction de la sonde soit absolument contre-indiquée, plusieurs fois je suis parvenu à guérir des blennorrhées rebelles, suite de folliculites chroniques, par l'emploi du cathétérisme exerçant une compression progressive ; mais il me paraît qu'il est préférable, dans la grande majorité des cas, de recourir aux bougies fondantes, résolutives, aux badigeonnages avec la teinture d'iode, le long de la paroi inférieure du canal ; ou, enfin, aux frictions avec la pommade d'iodure de plomb ou l'onguent mercuriel, si la peau était trop sensible.

L'engorgement prolongé d'un follicule amène parfois l'oblitération de son conduit excréteur, d'où formation d'un petit kyste que l'on reconnaît facilement au toucher ; le kyste suppure quelquefois (kystes suppurés de Morgagni). Comme il arrive qu'il ne s'ouvre pas dans le canal, il finit par contracter des adhérences avec la peau et s'ouvre à l'extérieur, il en résulte un pertui fistuleux que vous parviendrez à faire disparaître par la cautérisation, ou par le débridement et des pansements avec l'iodoforme.

Sans causes appréciables, à la suite de congrès sexuels intempestifs, ou de cathétérismes mal faits, surtout lorsqu'il

y a atrésie uréthrale, les glandes de Cowper ou de Mery
peuvent s'enflammer. Cette inflammation, qu'elle envahisse
les deux glandes ou se limite à une seule, est toujours une
complication fàcheuse, d'autant plus qu'elle tend pour ainsi
dire fatalement à suppurer, c'est-à-dire à la formation d'un
abcès, et que l'on a assez souvent confondu ces abcès avec
des phlegmons simples ou des abcès urineux.

Pour que vous soyiez à même d'éviter ces fàcheuses
erreurs de diagnostic, je vais tâcher de vous préciser les
symptômes qui vous permettront de reconnaître la phlogose
et les abcès des glandes de Mery. Cela est d'autant plus indispensable, qu'au début ces lésions peuvent passer inaperçues, et qu'il n'y a cependant' pas un moment à perdre si
vous voulez arrêter la marche du processus phlegmasique,
et ouvrir l'abcès dès les premiers jours de sa formation, en
vue de prévenir la diffusion du pus, ou son ouverture dans
le canal, ce qui, heureusement, arrive rarement.

Les symptômes sont les suivants : douleurs d'abord
sourdes, mais qui ne tardent pas à s'accentuer de plus en
plus, au niveau de la région bulbaire, se concentrant sur un
de ses côtés, si une seule glande est entreprise ou sur les
deux, si les deux glandes se sont enflammées simultanément.
Au moment où la suppuration va s'établir ces douleurs deviennent intenses et pulsatives ; formation d'une tumeur,
d'abord empâtée et ensuite rénittente, se développant progressivement ; cette tumeur allongée, assez profonde, semble
accolée au bulbe dont elle exagère les dimensions latérales
et inférieures. Que cette tumeur procède d'une des glandes
de Mery ou des deux, elle ne dépassera pas la ligne de dé-
marcation tracée par le raphé périnéal.

Contre la cowpérite vous employerez, au début, les antiphlogistiques et résolutifs, vous les employerez avec confiance
et énergie. Dans les cas où cette affection compliquera un
rétrécissement, vous vous abstiendrez soigneusement de

passer des sondes, à moins que vous ne soyez en présence d'une rétention d'urine. Dans cette circonstance tout à fait exceptionnelle, vous aurez recours à une sonde à boule très mince et en gomme élastique.

Dès l'instant où vous constaterez de la rénittence, dès les premiers indices de la suppuration, vous n'hésiterez pas, vous inciserez la tumeur. Non seulement vous donnerez, en agissant de la sorte, issue au pus, mais en dégorgeant les tissus vous précipiterez la cicatrisation de la plaie que vous aurez faite et vous serez autorisé de reprendre le traitement du rétrécissement sans avoir à redouter le moindre inconvénient.

M. le docteur Reliquet, de Paris, vient de publier dans l'*Union médicale* (juillet 1887), un mémoire fort intéressant, sur les abcès des glandes de Cowper et de Mery, dans lequel il fait ressortir les graves dangers de cette complication.

Pour M. Reliquet les abcès des glandes de Mery sont fréquents, « avec Gubler, il pense que beaucoup d'abcès du périnée, pris pour des abcès urineux, ne sont que des abcès des glandes de Cowper. On n'a pas assez insisté, dit-il, sur les signes qui différencient les abcès des glandes périphériques de l'urèthre des abcès urineux, tumeurs urineuses, infiltration d'urine au début. Presque tous les chirurgiens, dès qu'ils sont devant un malade atteint de rétrécissement, et portant une tuméfaction sur la continuité de l'urèthre en arrière du point rétréci, font toujours immédiatement l'ouverture cutanée de la tuméfaction ; ce sont toujours des abcès urineux, ensuite ils s'occupent du rétrécissement. »

M. Reliquet fait tout le contraire, il commence par rétablir le calibre de l'urèthre, en pratiquant l'uréthrotomie interne, avant d'ouvrir les abcès des glandes de Mery ; il prétend, en agissant de la sorte, prévenir la formation de fistules qui, quoique n'étant pas urinaires, ne sont pas faciles à guérir.

J'ai tenu à vous communiquer l'opinion de M. Reliquet, parce que je veux vous mettre en garde contre la systématisation d'une pratique qui est loin d'être raisonnablement indiquée et qui, quand elle paraît l'être, n'est jamais sans dangers. Le spécialiste parisien, dont je ne conteste ni le mérite, ni l'expérience, cite des cas très graves où il a réussi, en pratiquant avec succès l'uréthrotomie interne, pour des abcès des glandes de Cowper s'ouvrant dans le canal. Je ne conteste pas ces succès; du reste, tous les auteurs qui veulent lancer un système, un procédé ou seulement un simple remède, ne s'appuient que sur des succès. Il doit cependant y avoir des revers. Dès lors, que conclure? Il me paraît évident que si on a parfois méconnu les abcès des glandes de Méry, on les a par contre multipliés. En évitant ce double écueil, en ne vous inspirant que des indications précises, ne vous semble-t-il pas que, pour traiter efficacement les engorgements, les abcès des glandes de Méry, vous agissez fort sagement en vous bornant à appliquer les divers moyens thérapeutiques, que je vous ai signalés, alors même que ces abcès se seraient ouverts dans un canal rétréci? Du reste, l'incision tégumentaire n'empêchera-t-elle pas le pus de divaguer, de stagner et de s'altérer? Les pansements antiseptique, qui sont de règle, ne s'appliqueront-ils pas plus aisément que quand on aura recours à l'uréthrotomie interne? Enfin, l'incision externe ne permettra-t-elle pas la continuation du traitement de l'atrésie par la dilatation progressive, ce qui rendra plus prompte et plus facile la guérison des fistules que l'on semble tant redouter?

Je ne suis pourtant pas exclusif; si vous n'aviez pu prévenir les accidents redoutables et notamment la fièvre infectieuse qui compliquait les faits rapportés par M. Reliquet, vous auriez à décider si vous devez pratiquer l'uréthrotomie que recommande cet auteur, ou vous en tenir aux moyens que je viens de vous indiquer en y ajoutant, toutefois, l'usage du sulfate de quinine en lavement et à hautes doses.

Presque tous les auteurs admettent des *rétrécissements végétants*. Je ne puis partager cette opinion. Les végétations obstruent le canal uréthral, mais ne le rétrécissent pas. Je vais essayer de vous démontrer le bien fondé de ma manière de voir.

Vous avez pu observer, lorsque vous suiviez ma clinique à l'hôpital Saint-Pierre, un grand nombre de végétations, mais je ne sais si vous vous êtes rendu compte de leur constitution anatomique.

Les végétations procèdent presqu'exclusivement des membranes muqueuses et des surfaces muco-cutanées telles qu'on en rencontre au prépuce et au gland, à la marge de l'anus et aux parties génitales externes de la femme. Chez l'homme comme chez la femme elles prennent parfois naissance dans le canal de l'urèthre. Comme c'est du canal de l'urèthre de l'homme que nous nous occupons en ce moment, je vous dirai que c'est au niveau du méat, ou dans la fosse naviculaire que je les ai toujours observées. Si vous consultez le bulletin n° 3 des *Annales de la Société anatomique de Bruxelles*, vous y lirez, cependant, que le D' Roger a trouvé dans le canal, à partir du méat jusqu'au bulbe, des végétations papillaires, arrondies, ramifiées, ayant la grosseur d'un pois, obstruant le canal et ayant amené la mort à la suite de rétention d'urine. La pièce n'ayant pas été conservée, je n'ai pu l'examiner, mais les caractères que M. Roger assigne à ces productions me donnent des doutes sur leur nature. Il est vrai que beaucoup d'auteurs signalent des faits analogues, ce qui tend à prouver que toute l'étendue de la muqueuse uréthrale peut être le siège des végétations.

Quoi qu'il en soit, les végétations, suite ordinaire des blennorrhées, prennent naissance dans les couches les plus superficielles du derme muqueux, immédiatement au-dessous de son épithélium qui tout d'abord s'exfolie ; c'est une néoformation invariablement de nature irritative, cellulovasculaire procédant des capillaires les plus déliés qui rampent à la surface de la muqueuse. La vascularité de ces productions reliée par un stroma plus ou moins abondant, est constituée par des artérioles et des veinules ; les premières sont au centre de la tumeur, les secondes à la périphérie. Suivant la prédominance du stroma, ou des vaisseaux, les végétations changent d'aspect et de forme.

Les végétations sont uniques ou multiples, isolées ou en groupes, sessiles ou pédiculées. Il y a surabondance celluleuse quand elles sont uniques et d'habitude alors elles sont sessiles ; elles saignent peu lorsqu'on les excise et n'ont aucune tendance à se reproduire. J'ai assez souvent remarqué ce type au méat urinaire ; pour découvrir la végétation, je la faisais saillir au dehors en refoulant le gland en arrière.

Les végétations qui jouissent d'une vascularité exagérée se multiplient et grandissent avec rapidité, se ramifient successivement un grand nombre de fois et finissent par former des tumeurs de dimensions variables, de forme arrondie, irrégulières ou aplaties, suivant l'endroit où elles poussent ; elles sont rouges et ressemblent soit à des mûres ou à des fraises, dont elles offrent l'aspect mamelonné. D'autres fois, les végétations sont multiples, c'est-à-dire qu'elles croissent à la fois ou successivement sur une surface muqueuse plus ou moins étendue ; ce sont des espèces de villosités hypertrophiées rouges, dont les dimensions sont proportionnelles au nombre des capillaires sanguins qui les alimentent ; elles s'adossent les unes aux autres ou sont absolument isolées, simulant assez bien un sémis. Ces deux dernières variétés de végétations, lorsqu'on les enlève, donnent lieu à des hémorragies abondantes, parfois difficiles à arrêter ; de plus elles se reproduisent avec une persistance extraordinaire. Si dans le canal de l'urèthre, leur développement est forcément limité, il n'en est pas de même ailleurs, où elles peuvent acquérir un volume considérable.

Pendant longtemps leur reproduction incessante a fait croire à une intervention vérolique, il n'en est rien ; quelle que soit la variété de végétations que vous rencontriez, quel que soit le siège qu'elles occupent, elles restent étrangères à toute influence syphilitique. Je crois vous avoir cependant démontré qu'il existait une véritable diathèse végétante, diathèse purement locale et purement anatomique qui préside à la répullulation de ces végétations. Pour subvenir aux frais de la nutrition des tumeurs végétantes, les vaisseaux d'où elles émergent, au fur et à mesure qu'elles se multiplient et se développent, augmentent de volume et de capacité. Dans le vagin, à la couronne du gland et aux organes externes de la génération chez la femme, j'ai constaté que ces vaisseaux, qui sont pour ainsi dire imperceptibles à l'état normal, avaient acquis les dimensions d'une artère de 2ᵉ ou 3ᵉ ordre. Dans ces conditions, lorsque vous vous bornez à exciser les paquets végétants, à ras de la muqueuse, en dehors de l'hémorragie, vous avez à redouter la récidive qui s'opère par l'intermédiaire de ces vaisseaux qui, après avoir nourri le néoplasme, le reproduisent jusqu'au moment où vous aurez enlevé ou oblitéré l'artère ou l'artériole qui lui sert, en quelque sorte, de racine.

J'ai insisté un peu longuement peut-être sur les caractères anatomiques essentiels du néoplasme végétant, parce qu'on le confond souvent avec des productions qui n'ont d'autre affinité avec lui qu'une certaine ressemblance plus apparente que réelle.

Evidemment, d'après ce que je viens de vous exposer, vous ne les confondrez pas avec les papillomes épithéliomateux que l'on peut trouver dans le canal de l'urèthre, comme sur le gland, dans la vessie et dans beaucoup d'autres régions. Ce sont des excroissances, des végétations, si vous voulez, mais leur origine, leur aspect, la raison de léur reproduction ainsi que leur pronostic, sont tout différents. Enfin, vous ne les confondrez pas non plus avec des bourgeons charnus hypertrophiés, des carnosités, des fongosités, voire même avec des polypes : ces altérations se distinguent chacune par leur origine, par leur mode d'évolution, par leur aspect, etc., qui n'ont certainement rien de commun avec les végétations telles que vous devez les comprendre.

Quelle que soit la partie de la muqueuse uréthrale que les végétations occupent, il ne faut point recourir au traitement des rétrécissements. Les seuls moyens qu'elles réclament pour disparaître sont : l'excision quand elle est possible, la cautérisation et la compression à l'aide de bougies simples, ou mieux à l'aide de bougies fondantes dans lesquelles entrent des astringents, des sédatifs, des agents desséchants, atrophiants ou simplement isolants, tels que la poudre de sabine ; intérieurement on fait suivre l'application de ces moyens d'injections détersives.

Ce que je viens de dire des végétations, s'applique exactement à ce que l'on a désigné sous le nom de *rétrécissement polypeux* du canal de l'urèthre. Que ces polypes soient *muqueux* ou *vésiculeux*, ils ne sauraient rétrécir le canal, ce qu'ils peuvent faire, et ce qui en impose souvent, c'est d'embarrasser la miction et de troubler parfois profondément les fonctions de la génération.

Je n'ai jamais observé de polype du canal de l'urèthre ; j'entrevois que dans cette région ils évoluent à peu près, comme quand ils existent dans les fosses nasales, dans la matrice ou le rectum, etc. Partout, ils sont le résultat d'une irritation chronique, localisée, de la membrane muqueuse, qui, sans subir aucune espèce de transformation, prolifère avec excès certains éléments qui finissent par constituer les polypes muqueux ou vésiculeux.

Par eux-mêmes, les polypes n'ont aucune gravité. Dans l'urèthre, leur siège de prédilection doit nécessairement se trouver dans les points les plus dilatés de ce canal. Thompson rapporte trois exemples de tumeurs polypeuses du *verumontanum*. Ces tumeurs, de forme allongée, atteignant jusqu'à 1 1/2 centimètre, se dirigeaient en arrière vers le col de la vessie, elles étaient composées de tissu conjonctif et de quelques fibres musculaires. Si ces polypes, procédant du canal, se dirigent parfois vers la vessie, il est clair qu'ils se dirigent plus souvent du fond de la vessie vers le canal.

Les mémoires de chirurgie rapportent une observation d'Arnaud, qui mentionne un cas curieux de polype, remplissant le méat urinaire et faisant saillie à l'extérieur. Le nombre d'observations de polypes du canal de l'urèthre est assez considérable, mais ils sont loin de présenter tous les caractères fort simples réservés à ces néoformations. Il est certain que beaucoup de ces tumeurs n'appartiennent point à la famille des polypes muqueux et vésiculeux.

Un des beaux spécimens de tumeur polypeuse est celui du musée de Guy's Hospital de Londres, signalé par M: le docteur Desmet, dans son excellent travail sur les rétrécissements. Cette tumeur mesurait 18 millimètres de longueur sur 8 de largeur ; elle se trouvait à la région membrano-prostatique et donnait lieu aux symptômes des rétrécissements; elle fut traitée comme telle pendant toute la vie du sujet.... Elle fut donc bien mal traitée, puisque cette tumeur, au lieu de rétrécir le canal, le dilatait. Vous comprenez, dans ces circonstances, l'incurabilité des accidents, vu que la cause à laquelle on les attribue fait absolument défaut.

L'excision, la torsion, l'arrachement et la cautérisation sont les seuls moyens auxquels vous puissiez avoir recours en pareille circonstance, sans préjudice toutefois des injections et même du cathétérisme qui pourront être réclamés par des indications spéciales.

On peut supposer, notamment chez des individus herpétiques, que dans certains points du canal de l'urèthre, les

couches superficielles de la muqueuse, étant chroniquement irritées; l'épithélium s'exfoliant incessamment, les
plaques épithéliales se superposent les unes sur les autres
et finissent par former une tumeur de forme variée, de nature
cornée, obstruant le canal et troublant de la sorte ses différentes fonctions. Quoique la formation d'une semblable
tumeur me paraisse difficilement réalisable, on en a cité des
exemples. On les a considérés comme étant le résultat de
l'hypertrophie de l'épithélium. Cela ne nous paraît pas admissible. M. le professeur Deneffe de Gand nous dit qu'il a vu au
musée de l'hôpital St-Thomas à Londres, un urèthre rétréci en
avant du bulbe ; la muqueuse était tapissée dans l'étendue de
plus d'un pouce, d'une membrane dense, mince, de couleur
jaune, ayant un aspect corné. Le microscope démontra
qu'elle était entièrement formée par de l'épithélium. D'après
M. Deneffe, cet état de l'épithélium formerait un rétrécissement par hypertrophie limitée et s'observerait sur d'autres
muqueuses et notamment sur la muqueuse vulvaire.

Quoi qu'il en soit, je ne me rends pas bien compte de ce
tissu épithélial et je m'explique peu son caractère hypertrophique. Il me semble que cette hypertrophie ne peut guère
être, ainsi que je vous l'ai dit, que le résultat d'adossements
successifs de lamelles épithéliales incessamment détachées ;
elles peuvent être comparées jusqu'à un certain point à des
verrues ; elles doivent habituellement être expulsées par le
jet urinaire qui balaie le canal ; ceci expliquerait leur rareté ;
enfin, ces tumeurs ne sauraient constituer des rétrécissements dans le sens que l'on doit attribuer à ce mot, à moins
de supposer avec M. le docteur Desmet, que cette couche
épithéliale ne fasse corps avec le tissu de l'urèthre dont on
ne pourrait la séparer. Dans tous les cas si, par aventure,
il vous arrivait de rencontrer un cas de l'espèce, vous devriez
enlever la production épithéliale avec une mince curette,
mousse ou tranchante, suivant la résistance qu'elle oppose-
rait aux efforts que vous devriez faire pour la détacher.

Presque tous les auteurs signalent des rétrécissements hypertrophiques, mais aucun d'eux ne prouve la réalité de leur existence. Cette preuve, à la vérité, serait très difficile à donner. — Comment définissez-vous l'hypertrophie? Avec tous les pathologistes, vous dites que l'hypertrophie est constituée par un excès de nutrition, qui augmente en poids et en volume un organe ou une portion d'organe, un tissu ou une portion de tissu, sans que cette double modification porte la moindre atteinte à leur texture. — C'est une véritable hypergénésie. Si vous appliquez cette définition à la muqueuse uréthrale, vous reconnaissez aisément, qu'en aucun cas, elle ne saurait créer un rétrécissement ni motiver l'application de son traitement.

Je n'ai jamais remarqué un seul cas d'hypertrophie générale ou partielle de la muqueuse uréthrale, il est même probable qu'elle n'existe pas en dehors de l'hypertrophie totale du pénis. Si, dans cette circonstance, l'émission de l'urine est embarrassée, la cause de cet embarras se trouve dans l'exagération trophique de l'ensemble de la verge, qui doit nécessairement déprimer la membrane muqueuse.

Dès lors il me paraît évident que, ce que l'on a appelé rétrécissement hypertrophique n'est rien autre que le résultat d'une exsudation, provenant d'une inflammation chronique limitée de la muqueuse uréthrale.

Des calculs peuvent s'engager et même se développer dans un point quelconque du canal de l'urèthre, quel que soit leur siège, ils l'obstruent et provoquent des troubles sérieux dans l'excrétion urinaire. Les difficultés et les douleurs qu'ils suscitent, surtout au moment de la miction, pourraient vous faire croire à un rétrécissement. Si vous aviez tout d'abord versé dans cette erreur, le toucher et l'introduction de la sonde ne tarderaient pas à vous la faire reconnaître et à vous montrer que ce n'est pas au traitement d'un rétrécissement que vous devez avoir recours. Comme tous

les corps étrangers que l'on rencontre dans le canal uréthral,
les calculs se trahissent par des symptômes physiques que
je crois inutile de vous indiquer ici. Dans certaines circonstances cependant, il pourrait s'élever des doutes dans vos
esprits ; c'est quand les calculs s'encloisonnent après avoir
errodé et ulcéré la muqueuse. Dans ces cas, la muqueuse
est soulevée et rend l'introduction de la sonde difficile ; on
est en présence d'un pseudo-rétrécissement par dépression.
Si l'introduction de la sonde pouvait vous laisser des doutes,
ils seraient aussitôt levés par le toucher, celui-ci vous révé-
lerait bientôt que vous avez affaire à un, corps étranger qui,
par ses caractères, n'a rien de commun avec une altération
organique de la muqueuse uréthrale. Un jour j'ai eu à traiter un individu qui portait dans la région naviculaire un
calcul enkysté du volume d'un gros pois. La miction était
excessivement pénible, les douleurs très vives, le gland et
le prépuce fortement congestionnés ; la sonde semblait révéler une atrésie, mais le toucher me permit de constater un
calcul. J'en fis l'extraction par incision, je suturai la petite
plaie avec un fil de soie et en quelques jours la guérison fut
complète.

L'existence des rétrécissements dits variqueux est aussi
constestable que celle des nombreuses altérations que je
viens de passer en revue. A chaque instant, on vous parle
cependant de cette variété d'atrésie uréthrale. Quoiqu'on en
puisse dire, cette dénomination est vicieuse et se rattache
bien plus à une idée préconçue, à une vieille habitude, qu'à
des recherches anatomiques sérieuses. Est-ce à dire que les
varices du col de la vessie et même de la région membrano-
prostatique n'existent pas ou soient rares, exceptionnelles ?
Non certainement. — A un certain âge, elles sont au contraire assez fréquentes, elles donnent lieu parfois à des troubles, à des accidents très graves. Non seulement elles provoquent des difficultés et des besoins fréquents d'uriner,

rendent l'introduction de la sonde très pénible, mais encore elles déterminent des hémorragies continues ou intermittentes, des douleurs insupportables qui s'irradient à la région anale, au gland et finissent par plonger le malade dans un affaissement très grand.

La disposition des veines vésicales rend parfaitement compte de ces accidents. Ces veines sont nombreuses et ne suivent pas exactement le trajet des artères ; elles descendent du sommet de la vessie et enlacent ce réservoir de leurs anastomoses multiples. Vers le bas fond et le col leur disposition plexueuse devient plus apparente, les mailles qu'elles forment sont très serrées, il en résulte un vaste plexus qui embrasse le col et le bas fond de la vessie, la prostate et les vésicules séminales. Ce plexus a été divisé en vésical prostatique et spermatique. Non seulement ces plexus communiquent entre eux, mais encore avec les plexus hémorrhoïdaux en arrière et latéralement avec les veines obturatrice, ischiatique et honteuse interne. De plus, ils reçoivent en avant les veines des enveloppes du pénis et des corps caverneux.

Ce simple exposé anatomique est nécessaire pour éclairer le diagnostic ; lui seul pourra vous fournir des signes suffisants qui vous mettront à même d'affirmer l'existence des varices du fond de la vessie et de son col. Je reconnais que, ni la sonde ni le toucher ne sauraient vous fournir ce résultat ; mais lorsque vous aurez constaté que les difficultés de miction, les hémorragies et les douleurs ne peuvent se rattacher à un retrécissement, à une cystite chronique, à la présence d'un calcul ou d'un corps étranger, à un engorgement de la prostate, ne vous inspirant que de ces notions anatomiques, vous serez en droit d'invoquer l'existence de varices du col ou de la région uréthro-prostatique. Le succès confirmera votre diagnostic, si vous savez convenablement satisfaire les indications qu'il réclame. Vos moyens n'échoueraient que pour autant que les varices du col seraient la conséquence d'une tumeur, d'une dégénérescence située dans un point quelconque de l'appareil urinaire.

Ces notions anatomiques vous révèlent également les connexions étroites qui relient les varices uréthro-vésicales avec les hémorrhoïdes d'une part et les varicocèles de l'autre. Fréquemment les varicosités du col et du bas fond de la vessie, saignantes ou non, coexistent avec les hémorrhoïdes et le varicocèle et semblent s'unir pour exagérer et étendre les souffrances du patient. Ces dilatations veineuses, dans beaucoup de cas, confondent leur évolution et leur marche ; elles se distendent et se relâchent en même temps, elles persistent ou sont intermittentes.

Si vous tenez compte de ces considérations, résultant de faits exactement observés, il vous sera bien difficile de méconnaître les varices du col, d'autant plus que vous aurez encore pour assurer votre diagnostic, les douleurs qu'elles éveillent.

Les nerfs ne sont pas moins nombreux que les veines, ils constituent des plexus qui établissent entre eux une sorte de solidarité et accentuent les souffrances du malade.

Les observations suivantes confirmeront les considérations que je viens de vous soumettre, elles vous prouveront que, si le diagnostic des varices du col de la vessie est immédiatement difficile à établir, les difficultés disparaissent lorsque l'on s'en tient à l'appréciation de l'ensemble des symptômes que je vous ai signalés.

Un ancien officier français, âgé de 57 ans, de constitution robuste, ayant toujours eu une vie régulière et n'ayant jamais souffert de la vessie ni de l'urèthre, est pris en 1885, à la suite d'une promenade où il se refroidit, d'un violent besoin d'uriner. Quel ne fut pas son étonnement, lorsqu'au lieu d'urine il vit jaillir du sang. Cette hématurie ayant persisté pendant plusieurs jours, il fit appeler M. le Dr Houbeau ; celui-ci lui prescrivit le repos et plusieurs agents hémostatiques qui restèrent sans résultat. L'hémorragie cessait pendant un jour pour reparaître le lendemain avec plus d'abondance. Dans ces conditions M. le Dr Houbeau voulut bien m'appeler en consultation. Lors de ma première visite, le malade se trouvait dans la situation suivante : la figure est décolorée, les yeux sont enfoncés dans l'orbite, tendance au refroidissement, grande dépression morale ; les battements du cœur sont lents et faibles, la langue est décolorée, l'appétit peu prononcé ; sentiment de pesanteur dans la région hypogastrique, besoins fréquents d'uriner s'accompagnant de douleurs se prolongeant jusqu'au gland. Varicocèle considérable du côté gauche remontant jusque dans le canal inguinal. — Particularité digne de remarque : Chaque fois que le malade urine du sang, le laxis veineux qui constitue le varicocèle se distend fortement. Sur le trajet de l'urethère gauche, nous découvrons une tumeur de la grosseur d'un œuf de poule, indolore, inégale et peu dépressible. L'introduction d'une sonde s'opère avec facilité, ce n'est que quand elle franchit le col qu'elle provoque de la douleur ; le malade, lorsque l'hémorragie se produit, expulse d'abord du sang noir, puis de l'urine sanginolente qui finit par devenir limpide.

Le sang se précipite en caillots au fond du vase. Il arrive assez souvent que la première miction qui s'opère après une hémorragie ne rend qu'une urine normale dépourvue de toute trace de sang. On peut, me dit M. Houbeau, prédire une hématurie lorsque le malade éprouve un frisson et de l'affaissement.

Quelle était la source de cette hématurie ? Devions-nous la rechercher dans la tumeur siégeant sur le trajet de l'urethère gauche ? Nous ne l'avons pas cru parce que l'hémorragie était immédiate et fréquemment suivie de l'émission d'une certaine quantité d'urine plus ou moins claire ; parce

qu'enfin le malade rendait parfois des caillots linéaires,
filiformes qui, certainement, s'étaient formés dans le canal.
— Nous n'eussions pas observé ces particularités, si l'hématurie fut provenue des reins ou des urethères. — Pour
la même raison, nous ne pouvions rattacher l'hémorragie à
une altération quelconque de la vessie que le cathétérisme,
du reste, nous avait fait reconnaître absolument saine. Force
nous fut dès lors de diagnostiquer l'existence de varices du
col. D'autre part, ce diagnostic s'imposait par le fait de
l'intermittence des hématuries, dont l'évolution avait beaucoup d'analogie avec les hémorragies qui proviennent des
tumeurs hémorrhoïdales. Enfin, nous devions tenir compte
de la distension du varicocèle qui s'opérait chaque fois que
le malade urinait du sang.

En présence de l'affaissement du malade, de son refroidissement et de l'intermittence hémorragique, nous crûmes
devoir nous prémunir, par l'administration du sulfate de
quinine à haute dose et en lavements, contre toute influence
intermittente ou insidieuse ; en même temps nous fîmes des
injections intra-vésicales avec la teinture de ratania et nous
exerçâmes sur le varicocèle une compression régulière à
l'aide de bandelettes imbibées de collodium.

Ce traitement, aidé d'un régime fortifiant, continué pendant huit jours, n'amena aucun changement dans la position
du malade.

Nous eûmes alors recours aux injections d'une solution
de perchlorure de fer à un pour cent. Pendant trois jours,
l'hémorragie cessa mais reparut le quatrième. Nous rempla-
çâmes le perchlorure de fer par l'eau de Pagliari, elle
n'aboutit point à un meilleur résultat.

Devant ces insuccès, je proposai à M. Houbeau de recourir à un moyen recommandé déjà en pareille circonstance
par Desault et qu'à plusieurs reprises j'avais employé, avec
succès, à l'hôpital St-Pierre ; je veux parler de la dilatation

du col, pratiquée à l'aide de cathétères pesants, d'un diamètre progressivement plus grand. D'après les expériences que j'ai faites, en même temps qu'ils dilatent le col de la vessie, ces cathétères exercent une compression excentrique qui s'oppose mécaniquement à la sortie du sang, affaisse les tumeurs variqueuses et les fait disparaître, si l'on a soin de prolonger son application.

Ce moyen réussit parfaitement et vint une fois de plus confirmer la vérité de l'aphorisme : *naturam morborum curationes ostendunt*; pendant quinze jours, des cathétères furent introduits deux fois par jour et laissés en place pendant une heure.

Les hémorragies ne reparurent plus; néanmoins, pendant quelque temps; on persista encore dans l'application de cette compression bienfaisante. Petit à petit, le malade satisfait du résultat obtenu repris ses habitudes. Je le rencontrai à la promenade, il me dit qu'il remarquait encore parfois un peu de sang dans ses urines, mais que cela ne le préoccupait plus. Je ne manquais jamais de lui recommander d'en revenir au cathétérisme compressif. — Plus tard, il vint me rendre visite, il se félicitait de sa santé, mais sa figure était pâle et puis sa tumeur de l'urethère avait augmenté de volume. Comme elle était de mauvaise nature... qu'en est-il advenu?

L'observation suivante n'est pas moins curieuse: M. De B., 72 ans, de constitution robuste, habitué à bien vivre, souffre depuis de nombreuses années des voies urinaires. Il a consulté beaucoup de médecins, suivi des traitements variés souvent opposés les uns aux autres, sans jamais avoir été débarrassé des douleurs qu'il éprouvait en urinant. Parfois il se croyait guéri, mais ces guérisons n'étaient qu'illusoires, le mal reparaissant presque toujours avec plus d'intensité.

Il était profondément découragé lorsqu'il vint me voir pour la première fois; non seulement il se plaignait de

spasmes vésicaux, de besoins fréquents d'uriner, accompagnés de vives douleurs s'irradiant jusqu'au bout du gland,
mais il accusait en plus des douleurs non moins vives dans
la région périnéale se propageant jusqu'à la portion inférieure du rectum, où elles provoquaient des ténesmes
insupportables compliqués de pesanteur dans le bassin et
de distension du ventre. Ces symptômes n'étaient pas con-
tinus, ils étaient presque toujours journaliers, ils cessaient
le matin pour reparaître le soir ; à peine avait-il quelques
heures de sommeil ; la position assise suffisait pour réveiller
ses douleurs. En dehors de ces symptômes, la santé était
excellente, il mangeait et digérait bien, mais il était habituellement constipé.

L'examen objectif ne me fit découvrir aucune altération
importante ; la prostate était saine, le bas-fond de la vessie
n'était pas sensible, le rectum normal; seulement à la partie
inférieure de ce dernier, je constate des petites tumeurs
hémorrhoïdales. Les veines du scrotum sont dilatées, l'introduction de la sonde jusqu'à la région bulbeuse est facile,
mais à partir de là la sensibilité s'exagère considérablement
et je ne franchis le col de la vessie qu'en provoquant des
douleurs intenses ; celles-ci s'apaisent bientôt et me permettent d'explorer ce réservoir dans lequel je ne rencontre
aucune altération ni aucun corps étranger, quoique le
malade eût rendu, il y a quelques années, des petits graviers à base d'acide urique. Les urines sont normales. En
retirant la sonde, je ramène quelques gouttes de sang, antérieurement il n'avait jamais éprouvé d'hématurie et j'étais
persuadé de ne pas avoir lésé la muqueuse. Tous les symptômes, isolément comme dans leur ensemble, me permet-
taient d'affirmer l'existence de varices du col vésical et peut-
être de la région prostatique de l'urèthre.

Les indications thérapeutiques étaient positives. D'une
part, pour assurer le succès de la médication locale, en

calmant les douleurs et en prévenant les complications si redoutables qui peuvent survenir lorsque l'on opère sur une partie quelconque de l'appareil urinaire, je prescris la médication générale suivante : bains, sulfate de quinine à hautes doses et en lavements, potion au bromure de potassium, injections de cocaïne, purgatifs salins et eau de Contrexeville. Vous comprenez bien que je ne fis pas usage de tous ces moyens à la fois; leur administration était subordonnée à des circonstances qu'il est facile d'entrevoir et qu'il serait fastidieux de vous détailler.

D'autre part, pendant plus d'un mois, je recours à la dilatation progressive et compressive du col vésical ; j'emploie à cet effet, successivement, des cathétères de 7 à 10 millimètres de diamètre. Les résultats de l'application de cette méthode furent satisfaisants ; les douleurs persistèrent, mais à un moindre degré, le malade ne pouvant se soumettre à des cathétérismes journaliers à action prolongée.

C'est dans ces conditions, qu'au mois d'août dernier, avec le concours de M. le Dr Bock, j'eus recours aux injections intra-vésicales pratiquées avec la sonde à double courant de Jules Guerin. Ces injections étaient composées d'une décoction de morelle noire (400 grammes) dans laquelle j'avais fait dissoudre 8 grammes de borate de soude. Ces injections étaient précédées de l'introduction d'un cathétère dilatateur et renouvelées 5 à 6 fois dans une même séance. Ce traitement fut suivi d'une amélioration immédiate et les douleurs ne tardèrent pas à disparaître.

Ayant dû quitter Bruxelles le 21 septembre 1887, je remis le malade aux soins de M. Bock qui continua le même traitement. Le 15 octobre, lorsque nous revîmes le malade, il me dit : « Vous avez fait un miracle, je suis guéri ! » Depuis plus d'un mois, en effet, M. De B... n'avait plus souffert. Cette guérison persistera-t-elle ? le temps seul nous l'apprendra.

Les affections de la prostate, notamment son engorgement

et son hypertrophie, provoquent de tels troubles dans les fonctions urinaires, modifient si considérablement la direction du canal urétral qu'elles peuvent en imposer pour des rétrécissements.

Je n'ai pas en ce moment l'intention de vons faire une dissertation sur les nombreuses maladies de la prostate ; je me bornerai à vous indiquer les symptômes positifs à l'aide desquels vous serez toujours à même d'éviter une confusion fâcheuse et parfois compromettante. Cela est d'autant plus nécessaire que le début des affections prostatiques est souvent très obscur et que, si elles sont quelquefois le résultat de rétrécissements anciens négligés, il arrive aussi qu'elles succèdent à des cathétérismes inopportuns et malhabiles.

Les engorgements, hypertrophiques ou non, de la prostate se rencontrent d'habitude chez les personnes âgées, menant une vie sédentaire et chez lesquelles les congestions du plexus veineux de cette glande sont provoquées par une position assise trop longtemps prolongée. Les rétrécissements ne se produisent pas dans de telles conditions. Jé n'ignore pas que ces engorgements peuvent être la conséquence d'un coup, d'une chute, d'une fausse voie et d'une lésion du rectum, mais alors le diagnostic n'admet aucun doute, l'effet se reliant immédiatement à la cause.

Les symptômes des engorgements et des hypertrophies de la prostate n'ont rien de commun avec ceux des coarctations uréthrales. Dans les deux cas, il y a dysurie ; l'émission de l'urine est difficile, il peut y avoir rétention ou incontinence, mais il y a en plus, dans les engorgements de la prostate, des douleurs persistantes qui ressemblent beaucoup à celles que je vous ai indiquées à propos des varices du col de la vessie avec cette seule différence qu'elles sont plus intenses et s'accompagnent d'une sensation de pesanteur et de tension dans la portion inférieure du bassin. Ajoutez à cela que vous avez pour vous renseigner d'une manière certaine le *toucher rectal et le cathétérisme.*

Je n'insiste pas sur le toucher rectal, vous devinez aisément les renseignements qu'il peut vous fournir. Il n'en est pas de même du cathétérisme, il réclame de votre part beaucoup de prudence et d'habileté, et cependant dans les engorgements de la prostate, comme dans les rétrécissements, vous devez nécessairement y avoir recours. Disons tout d'abord que dans les hypertrophies de la prostate, les difficultés du cathétérisme commencent à la région prostatique, celle-ci étant comme enchassée dans une dépression de cette glande. Ce n'est qu'à partir de cette région que la direction du canal se modifie ; elle se porte un peu obliquement en hauf si le lobe moyen est seul entrepris ; à droite ou à gauche, si ce sont les lobes gauche ou droit. Dans les cas où vous vous trouvez en présence d'une hypertrophie totale, le canal est rétréci par dépression, en même temps qu'il est dévié. Cette double modification vous permet de reconnaître que vous êtes en présence d'une atrésie apparente mais non réelle. Le degré de déviation et de resserrement que vous constaterez vous indiquera la direction qu'il faudra donner à la sonde pour pénétrer, sans lésions sérieuses, dans la cavité de la vessie.

Les considérations qui précèdent suffisent pour éclairer votre diagnostic. Je devrais actuellement vous exposer la manière de pratiquer le cathétérisme pour surmonter les difficultés que je viens de signaler, mais je réserve ce soin pour le moment où j'aurai à m'occuper de la rétention d'urine dans ses rapports avec les rétrécissements et les engorgements et l'hypertrophie de la prostate.

Il me reste maintenant à vous signaler une modification anatomique singulière qui, rarement à la vérité, peut se produire dans le canal de l'urèthre à la suite de la dilatation progressive pratiquée abusivement. Comme vous le savez, la dilatation doit avoir des limites ; il faut éviter les excès, sans cela vous vous exposeriez à priver le canal, sa muqueuse et ses fibres musculaires, de leur puissance contractile. Le sujet que vous auriez si imprudemment traité serait certainement guéri de son atrésie, mais les difficultés d'uriner persisteraient ; la miction serait pénible, l'urine ne s'échapperait qu'en un mince filet et même goutte à goutte ; son expulsion n'ayant plus le concours des contractions uréthrales et étant souvent entravée par des spasmes très douloureux. — Vous saurez éviter cet écueil.

SEPTIÈME LEÇON

Les notions anatomo-pathologiques, que je viens de livrer
à votre appréciation, vous permettent d'entrevoir les symptômes que les rétrécissements uréthraux peuvent présenter.
Ces symptômes sont nombreux ; mais tous n'ont pas la même
importance, le même degré de certitude, tous ne vous rendent pas également compte des modifications pathologiques
engendrées par les rétrécissements.

Dans l'exposé symptomatologique que je vais entreprendre, je devrai insister spécialement sur certains symptômes
qui exigent une interprétation spéciale ; ils vous feront comprendre, qu'en dehors de l'obstacle matériel qui trouble
l'accomplissement de l'excrétion des urines, il existe encore
des perturbations physiologiques, des troubles fonctionnels,
que vous ne pouvez méconnaître dans l'intérêt des malades
qui viendront réclamer vos soins. A ce point de vue, la symp-
tomatologie des rétrécissements acquiert une réelle importance. Afin d'exposer la question d'une façon méthodique et
conforme aux données de la clinique, afin de suivre dans
cette description un ordre qui pourra vous servir de guide
dans l'examen de vos malades, je passerai successivement en
revue les symptômes précurseur ou antécédents, qu'il est
quelquefois utile de ne pas négliger et les symptômes
actuels dont la valeur éclate à tous les yeux.

Les symptômes actuels des atrésies uréthrales sont locaux
ou généraux.

Les symptômes locaux sont de beaucoup les plus importants au diagnostic ; seuls, ils rendent probable ou certaine
l'atrésie du canal de l'urèthre. Ils la rendent probable par

un ensemble de symptômes, qui sont capables de la faire
présumer mais n'en démontrent toutefois pas l'existence, si
l'on se rappelle qu'ils peuvent se présenter dans d'autres
affections de l'urèthre, de la prostate, de la vessie absolument
étrangères aux rétrécissements. Ce sont les signes locaux
rationnels ou de probabilité. Ils la rendent certaine, parce
qu'ils la font constater par l'exploration directe et vous permettent ainsi d'en apprécier la nature, le siège, l'étendue, le
nombre et la résistance ; ce sont les signes locaux sensibles
ou de certitude.

Les symptômes généraux ne sont que le résultat des
modifications que les coarctations suscitent dans l'économie
tout entière, l'expression des troubles fonctionnels divers
qu'elles sont capables d'engendrer dans les différents organes. Leur valeur n'est que secondaire ; cela ne veut cependant pas dire qu'il faille les méconnaître, il convient, au
contraire, de les prévenir, quand il en est encore temps, de
les combattre, quand ils sont établis.

Après ces quelques considérations générales, passons à
l'étude détaillée de chacun des symptômes et commençons
par dire quelques mots des antécédents du malade. C'est
une règle importante dans toute exploration clinique, règle
dont il ne faut jamais se départir que, de poser au patient
quelques questions sur son état de santé ou de maladie antérieur, de s'enquérir des commémoratifs. Il vous arrivera
bien souvent, de la sorte, de voir s'éclairer d'un jour nouveau
une question qui jusque-là était restée obscure, incertaine,
se confirmer un diagnostic douteux et chancelant. Le fait
n'est pas d'une extrême importance dans l'étude que nous
faisons en ce moment. Il n'en est pas moins vrai qu'il peut
quelquefois être utile, vous donner des renseignements sur
la durée du rétrécissement et vous fournir même ainsi des
présomptions sur sa nature et sa curabilité.

Les causes les plus fréquentes des atrésies du canal de

l'urèthre sont les uréthrites chroniques, surtout granuleuses
et les traumatismes. Il n'est pas sans intérêt de connaître à
laquelle de ces causes l'on a affaire et de diriger son interro-
gatoire dans ce sens. Ainsi vous aurez bien souvent le droit
de soupçonner une atrésie uréthrale chez tout malade qui a
souffert ou souffre encore d'une uréthrite ancienne et chez
lequel la persistance ou la réapparition d'un léger écoulement est le premier indice du rétrécissement. Il arrive, en
effet souvent, qu'aux longs inconvénients d'une suppuration
succèdent les dangers dus à cette complication, que fréquemment rien n'a fait prévoir si ce n'est le léger ennui de
cette blennorrhée, connue sous le nom de goutte militaire. Le
matin, au réveil, une goutte muco-purulente, une sécrétion
blanchâtre plus ou moins fluide ou concrète, perle au méat
urinaire, elle avertit le patient et le médecin de la persistance
du processus inflammatoire chronique. Certes la goutte militaire n'est pas l'expression absolue d'un rétrécissement,
mais si l'on fait abstraction des rétrécissements traumatiques,
il en est bien peu qui ne soient précédés par elle. Là où elle
existe, ils sont déjà produits ou ils sont imminents.

Les symptômes locaux, avons-nous dit, comprennent
d'abord les signes rationnels ou de probabilité. Ceux-ci peuvent, à leur tour, être divisés en deux classes : les phénomènes
subjectifs et les phénomènes objectifs. Parmi les phénomènes
subjectifs nous rangerons les besoins fréquents d'uriner ou
micturition, et la douleur. La fréquence des mictions est un
phénomène banal, qui accompagne un grand nombre d'altérations morbides de l'urèthre ou de la vessie, il ne nous arrêtera pas. Quant à la douleur, c'est également un phénomène
inconstant dans son existence et son intensité. Tantôt, et
c'est ce que l'on observe généralement, les rétrécissements
sont indolents et pendant la miction ils éveillent une gêne
plutôt qu'une douleur ; celle-ci peut cependant exister et
même à une haut degré ; dans ce cas elle est due à une com-

plication du rétrécissement, à une recrudescence dans l'inflammation de la muqueuse ou à une ulcération, qui met à nu les éléments nerveux de la région.

Plus nombreux sont les signes rationnels objectifs. Je vais actuellement en donner l'énumération et l'interprétation. Tout d'abord il faut noter les troubles dans l'émission des urines, qu'on désigne sous le nom générique de dysurie. Ces troubles ont généralement une marche progressive, ils vont en s'aggravant de plus en plus et, si le médecin n'intervient pas par une thérapeutique rationnelle et efficace, ils aboutissent aux plus graves désordres.

Signalons, dans cet ordre d'idées, les modifications dans la forme et la force d'impulsion du jet de l'urine. La forme du jet est plus ou moins modifiée, il s'amincit, se bifurque, se contourne en spirale, s'aplatit ou enfin s'éparpille et devient, comme on dit, en arrosoir. Ces modifications dans la forme du jet de l'urine ont été longtemps considérées comme pathognomoniques d'un rétrécissement uréthral; il n'en est rien toutefois, et s'il est vrai que ces symptômes sont une présomption sérieuse de rétrécissement, il arrive aussi qu'ils se manifestent à l'occasion d'autres maladies du canal de l'urèthre, du col de la vessie ou du réservoir urinaire lui-même.

Ils ne sont d'ailleurs, pas plus que la douleur, constants dans la stricture uréthrale. Le jet d'urine peut ne pas être modifié du tout, alors même qu'il existe un rétrécissement évident. Ce fait s'observe dans les rétrécissements purs, non accompagnés de complication et sous l'influence de la compensation fonctionnelle, que je vais vous expliquer. A mesure que le rétrécissement s'établit et s'aggrave, on voit, surtout chez les sujets robustes, survenir une hypertrophie de la vessie, qui rappelle, sous bien des rapports, l'hypertrophie compensatrice du myocarde dans les lésions valvulaires du cœur. Cette hypertrophie vésicale amène une exagération corrélative dans ses fonctions ; l'organe acquiert plus de force, il se vide avec une énergie et une rapidité plus grandes et parvient ainsi à suppléer au défaut de largeur du canal, au moins dans les cas où l'atrésie n'est pas trop prononcée.

On comprend aisément que cette hypertrophie vésicale soit capable de conserver au jet d'urine sa forme et sa force d'impulsion normales.

Cette dernière est cependant en général diminuée ; et à part la restriction que je viens de signaler, elle baisse d'autant plus que le rétrécissement devient plus étroit. Il existe ainsi une véritable gradation dans ce phénomène morbide, qui s'appelle dysurie, quand le jet passe encore sans trop de difficulté mais est considérablement réduit ; ischurie quand l'urine ne s'écoule plus que goutte à goutte ; strangurie quand l'excrétion urinaire devient impossible, malgré les efforts violents auxquels se livre le patient, en proie aux plus affreuses douleurs, à l'angoisse la plus pénible. Ce tableau est connu du public, qui l'a dépeint par une expression vulgaire en disant : que le malade commence par uriner sur ses talons, puis sur ses genoux et qu'il finit par ne plus savoir émettre les urines que goutte à goutte et après bien des efforts.

Du reste, cet écoulement goutte à goutte de l'urine ne s'observe pas seulement pendant le cours même de la miction, mais il se prolonge quelques minutes après que le patient croit avoir terminé cet acte d'excrétion. Dans l'état normal, le muscle bulbo-caverneux, le muscle de Wilson et en partie les muscles du périnée, par une contraction brusque, connue sous le nom de coup de piston, expulsent les dernières portions du liquide et balayent complètement le canal.

Lorsqu'il existe un obstacle au cours régulier de l'urine, ces contractions n'arrivent plus à nettoyer absolument l'urèthre, il reste encore une petite quantité de liquide arrêtée

derrière l'obstacle, derrière le rétrécissemen   Ces quelques
gouttes d'urine sont ensuite entraînées par leur propre poids,
et plus ou moins longtemps après la miction, elles arrivent
au méat, s'écoulent au dehors et viennent tacher le linge du
patient. Nous avons donc affaire à une incontinence d'urine
apparente. On comprend d'ailleurs aisément que la quantité
d'urine, ainsi perdue, est variable en abondance et qu'elle
peut être considérable, quand il existe derrière le rétrécissement une dilatation prononcée du canal de l'urèthre.

De plus, cette incontinence apparente peut passer à l'état
d'incontinence réelle et permanente, par défaut de tonus du
sphincter vésical ou dilatation passive de ce muscle, lorsque
l'ectasie se propage du canal de l'urèthre jusqu'au col de la
vessie. Il est probable que ce phénomène n'est pas purement
passif, que les efforts si souvent renouvelés, qu'engendrent
les besoins fréquents d'uriner, ne sont pas étrangers à ce
processus et qu'ils deviennent, à la longue, une fatigue, une
parésie plus ou moins accentuée du muscle constricteur.

Par opposition à cette incontinence, on peut observer la
rétention d'urine. Celle-ci est due à un mécanisme, dont il
faut rechercher la raison dans le canal de l'urèthre et non pas
dans la vessie. Celle-ci a, en effet, conservé toute sa puissance expultrice ; les fibres musculaires du corps de l'organe, le *detrusor urinæ*, sont même hypertrophiées et si elles
ne parviennent plus à expulser l'urine, c'est que la lumière
de l'urèthre est complètement effacée, soit par les progrès
incessants de la rétractilité du tissu fibroïde du rétrécissement, soit par un bouchon muqueux qui en obstrue momentanément le passage.

Je ferai encore remarquer ici ce que je vous disais il y a
un instant. Quand les troubles de l'excrétion urinaire atteignent des degrés aussi élevés, on voit en même temps les
phénomènes douloureux qui, jusque-là, étaient restés latents
ou peu marqués, s'accentuer de plus en plus et acquérir

quelquefois, surtout chez les sujets nerveux et irritables, les limites de l'angoisse la plus intolérable. Elles seront des plus intenses quand il y a des érosions, des ulcérations de la muqueuse uréthrale ou quand l'inflammation s'est propagée au col et au bas-fond de la vessie. L'inflammation du col accentue principalement la strangurie, celle du bas-fond ressemble plutôt à une gêne, à de la pesanteur au périnée.

Je vous parlais des scènes de douleur angoissante qui empoigne quelquefois le patient ; rien n'est plus attristant que de voir ces malheureux, en proie à la rétention d'urine, s'épuiser en efforts stériles, se plaindre et gémir et retomber anéantis, sans être parvenus à se procurer un moment de soulagement. Nous retrouverons ces complications plus loin, vous comprenez qu'elles entraînent une indication urgente à remplir, celle d'évacuer immédiatement la vessie.

Je viens d'étudier les troubles de l'émission des urines ; je passe aux altérations du liquide lui-même ; à l'analyse de la composition de l'urine. Dans la grande majorité des cas, l'urine est altérée. Au début de l'affection les urines ne sont que troubles, mélangées de cellules épithéliales, mais on peut aussi y rencontrer du sang ou du pus. L'uréthrorragie s'observe surtout quand la maladie date de longtemps ; la perte de sang est généralement peu abondante et ne colore que le premier jet de l'urine ; on l'a rattachée aux granulations, aux fongosités de la portion postérieure de l'urèthre ; elle peut également dépendre des érosions, des ulcérations, qui sont sans cesse irritées et par le passage de l'urine et par les contractions incessantes dont ces parties sont le siège. D'autres fois, les urines sont glaireuses, catarrhales ; la muqueuse des organes urinaires, surtout dans les rétrécissements anciens, s'irrite et sécrète une abondante quantité de mucosités. Cette inflammation est due à la stagnation et à la décomposition de l'urine, qui acquiert de la sorte des propriétés âcres et irritantes toutes spéciales. Enfin les

urines peuvent également être fétides, d'une odeur ammoniacale des plus repoussantes. Dans ces cas, vous avez
affaire à des complications inflammatoires du côté de la
prostate et du bas-fond de la vessie, quelquefois même à
l'existence de calculs vésicaux. Le malade est, dès lors,
sous la menace de l'ammoniémie et des accidents graves et
ordinairement mortels qui peuvent en résulter.

Je dois enfin vous parler des troubles des fonctions génitales. Au début de l'affection, il arrive souvent que les érections sont fréquentes par suite de l'inflammation concomi-
tante et de l'excitation que provoque le rétrécissement lui-
même. Plus tard, au contraire, elles deviennent plus rares ;
enfin on voit survenir l'impuissance.

Celle-ci peut reconnaître deux causes principales. D'abord
elle peut être due à l'obstacle que le rétrécissement oppose
à l'éjaculation. Le sperme, comme l'urine, se trouve arrêté
par l'atrésie uréthrale ; si celle-ci n'est pas très prononcée,
l'éjaculation n'est qu'incomplètement entravée, le liquide
fécondant peut encore s'écouler, mais seulement en bavant ;
si l'obstacle est plus sérieux, le sperme est arrêté par le
rétrécissement et ce n'est qu'après le coït qu'il s'écoule
goutte à goutte du méat. Il arrive même quelquefois que,
cet écoulement se prolongeant pendant des heures, le malade
se croit atteint de spermatorrhée. L'impuissance est parfois
aussi le résultat de la propagation de l'inflammation au
verumontanum, aux canaux éjaculateurs et aux vésicules
séminales. Enfin, il se pourrait également que malgré le
libre écoulement du sperme, celui-ci ait perdu ses propriétés
fécondantes par son mélange avec les liquides morbides et
l'urine accumulés dans le canal de l'urèthre. Ces liquides
sont, en effet, acides ; vous n'ignorez pas que les spermato-
zoïdes s'accommodent mal à ces sortes de liquides et que ce
sont les alcalins qui favorisent leur vitalité et leurs propriétés. Du reste, les relations sexuelles sont formellement

contre-indiquées dans le cas de rétrécissement ; car la congestion physiologique, qui accompagne l'érétisme vénérien, active l'inflammation, cause du rétrécissement. De plus, le coït est en général douloureux et il peut entraîner à sa suite une véritable spermathorrée ; cette complication est difficilement curable ; elle est d'autant plus grave et plus fàcheuse, qu'elle porte le malade vers les idées tristes, la mélancolie et l'épuise davantage.

Tous les symptômes que nous venons de passer en revue se rencontrent, à des degrés divers, dans toutes les variétés de rétrécissements ; remarquons cependant que dans les rétrécissements traumatiques, nous ne devons pas songer à découvrir un écoulement uréthral. Quant à la valeur de tous ces signes elle n'est que relative ; ils ne vous renseignent en tous cas ni sur le siège, ni sur l'étendue, ni sur la nature intime de l'altération.

Pour arriver à une précision plus grande du diagnostic, il faut se baser sur les symptômes objectifs. Ceux-ci sont fournis par le toucher. Le toucher est médiat ou immédiat. Le premier se fait au moyen des doigts et s'appelle communément palpation ; le second se pratique par l'intermédiaire du cathétérisme. C'est ce dernier mode d'exploration qui fournit les renseignements les plus concluants.

Le toucher direct, la palpation à travers le parenchyme de la verge, ne peut donner que des renseignements incertains. On découvre par ce moyen des nodosités plus ou moins résistantes, disposées sur le trajet du canal ; elles révèlent des engorgements circonvoisins à l'atrésie uréthrale. La constatation de ces nodosités est de minime importance, puisque dans beaucoup d'uréthrites, qui n'ont pas dépassé la période d'état, on en rencontre de semblables ; elles s'observent également dans les cas de néoplasmes syphilitiques, tuberculeux et autres, déposés dans la trame du tissu sous-muqueux.

La palpation renseigne également l'existence de trajets fistuleux qui laissent échapper l'urine avant, pendant et après la miction ; en même temps on observe parfois un certain engorgement chronique du scrotum.

Tous ces symptômes sont loin d'être constants et ne fournissent aucun renseignement décisif. Le cathétérisme seul est à même de nous éclairer d'une façon complète. Seul, il nous permet de poser un diagnostic exact, tout en nous fournissant les indications thérapeutiques nécessaires pour assurer la guérison définitive ou momentanée des rétrécissements.

Cette question du cathétérisme est donc des plus importantes, aussi est-il juste que j'entre à ce sujet dans des détails assez circonstanciés.

Pour que vous retiriez du cathétérisme tous ses avantages, il faut que vous sachiez le pratiquer méthodiquement et sûrement. En apparence, c'est une petite opération ; en réalité, c'est une opération très délicate et dans laquelle vous verrez échouer beaucoup de chirurgiens qui ne manquent pas d'habilité.

Il nous paraît dès lors utile de vous donner des règles fixes qui vous mettront à même de pratiquer cette opération en connaissance de cause.

Sans perdre notre temps à discuter les préférences des auteurs au sujet des cathéters et des sondes que l'on doit employer, exposons la façon d'agir que nous avons toujours suivie et cela avec un succès qui ne s'est jamais démenti.

Quel que soit le siège, l'étendue, la dureté d'un rétrécissement, je me sers toujours d'une sonde ou d'un cathéter métallique. A plus forte raison, j'agis de même lorsque j'ai affaire à un canal de l'urèthre normal. Les sondes que j'emploie sont de courbure moyenne ; elles ont un diamètre de 6 à 9 millimètres. J'exclus généralement tout l'arsenal des sondes molles ainsi que les sondes de petit calibre. Je n'ai jamais recours aux sondes molles, si ce n'est pour habituer au contact des corps étrangers le canal de l'urèthre des gens que je dois cathétériser et qui sont d'une pusillanimité et d'une excitabilité exagérées. Dans ces cas, je donne aux malades quelques sondes en gomme élastique et je les engage à les introduire quotidiennement, pour calmer la sensibilité outrée de la muqueuse uréthrale.

Voici du reste les reproches et les inconvénients que j'adresse aux sondes et aux bougies molles. D'abord, elles ne transmettent pas aux doigts qui les dirigent des sensations suffisamment exactes et le chirurgien se voit ainsi privé des précieux renseignements que lui fournit le sens du tact. Par le fait du ramollissement qu'elles subissent dans l'intérieur du canal, elles échappent à votre direction intelligente et si elles sont de petites dimensions elles peuvent s'égarer dans les lacunes uréthrales. Si elles sont plus volumineuses elles ne risqueront pas de léser la muqueuse, mais elles ne parviendront dans la vessie que par l'effet du hasard, souvent même elles n'aboutiront pas n'ayant pas une puissance suffisante pour écarter les parois uréthrales et vaincre les spasmes qu'elles provoquent au même titre que les sondes métalliques.

Pour parer à leur défaut de solidité, des praticiens ont armé ces sondes de mandrins rigides. Mais la présence de ces mandrins est dangereuse ; elle présente tous les inconvénients que l'on a attribué à tort aux sondes métalliques, sans en avoir les avantages. On a aussi recommandé, pour éviter ces inconvénients, de maintenir l'extrémité du mandrin à 2 ou 3 centimètres du bec de la sonde ; mais alors, pour peu qu'on rencontre un obstacle, il y aura lieu de craindre que le bout de la sonde ne se plie au niveau de l'extrémité du mandrin, ce qui pourrait entraîner des déchirures de la muqueuse du canal.

Au reste, la présence du mandrin ne rend le toucher indirect, ni plus sûr, ni plus exact. Ajoutons que le cathétérisme pratiqué par une main habile est moins douloureux avec les sondes dures qu'avec les sondes molles.

On a prôné dans les cas de cathétérisme difficiles le procédé de Béniqué. On pourrait l'appeler le procédé des trembleurs. L'instrument dont on se sert est constitué par une sonde molle de 10 à 12 millimètres renfermant un faisceau de sondes progressivement plus petites. Quand l'ensemble du système est arrivé au niveau de l'obstacle, on pousse aveuglément une quelconque des petites sondes, jusqu'à ce que le hasard en fasse pénétrer une dans la lumière du rétrécissement; on retire alors tout l'appareil sauf la sonde qui s'est engagée dans la partie rétrécie.

Que vous dirai-je des sondes à boules, en tire-bouchons, à extrémité filiforme ? Tout cela peut être très ingénieux en apparence, mais n'est pas d'une très grande utilité, ni pour le malade, ni pour le chirurgien.

Croyez-le, Messieurs, apprenez à sonder et servez-vous toujours des sondes métalliques, d'une longueur de 30 à 35 centimètres, ayant une courbure moulée sur la direction du canal et dont le calibre soit au minimum égal à celui du canal, sans dépasser un maximum de 9 à 10 millimètres.

Ceci dit, je vais vous exposer la manière de sonder un malade.

Je pratique indifféremment le cathétérisme, le malade étant debout ou couché. Dans le premier cas, le malade doit être appuyé contre une table, un meuble, les jambes écartées. La main de l'opérateur, pour ne pas être distraite dans sa sensibilité, doit être soigneusement éloignée de tout contact avec les objets extérieurs. Vous vous placez devant lui et tenant de la main droite la sonde préalablement enduite d'huile et légèrement chauffée, vous l'introduisez dans l'urèthre en ayant soin de relever la verge vers l'abdomen en la tendant modérément au moyen de la main gauche. Vous arrivez bientôt au bulbe, ce qui vous est renseigné par la résistance que rencontre l'instrument, résistance qu'il faut avoir soin de ne pas prendre pour un rétrécissement.

A ce moment, vous abaissez doucement la sonde après vous être assuré qu'elle n'a subi aucune déviation ; en lui imprimant une légère pression vous sentez qu'elle passe d'elle-même dans la portion membraneuse. Vous continuez à l'abaisser et vous la voyez pénétrer rapidement et sûrement dans la vessie.

Rarement vous aurez des accidents ; en procédant de la sorte, il peut cependant arriver que la sensibilité du col soit tellement exaltée que lorsque l'instrument le franchit, le malade pâlit tout à coup et si vous n'y prenez garde, il tombe en syncope, sans cependant avoir éprouvé de la douleur. C'est un phénomène réflexe par retentissement sur l'innervation cardiaque.

Il peut arriver aussi qu'un spasme se produise quand vous arrivez au niveau du collet du bulbe. Ce spasme s'affirmera par une déviation de la sonde et par un surcroît de résistance. Dans ce cas, il faudra non seulement s'arrêter, mais retirer un peu l'instrument en le relevant vers l'abdomen ; puis le faire progresser à nouveau. Naturellement, le cathétérisme n'est pas aussi facile, quand il y a un rétrécissement ; toutefois, même alors, nous laissons souvent le malade debout, en ayant soin de prendre certaines précautions, que nous vous exposerons lors du traitement.

Chez les personnes douées d'une grande sensibilité locale ou générale, chez celles qui ont une tendance à la syncope, ou bien chez celles qui sont atteintes d'un rétrécissement difficilement franchissable et qui, en conséquence, exigera un temps assez long pour être vaincu, nous préférons le cathétérisme dans le décubitus.

Le malade doit être couché de telle manière que le siège soit un peu plus élevé que le reste du corps. Pour ce faire on place un coussin sous le sacrum. Les cuisses sont écartées et fléchies sur le bassin et les jambes sur les cuisses. Vous devez vous placer toujours à gauche du patient, à moins que vous ne soyez gaucher, afin que vous puissiez disposer librement de votre main gauche, soit pour guider la sonde et la soutenir, notamment quand elle va franchir la région bulbeuse, soit pour fixer le rétrécissement, soit pour pouvoir introduire l'index, préalablement huilé, dans l'anus et diriger ainsi le cathéter au niveau de la prostate ; vous éviterez ainsi les déviations et les fausses routes, qui sont si dangereuses, surtout lorsqu'on a déployé une assez grande somme de force.

Disons quelques mots du procédé du tour de maître. Pour l'opérer, la sonde doit être placée en sens inverse du procédé ordinaire ; vous ne la redressez que quand vous avez accroché le collet du bulbe. Ce procédé n'exige aucune habilité, mais ne se pratique que dans la position debout. Il a l'avantage de permettre de suivre plus facilement la paroi supérieure du canal de l'urèthre. Vous comprenez que ce procédé puisse être utile dans certains rétrécissements qui refoulent la lumière du canal vers la paroi supérieure.

Vous y recourrez aussi avec avantage dans les cas de fausses routes. En effet, celles-ci existent presque toujours au niveau du cul-de-sac bulbaire et à sa face inférieure. Si dans ces conditions vous employez le cathétérisme ordinaire, presque fatalement vous retombez dans la fausse voie ; vous éviterez cet écueil en employant l'autre procédé.

Dernièrement à l'hôpital, sous vos yeux, j'ai eu recours au tour du maître avec un succès rapide et complet, chez deux sujets atteints de rétrécissement, dont l'un portait deux fistules uréthro-périnéales, suite de fausse-route.

Quelquefois la sensibilité de l'urèthre est telle que si l'on prétendait y introduire une sonde sans précautions on s'exposerait à des accidents sérieux. Il faut avant tout anéantir cette sensibilité exagérée en recommandant au malade, comme moyen préparatoire, de se passer de temps en temps une sonde molle de façon à habituer la muqueuse à son contact. Pour calmer l'hyperesthésie générale, on peut recourir aux bains tièdes prolongés, ainsi qu'à l'administration des opiacés, du bromure de potassium et aux applications locales de cocaïne. Dans les cas où d'urgence il faudrait recourir au cathétérisme sans préparation préalable, on serait autorisé à mettre le patient sous le chloroforme.

Maintenant que vous savez comment on pratique le cathétérisme, voyons quels sont les renseignements qu'il nous fournit dans les cas de rétrécissement.

Mais avant d'aborder cette étude, jetons un coup d'œil sur les divers procédés auxquels les auteurs ont eu recours pour apprécier les caractères des rétrécissements. Ducamp, autrefois, employait à cet effet des bougies à empreinte ; introduisant l'instrument jusqu'au niveau du rétrécissement, il le laissait en place afin que la cire qui le termine ait le temps de se ramollir à la chaleur du corps. Il poussait ensuite la bougie en avant, dans le but de pénétrer la cire dans la lumière et les anfractuosités de la partie rétrécie. De la sorte, Ducamp et ceux qui ont adopté son mode d'exploration, prétendaient avoir la représentation fidèle de l'angustie uréthrale. Il n'est pas douteux que pareille méthode soit illusoire, sans compter qu'elle présente des dangers réels ; en effet, la cire peut, me semble-t-il, se détacher, obstruer la lumière du rétrécissement et produire une rétention d'urine. Cette méthode est d'ailleurs complètement abandonnée par la grande majorité des spécialistes actuels.

Charles Bell eut recours à un procédé tout différent. Il employait un explorateur rétrograde; cet instrument, constitué par une tige métallique flexible, était terminé par une boule d'or ou d'argent de calibre variable. En essayant successivement la série des boules, il finissait par en trouver une qui traversait le rétrécissement ; il retirait l'instrument et grâce à une graduation il pouvait apprécier la longueur et la largeur de l'atrésie.

Tout cela me paraît bien compliqué, d'autant plus que le cathétérisme pur et simple répond à toutes les exigences et est capable de fournir les renseignements les plus précis et les plus complets.

Qui niera le rétrécissement de tel canal qui, dans un de ses points, ne laissera pas pénétrer une sonde du calibre de 5 à 6 millimètres ? N'est-il pas évident aussi que le rétrécissement siège là où on rencontre un obstacle réel ?

Ces données sont élémentaires, mais peut-être est-ce leur simplicité qui a motivé le dédain dont elles ont été l'objet.

Quant à moi, me souvenant que le simple, si démodé aujourd'hui, reste malgré tout « *le sigillium veri* ». Je me permets de vous recommander encore cette méthode bien naïve, primitive si vous voulez, mais qui ne sera jamais préjudiciable à vos malades et vous débarrassera de cet arsenal de sondes, de bougies, de cathéters mous, durs, flexibles ou inflexibles, gradués ou non, qui sont peut-être très ingénieux, mais d'une utilité très contestable.

Le cathétérisme vous donne d'ailleurs des renseignements complets. Non seulement il vous indique qu'un rétrécissement existe mais il vous rend compte de son étendue, de son épaisseur, de son degré de résistance et même de sa nature anatomo-pathologique. Ajoutez à cela que vous ne perdez pas votre temps en de vaines recherches, puisque vous traitez la maladie, en même temps que vous assurez votre diagnostic en explorant le canal.

Mais il ne suffit pas d'avancer une opinion, il faut encore en démontrer l'exactitude. Examinons donc successivement les différents points que nous venons de signaler.

Le cathétérisme, disais-je, vous renseigne sur l'étendue des rétrécissements : Vous savez certainement apprécier l'endroit où commence le rétrécissement ; il suffira donc d'apprécier le point où il finit pour connaître sa longueur. Or rien n'est plus aisé ; en effet, dès que le bec de la sonde a traversé l'atrésie uréthrale, il reprend une liberté plus grande, ce que vous renseigne votre sensibilité tactile. Si votre sonde est graduée vous apprécierez donc très aisément la longueur de la partie rétrécie, en notant le point de pénétration et celui où vous constatez que le bec de la sonde dégagé de toute étreinte est devenu libre.

Je le sais, on vous dira que, le corps de la sonde restant enserré dans la stricture, vous apprécierez difficilement le moment où son bec aura franchi le rétrécissement, je sais que c'est pour ce motif que l'on se sert des sondes à boule, dont le manche, plus étroit, serait moins facilement comprimé et pourrait être ramené facilement, à rebours, jusqu'au niveau de l'extrémité supérieure du rétrécissement quand elle a déjà franchi celui-ci ; mais tous ces avantages sont assurés par l'emploi de la sonde métallique ordinaire ; elle vons donnera tous ces renseignements et il faut ne jamais avoir manié cet instrument pour avancer une opinion contraire. Faites-en vous-mêmes l'essai, je vous prédis qu'une seule expérience vous convaincra.

Le cathétérisme renseigne aussi l'épaisseur et la résistance des rétrécissements, caractères qui conduisent à l'appréciation de leur nature anatomique. Le calibre normal du canal, en dehors de toute distension exagérée, est, nous le savons, de 8 millimètres. Si le rétrécissement, encore récent, est à l'état fibroïde, la résistance opposée au passage d'une sonde ordinaire ne sera pas considérable. Si le rétrécissement n'occupe pas toute la circonférence du canal, si l'altération est limitée à quelques points de sa surface, le passage de la sonde se fera plus aisément encore, parce que les parties saines interposées cèdent et se prêtent à sa progression, grâce à leur élasticité.

Si l'on a affaire à un rétrécissement fibreux, décidément

établi, la rétractilité du tissu étant très grande, la sonde vous renseignera la densité et l'épaisseur de l'obstacle.

Le temps et la force nécessaires pour le franchir vous révèleront sa puissance de rétractilité. Dans ce cas, vous serez aussi obligés de vous en tenir longtemps à l'usage de la même sonde, avant de pouvoir en augmenter le calibre. Quand, par l'emploi de sondes de calibre progressivement croissant, vous aurez fait disparaître l'atrésie uréthrale, il est évident que vous pourrez apprécier quelle a été son épaisseur.

Dans le cas de rétrécissements valvulaires, le cathétérisme vous donnera également satisfaction. Ces membranes plus ou moins résistantes sont toujours dépressibles. Ces rétrécissements ne sont ni denses, ni épais, ni étendus. Dès que vous les avez franchis, ce qui se fait assez facilement, toute coarctation disparaît; il ne reste que les débris du rétrécissement qui finissent par s'exfolier ou se résorber.

Quant à distinguer si le trajet d'un rétrécissement est rectiligne non sinueux, c'est absolument superflu ; car, lors du passage de la sonde, les sinuosités s'effacent devant l'instrument, à moins que celui-ci ne divulse et n'éraille les parois de l'atrésie.

Du reste, les autres instruments, tels que les bougies porte-empreintes, ne nous éclairent pas davantage.

Enfin, le cathétérisme peut également nous renseigner sur le siège et le nombre des rétrécissements; la chose est trop simple pour que je m'y arrête.

Comme vous le voyez, Messieurs, nombreux sont les renseignements que le cathétérisme est capable de nous fournir, précieux sont les signes qu'assure ce moyen d'exploration clinique.

Je ne veux pas terminer cette leçon sans vous conseiller ardemment de pratiquer toujours le cathétérisme explorateur, chez tout individu qui, depuis longtemps, porte une uréthrite chronique. Ce sera quelquefois un moyen de guérir un écoulement rebelle, ce sera surtout la meilleure manière de découvrir les rétrécissements à leur début, lorsqu'ils ne sont encore que fibroïdes, c'est-à-dire susceptibles de guérison radicale. *Le principiis obsta* découle du bon sens et il importe de l'appliquer dans le traitement de toutes les maladies.

HUITIÈME LEÇON

Dans la leçon précédente, nous avons passé en revue et interprété les différents symptômes qu'entraînent les rétrécissements du canal de l'urèthre, en cherchant toujours à les rapporter aux altérations anatomiques qui les engendrent. Aujourd'hui nous allons étudier les diverses complications qui peuvent leur succéder et qui sont toujours à craindre. Quelle que soit la formule que ces complications puissent revêtir, quel que soit leur nombre, il n'en est aucune parmi elles qui ne soit digne d'attirer toute l'attention du chirurgien. L'on peut même dire que s'il est vrai que les rétrécissements par eux-mêmes constituent déjà une affection sérieuse, leur gravité cependant n'est pas bien grande, aussi longtemps qu'ils ne provoquent pas ces phénomènes consécutifs qu'on appelle leurs complications.

Ces complications se divisent en deux grandes classes, suivant qu'elles se manifestent dans l'appareil génital, ou qu'elles retentissent sur les différents organes de l'économie tout entière. Les premières sont dites locales ; ce sont les moins redoutables, mais aussi les plus communes, fréquemment vous aurez à compter avec elles ; elles se résument en modifications anatomiques et en troubles fonctionnels de l'appareil urinaire. Les secondes, plus rares, mais aussi beaucoup plus sérieuses et souvent fatales, font sentir leurs effets sur les organes éloignés et tout particulièrement sur le sang et le système nerveux.

Les modifications matérielles que les rétrécissements provoquent dans l'urèthre comprennent d'abord la *dilatation* anormale de la portion du canal qui se trouve en arrière de l'obstacle et que je vous ai déjà antérieurement signalée. Cette modification de calibre est, on le comprend aisément, inévitable ; elle existe dans tous les cas, son degré seul varie. Peu sensible au début, elle ne tarde pas à prendre de grandes proportions au fur et à mesure que la lumière du rétrécissement diminue. Pour comprendre le mécanisme de cette dilatation il faut se rappeler que les parois uréthrales ne sont pas rigides, mais extensibles. Cette extensibilité étant admise, on conçoit que, lors de l'émission des urines, le jet soit arrêté par l'atrésie et qu'une portion du liquide, projeté en avant, subisse un mouvement de recul, d'autant plus prononcé que l'obstacle qu'il rencontre sur son passage est plus considérable. Cette dilatation augmente ainsi progressivement ses dimensions et son étendue ; passagère, intermittente au début, elle ne tarde pas à s'établir d'une façon permanente et à produire les phénomènes successifs, que vous devinez aisément. Cette distension commence généralement par les portions membraneuse et prostatique ; quand, de ce côté, elle a abouti à l'annihilisation de la puissance élastique de la muqueuse, elle s'étend encore et atteint bientôt le col de la vessie. Celui-ci, dès lors, ne se referme plus complètement, de telle sorte qu'il y a continuité de canal entre la vessie et le rétrécissement. Dès ce moment, ce dernier se complique, sinon de troubles immédiatement dangereux, au moins toujours d'ennuis sérieux pour le patient. Le malade n'éprouve plus guère le besoin d'uriner, l'urine stagne dans la partie de l'urèthre dilatée ; il en résulte, d'abord, une incontinence permanente de l'urine, source de nombreux tourments ; ensuite des inflammations consécutives, des ulcérations et divers accidents, que nous aurons occasion d'examiner.

Comme je viens de vous le dire, cette distension uréthrale est proportionnelle au degré d'atrésie ; aussi comprendrez-vous pourquoi, dans certains rétrécissements, l'incontinence d'urine se résume dans la perte involontaire de quelques gouttes de liquide, ne se reproduisant qu'après chaque miction. La résistance du rétrécissement vous rend compte également des efforts plus ou moins grands, auxquels le malade doit se livrer, pour émettre son urine. La répétition de ces efforts entre pour une certaine part dans l'hypertrophie de la tunique musculeuse de la vessie et aussi dans la paralysie du col vésical, qui est ainsi passivement dilaté d'une part, activement vaincu de l'autre.

Les modifications, que je viens de vous rappeler, peuvent parfois vous en imposer lors du cathétérisme, et vous faire croire que votre sonde est dans la vessie, lorsqu'elle n'a pas même encore franchi son col. Cette illusion est possible, l'erreur, pas bien sérieuse du reste, est facile à commettre, puisque l'instrument joue avec facilité dans cette cavité supplémentaire, quelquefois assez grande pour laisser échapper une quantité abondante d'urine. C'est ainsi que Brodie découvrit, chez un malade atteint de rétention d'urine, une énorme tumeur urineuse, développée, en pareille circonstance, à la région périnéale; il en fit la ponction, et il s'en écoula une grande quantité d'urine, qui continua à suivre cette voie artificielle jusqu'au jour où il obtint la guérison de l'angustie, au moyen de la dilatation.

Quand la dilatation a duré un certain temps, la muqueuse uréthrale, qui se trouve en arrière du rétrécissement, s'enflamme, s'érode, se crevasse et s'ulcère souvent. C'est le fait de la distension exagérée, de l'accumulation des urines qui séjournent dans cette partie et, tout particulièrement peutêtre, de la décomposition que la stagnation fait subir au liquide. Celui-ci acquiert, de la sorte, des propriétés irritantes et infectieuses. De ces différentes causes résulte l'*inflammation*, à laquelle il faut rapporter l'écoulement muqueux, muco-purulent, purulent, quelquefois sanieux et fétide, que, d'habitude, on observe dans ces circonstances.

Quand la sécrétion morbide est épaisse, visqueuse et fétide, on peut être certain que la muqueuse uréthro-vésicale est profondément altérée ; elle est boursoufflée, ramollie, ulcérée ou fongueuse, et le malade est sous la menace incessante d'une septicémie grave, qui peut l'emporter d'un instant à l'autre. Nous vous en avons cité un exemple, rapporté dans la *Presse médicale* par M. le Dr Crokaert.

Cette inflammation ne se limite pas toujours au canal de l'urèthre ou au bas-fond de la vessie, elle s'étend aussi aux canaux éjaculateurs, au canal déférent et au testicule, produisant alors des déférentites, des épididymites ou des orchites avec toutes leurs conséquences ; parmi celles-ci, les plus sérieuses sont ces pertes séminales, qui surviennent à la moindre sensation voluptueuse, et ont le retentissement le plus funeste sur l'économie et la santé générale.

Cette extension de l'inflammation peut être spontanée ou provoquée par des manœuvres de cathétérisme malhabiles ou intempestivement pratiquées. Vous en comprenez le mécanisme de production ; il n'est pas autre que celui qui s'observe dans les uréthrites chroniques ; seulement leur cause occasionnelle se trouve dans l'irritation que les instruments provoquent dans la région bulbo-membraneuse, occupée par le rétrécissement. Chose digne de remarque, ces complications sont surtout fréquentes à la suite de l'introduction des sondes molles de petit calibre, qui s'égarent si facilement dans les anfractuosités des parties rétrécies. Ce n'est qu'exceptionnellement que j'ai observé cette complication ; quand elle survient il faut la combattre par le repos au lit, la suspension de tout cathétérisme et surtout par la compression.

La muqueuse dilatée reste mince et s'érode facilement, ou bien s'hypertrophie et résiste aux efforts et à la pression de l'urine ; d'autres fois, travaillée par une phlegmasie chronique, elle s'érode, se fissure et cède sous la force des con-

tractions vésicales avant d'avoir pu subir une notable distension. Quel que soit le mécanisme, suivant lequel la
rupture de la muqueuse se soit opérée, l'urine s'infiltre dans
les couches celluleuses du pénis et du périnée et aboutit à la
formation d'*abcès urineux* et de *fistules*, qui varient de
siège suivant la région que le rétrécissement occupe dans le
canal de l'urèthre.

Pour que ces abcès urineux et ces fistules se produisent,
il faut naturellement que la tunique fibreuse de l'urèthre soit
comprise dans la déchirure. Si elle est respectée, au contraire et si elle est seulement distendue, il surviendra une
infiltration urineuse entre les tuniques de l'urèthre ; il se
forme, dans ces conditions, une tumeur plus ou moins
volumineuse, indolente, sans changement de couleur à la
peau et qui se présente généralement derrière le scrotum.
Ce sont les *kystes urineux* qui sont généralement fluctuants,
mais parfois durs et même tellement durs, qu'on peut se
méprendre sur leur diagnostic et les confondre avec des
productions osseuses ou calculeuses. Dans des cas semblables, Reybart donne le conseil d'exciser une partie du
sac kystique et d'y provoquer une inflammation adhésive
pour en obtenir la guérison. Dans d'autres cas, ces poches
urineuses sont fluctuantes, elles se tendent et augmentent de
volume par la miction, se vident en partie ou totalement par
les derniers efforts que le malade fait en urinant ou par des
pressions qu'il exerce intentionnellement à leur endroit. Ces
poches urineuses, véritables diverticules du canal de l'urèthre, survenant à la suite d'un obstacle au cours des urines,
ne doit pas être confondu avec une autre variété de semblables tumeurs, formées par une collection sanguine ou
purulente s'ouvrant par ulcération dans la cavité de l'urèthre ; ici le sac est formé aux dépens des tissus voisins.

Je vous rappellerai les tumeurs suppurées des glandes de
Méry. L'abcès, qui en résulte, peut être unilatéral ou bila-

téral et double suivant qu'une ou les deux glandes sont
atteintes. Ces tumeurs siègent au périnée. Je n'insisterai plus
sur leurs caractères, je l'ai déjà fait à propos de l'anatomie
pathologique. Je me contenterai de vous dire que ces abcès
peuvent avoir deux issues : ou bien ils s'ouvrent à l'extérieur, à la peau du périnée ; ou bien ils crèvent dans l'intérieur du canal de l'urèthre. Dans ce dernier cas l'urine
arrive librement dans la cavité anfractueuse de l'abcès, s'y
décompose, irrite et enflamme les tissus et peut entraîner les
plus graves désordres locaux, ainsi que des accidents généraux d'intoxication urineuse trop souvent mortels.

L'indication qui se dégage de ce fait, c'est qu'il convient,
au plus tôt, d'inciser l'abcès et de donner au pus une
issue facile au dehors, afin de le détourner du canal de
l'urèthre et de l'empêcher d'ulcérer ses parois.

Dès que l'urine a franchi la barrière naturelle, que lui
forment les parois uréthrales, sa migration présente les plus
grandes variétés, je dirais presque de singuliers caprices. Si
les fissures uréthrales sont petites, que la filtration ne soit
pas continue et ne s'opère que goutte à goutte, l'urine peut
aller, sans provoquer la moindre réaction, former des tumeurs urineuses au loin. Velpeau en a vu dans la fosse
iliaque ; j'en ai constaté à la région inguino-crurale, à la
partie interne de la cuisse et aux fesses. En général, ce sont
les plans aponévrotiques qui dirigent ces filtrations. Si la
rupture se fait en arrière de l'aponévrose moyenne du périnée, l'urine extravasée se dirige vers le bassin, entraînant
de ce côté les désordres les plus graves ; si elle s'est opérée
en avant de l'aponévrose de carcassone, l'infiltration gagnera
le périnée, les bourses et la verge.

Par le fait de la rupture de l'urèthre, le malade se sent
souvent momentanément soulagé ; mais bientôt, les tissus
imprégnés d'urine s'enflamment et deviennent le siège d'un
phlegmon de mauvaise allure, qui ne tarde pas à provoquer

la *gangrène*. On voit ainsi les bourses se sphacéler complètement, mettant à nu les testicules, qui pendent librement à
l'extérieur ; on peut aussi observer une décortication partielle
ou totale des enveloppes du pénis. La guérison, dans ces
cas, est exceptionnelle ; j'en ai cependant observé un exemple ; le plus souvent, le malade succombe à une fièvre
urineuse ou purulente.

En présence de semblables accidents, de complications
aussi redoutables, on comprend qu'il faille intervenir au
plus vite et avec énergie. Que l'infiltration soit générale ou
limitée, il convient de pratiquer de larges débridements
préventifs, qui devront, le plus possible, se diriger vers
l'endroit d'émergence uréthrale et du rétrécissement ; on
prévient, de la sorte, la formation de nouvelles fistules et
on donne aux urines une issue immédiate. C'est ici que la
méthode antiseptique et la compression vous rendront les
plus grands services.

Une autre complication locale des plus graves, survenant
à la suite des rétrécissements, est constituée par la rétention
d'urine. Elle est rarement complète, mais elle peut le devenir
dans certaines circonstances, que je vais vous signaler.

La *rétention d'urine* consiste dans l'impossibilité absolue
d'excréter les urines ; celles-ci s'accumulent dans la vessie,
la distendent outre mesure, peuvent même refluer dans les
uretères, les dilater considérablement et aboutir ainsi à des
accidents forts graves, qui ne peuvent être prévenus sans
une intervention rapide et rationnelle.

La rétention d'urine se distingue de *l'anurie* par ce fait
que, dans cette dernière, l'urine, n'étant pas secrétée, fait
complètement défaut dans la cavité vésicale ; si le malade
n'urine plus, c'est qu'il n'a pas d'urine dans la vessie, tandis
que, dans la rétention, il ne sait pas uriner, quoique sa
vessie soit remplie ou gorgée de liquide.

La rétention d'urine peut se produire dans des circonstances multiples, fort différentes, qu'il importe que vous connaissiez. On l'observe souvent à la suite de fièvres graves, du typhus abdominal, des fièvres éruptives, de certaines névroses, à la suite d'affections cérébrales ou médullaires, de commotion, de contusion, de compression du cerveau ou de la moelle épinière, de méningites ou d'encéphalites. Dans ces cas, le malade ne ressent plus la sensation du besoin d'uriner ; les urines stagnent et s'accumulent, impuissantes à provoquer l'action contractile qui doit réaliser leur élimination. Cette rétention est en général de courte durée ; elle fait place à l'incontinence, soit que celle-ci survienne par regorgement, soit que le sphincter vésical ressente à son tour les effets de la paralysie.

Les engorgements de la prostate chez les vieillards, la présence de corps étrangers, calculs et autres, peuvent arriver au même résultat.

Dans certains cas, la rétention reconnaît pour cause un spasme permanent du col vésical. Ce spasme est à redouter, chaque fois que l'on ne satisfait pas au besoin d'uriner, surtout pendant les grandes chaleurs, à la suite de libations copieuses et de l'usage de bières acides non fermentées ; on l'observe encore après un refroidissement ou des excès vénériens. Dans ces diverses circonstances, si l'on résiste à la sensation du besoin d'uriner, celui-ci disparaît bientôt complètement. Dès lors les urines s'accumulent dans la vessie, sans que celle-ci en soit encore douloureusement impressionnée. Les fibres contractiles de l'organe, vaincues dans leur élasticité naturelle, tombent dans un état d'inertie, qui supprime leurs fonctions d'autant plus sûrement que les fibres circulaires du col restent obstinément contractées ; c'est ce spasme du sphincter vésical qui est la cause principale de l'obstacle à l'émission des urines et de leur rétention subséquente.

Cette situation peut présenter des dangers ; d'abord, vous

pourriez croire à un rétrécissement, qui n'existe pas, nonobstant les difficultés, que le cathétérisme peut rencontrer ;
ensuite vous vous laisseriez peut-être tenter, en présence de
difficultés en apparence insurmontables, par la ponction
vésicale ; en cette occasion, je condamne cette opération de
la façon la plus absolue. Pour vous donner une idée de la
gravité de cette complication, que vous rencontrerez certainement, dans votre pratique, permettez-moi de vous relater
l'observation suivante : elle vous inspirera en semblable
occurrence et vous apprendra à connaître et à apprécier la
valeur des moyens, qui vous permettront de conjurer tous
ces dangers.

Je fus une nuit réveillé par un monsieur, qui avait assisté
à une noce et m'apprit que depuis deux heures il s'était
épuisé en vains efforts pour uriner ; il se présentait à moi
dans un état d'anxiété et d'exaltation considérable, couvert
de sueurs, les yeux hagards, répétant à chaque instant cette
phrase : « par grâce, faites-moi uriner, coûte que coûte. »
Je devinai immédiatement à quoi j'avais affaire ; mais pour
éloigner de son esprit cette idée fixe, qui l'obsédait, et opérer
une diversion, je l'interrogeai sur les circonstances qui
avaient présidé à sa rétention. Jusque-là, la miction avait
toujours été facile ; mais il sortait d'un festin, où il avait
largement fêté Bacchus ; il avait, à plusieurs reprises,
ressenti le besoin d'uriner, mais, victime des convenances,
il y avait résisté pour ne point quitter la table. Quand, plus
tard, il voulut satisfaire ce besoin, il se trouva dans l'impossibilité absolue de le faire, si bien qu'il m'arriva avec
une rétention d'urine telle que la vessie formait une tumeur
remontant jusqu'au niveau de l'ombilic. Épuisé, désespéré,
en proie à la plus douloureuse auxiété, il n'avait qu'un désir
bien légitime, celui d'uriner au plus tôt.

Je tranquillisai le patient ; puis, sans autre préparation, je
le plaçai dans une position horizontale, les cuisses et les

jambes fléchies et écartées, le bassin plus élevé que le reste du corps. J'introduisis ensuite, dans le canal de l'urèthre, une sonde métallique, enduite d'huile ; je la fis glisser lentement, en ayant soin de détourner l'attention du malade. Arrivé à la région prostatique, j'introduisis un doigt dans le rectum et portai le bec de la sonde en avant et en haut ; en même temps je recommandai au malade de déprimer légèrement la région hypogastrique et de se soulever un peu. Après quelques hésitations, le cathéter pénétra dans la vessie et, au même instant, il donna issue à une grande quantité d'urine. Le malade se retira complètement soulagé ; je le revis le lendemain, il était guéri.

Je pourrais vous rapporter un grand nombre de cas semblables ; celui-ci suffira pour vous prouver que, dans de telles circonstances, le cathétérisme sans violence est *toujours* possible. Si l'on a soutenu le contraire, c'est que l'on s'est créé des difficultés illusoires, que l'on ne sait pas opérer le cathétérisme ou qu'on méconnaît les modifications de rapport qu'une semblable rétention fait éprouver au canal de l'urèthre et au col de la vessie.

La rétention d'urine peut être la conséquence de lésions traumatiques. C'est ainsi que le traumatisme du plancher périnéal, du scrotum, du pénis ou de l'urèthre lui-même, détermine ordinairement des désordres nombreux et constamment graves, qui s'accompagnent presque toujours de rétention. Les tissus sont meurtris et déchirés ; il y a ecchymose, infiltration ou épanchement de sang ; l'urèthre est froissé, rompu, contusionné ; il en résulte tantôt une distension, une déviation des parties, tantôt une oblitération du canal par un caillot sanguin, tantôt enfin un défaut de continuité de l'urèthre dont le bout postérieur se déverse directement dans les tissus périnéaux meurtris ; enfin le col de la vessie, voire même la vessie tout entière, sont frappés de commotion ; bref, vous avez une ensemble de lésions, qui rendent l'émission de l'urine impossible et engendrent fatalement la rétention.

En présence de semblables accidents, la perplexité du chirurgien peut être très grande ; il sera souvent embarrassé dans le choix des moyens à employer pour vaincre la rétention. Il convient, à ce sujet, de poser une loi générale ; c'est qu'il ne faut pas, comme on le conseille trop souvent aujourd'hui, en arriver immédiatement à la ponction vésicale, dont il convient généralement de s'abstenir ; il va sans dire qu'il ne s'agit pas de traumatismes excessifs, de délabrements, tels que le chirurgien ne puisse sur-le-champ s'orienter dans cette espèce de dédale et que la première indication qu'il doit satisfaire sans retard, découle d'une hémorrhagie intense. Il pratique l'hémostase par le tamponnement ; le cathétérisme est impossible ; la rétention d'urine ne peut que s'exagérer ; il convient évidemment de ponctionner la vessie.

Mais en dehors de ces cas exceptionnellement graves et compliqués, la ponction vésicale est rarement nécessaire. L'observation suivante vous le prouvera et vous indiquera en même temps la conduite à tenir en pareille occurrence ; permettez que je vous la relate avec quelques détails ; je pense qu'elle vous instruira, car les faits sont plus concluants que les meilleures considérations théoriques.

On m'apporte, dans mon service à l'hôpital Saint-Pierre, un homme de 35 ans, qui, dans une chute du second étage, était allé tomber à cheval sur une poutre. Cette chute malheureuse produisit une contusion considérable de tout le plancher périnéal, de la portion courbe de l'urèthre et des bourses. Le périnée était fortement ecchymosé ; le scrotum était distendu par un épanchement sanguin ; la peau de ces régions était violacée, froide et insensible. La rétention d'urine était complète et la vessie formait une tumeur amplement développée au-dessus du pubis. Joignez à ces désordres

locaux une stupeur générale et vous comprendrez que je
jugeai la situation critique. Il me parut cependant que l'indication la plus pressante était de lever la rétention d'urine.
Pour atteindre ce but, il fallait, autant que possible, rendre
à l'urèthre, lésé ou non, mais nécessairement dévié sa
direction et sa situation normales. A cet effet, je pratiquai,
de chaque côté du raphé médian, deux grandes et profondes
incisions, qui me permirent de retirer de nombreux caillots
et de rendre au périnée ses proportions naturelles. Je vous
recommande cette conduite ; n'hésitez pas à débrider et à
enlever les caillots ; non seulement vous facilitez de la sorte
le cathétérisme, mais encore vous arrivez à prévenir ou du
moins à limiter la gangrène.

Je pratiquai alors le cathétérisme du canal de l'urèthre
avec une sonde ordinaire. Je lui fis suivre la paroi supérieure
du canal qui pouvait être intacte. Je pris les précautions
les plus minutieuses ; à chaque pas que je faisais en avant,
je cherchais, en me guidant sur les mouvements de l'extrémité libre de la sonde, à me rendre compte des changements
de direction du canal. Avant d'entreprendre cette délicate
opération, j'étais persuadé que je me serais vu obligé de
pratiquer l'uréthrotomie externe ; je supposais une rupture
de la portion membraneuse. Heureusement cette éventualité
ne se réalisa pas ; car, après quelques tâtonnements la sonde
passa, sans le moindre effort, dans la vessie, et donna issue
à plus de deux litres d'une urine, mélangée de sang.

La sonde fut maintenue à demeure ; j'appliquai un panse-
ment de charpie fine, fixé par un bandage en T ; enfin je
prescrivis la position horizontale, des compresses d'eau
fraîche sur le ventre et à l'intérieur les préparations de
quinine.

Les suites de cette opération furent des plus heureuses ;
le dégorgement des bourses s'opéra régulièrement ; seulement une partie de la peau du périnée, trop meurtrie,

tomba en gangrène, mais après l'élimination des eschares, la réparation ne se fit pas longtemps attendre et, quand je retirai la sonde molle qui avait remplacé la sonde métallique, je constatai que la guérison eût été complète, s'il ne se fût établi une petite fistule urinaire. Le blessé urinait à la fois par le canal et par cette fistule. Je n'eus garde, dans de telles conditions, d'entreprendre la cure de cette fistule. Je recommandai au blessé de venir très souvent se faire passer une sonde, dans le double but de prévenir le resserrement du canal et de tarir l'écoulement fistulaire.

Cette conduite m'a toujours réussi dans l'espèce ; dans tous les traumatismes, où l'urèthre lui-même n'était pas directement contusionné, j'ai réussi à maintenir sa perméabilité normale. Dans les cas où l'intégrité du canal avait été partiellement détruite soit par la lésion primitive, soit par l'inflammation et la gangrène consécutives, j'obtenais à la longue une guérison presque complète ; il persistait parfois une fistule, mais avec le temps, je la faisais disparaître en recommandant aux patients d'uriner constamment avec une sonde, qu'ils finissaient toujours par se passer eux-mêmes.

Une autre cause de rétention d'urine réside dans les *engorgements et les hypertrophies de la prostate.* Ces altérations de la prostate ne sont pas rares ; certains chirurgiens même, par une sorte de monomanie, en ont multiplié à loisir la fréquence. Je vous prémunis contre cette exagération, qui ne pêche pas seulement par le manque de vérité, mais encore par les désagréments et même les dangers, qui peuvent résulter pour le patient d'une médication inutile et intempestive.

Les hypertrophies de la prostate sont assez fréquentes chez les vieillards, rares chez les jeunes gens. Ce fait se conçoit vu le peu de sensibilité et d'activité que l'organe possède et sa position privilégiée, qui le met à l'abri des irritations et des violences extérieures.

La connaissance de ces lésions prostatiques est indispensable, si l'on ne veut pas confondre les modifications qu'elles entraînent du côté du canal de l'urèthre avec des rétrécissements ; comme je l'ai dit antérieurement, l'urèthre, loin d'être rétréci, présente quelquefois à leur niveau une dilatation anormale ; ce qui existe donc, ce n'est pas une atrésie, mais un simple adossement des parois du canal ou un obstacle au cours de l'urine par suite du développement exagéré d'un des lobes prostatiques.

Cette étude est encore nécessaire quand on est obligé de combattre la rétention d'urine, qui dépend de cette cause. Il faut que vous vous rendiez un compte exact des modifications que ces hypertrophies impriment à la direction, à la situation et aux dimensions du canal de l'urèthre.

La rétention est rare lorsqu'il n'y a qu'hypertrophie du lobe moyen ; ce qu'il peut arriver de pis, c'est que la vessie ne se vide plus complètement et que l'urine stagne plus ou moins dans le bas-fond vésical. Pour combattre ce phénomène, vous recommanderez au malade de s'incliner fortement en avant à la fin de la miction, dans le but de relever le bas-fond de sa vessie et de le mettre au niveau de l'orifice du col. S'il vous arrivait de devoir pratiquer le cathétérisme, chez un semblable malade, vous vous rappelleriez que le lobe moyen de la prostate déplace, refoule en haut et en avant le col de la vessie, que le canal fait au-devant de lui une courbe, que la sonde doit suivre pour y arriver et pénétrer dans le réservoir urinaire. Vous faciliteriez la manœuvre, en abaissant l'extrémité libre du cathéter et en soulevant avec le doigt, appliqué à la région périnéale ou dans le rectum, son extrémité antérieure.

Si l'hypertrophie de la prostate est totale, non seulement le col vésical est refoulé par le lobe moyen en haut et en avant, mais les lobes latéraux, étant également entrepris, les parois latérales de l'urèthre correspondant à ces lobes seront forcément rapprochés l'un de l'autre. Il y a ici outre le changement de direction une véritable compression extérieure, un resserrement du canal de cause extrinsèque, qui parfois peut être assez considérable pour engendrer la rétention d'urine.

Quand, au contraire, l'hypertrophie ne porte que sur un des lobes latéraux de la glande, il en résulte une déviation de l'urèthre dans le sens de la latéralité et vers le côté sain. Le canal est courbé, il offre une sinuosité ou un coude plus ou moins prononcé, capable également de produire la rétention d'urine.

Demandons-nous maintenant quelle conduite il convient de tenir, quand un malade vient consulter le médecin pour une rétention de l'espèce ? Il y a cent à parier, que si l'on ne procède pas avec beaucoup de réserve, si l'on ne s'informe pas des commémoratifs, si l'on n'explore pas la prostate, il est plus que probable, dis-je, que la cause réelle de la rétention sera méconnue et que le praticien s'arrêtera à l'hypothèse d'un rétrécissement. L'erreur est cependant des plus faciles à éviter ; les difficultés se concentrent ici sur une question de diagnostic ; elles disparaissent dès que ce dernier est établi d'une façon rigoureuse.

Il suffit, en effet, pour pénétrer dans la vessie, de bien se figurer les changements de rapports et de direction apportés au canal de l'urèthre et de prendre pour opérer, le cathétérisme, les petites, mais importantes précautions, que je vous ai indiquées, il n'y a qu'un instant. Quant au choix de la sonde, il convient d'employer de préférence une sonde en gomme élastique, dans laquelle est introduit un mandrin flexible, qui s'arrête à une certaine distance du bec de la sonde. Ce procédé permet à l'opérateur de mieux diriger l'instrument et empêche celui-ci de s'égarer facilement ; il favorise enfin sa pénétration dans la vessie ; car, grâce à son extrémité molle et flexible, elle suit aisément les sinuosités du canal. Ce procédé a donc certains avantages sur le cathéter rigide, quoique cependant ce dernier ne soit pas à rejeter ; il m'est, en effet, arrivé fréquemment de contourner la prostate avec une sonde en argent.

Quel que soit le développement de la prostate, j'ai toujours réussi à pratiquer le cathétérisme en suivant les préceptes précédents. Il m'a toujours été donné, dans ces conditions, d'éviter la ponction vésicale, que je trouve dès lors contre-indiquée complètement. En même temps que vous combattrez ainsi la rétention d'urine, il va sans dire que vous instituerez un traitement énergique contre la prostatite, cause première de tout le mal.

Dans les considérations précédentes, je vous ai fait connaître, Messieurs, quelques complications locales des rétrécissements uréthraux. J'ai successivement étudié avec vous les dilatations du canal en arrière de l'atrésie, les uréthrites postérieures et les cystiques chroniques qui en résultent, la déférentite, l'épididymite et l'orchite, la paralysie du col de la vessie et l'incontinence d'urine, les abcès urineux, les fistules, les kystes et les poches urineuses, les abcès de glandes de Méry et l'infiltration urineuse. Je vous ai également parlé de la rétention d'urine et, à ce sujet, je suis même entré dans certains développements, qui, à première vue, pourraient paraître étrangers aux rétrécissements uréthraux, mais qu'il est indispensable de connaître si l'on ne veut errer dans son diagnostic et instituer, dès lors, un traitement irrationnel et inefficace.

J'ai surtout insisté sur les pseudo-rétrécissements dus aux prostatites chroniques et sur la rétention d'urine, qui en est quelquefois la conséquence ; j'ai agi, de la sorte, en vue de vous mettre en garde contre des errements trop fréquents et de vous signaler les données les plus nécessaires, les plus indispensables sur cet important objet, vous aurez ainsi un guide certain, capable de vous diriger plus tard, avec sûreté et en parfaite connaissance de cause, dans votre pratique courante.

J'aborde actuellement la rétention d'urine résultant des rétrécissements. Nous rentrons ainsi en plein dans notre sujet, au cœur même de la question.

La rétention d'urine, survenant dans le cours des rétrécissements, peut reconnaître deux causes bien différentes, qu'il n'est pas permis de confondre, car la gravité de la complication est éminemment variable suivant la variété à laquelle vous avez affaire. Un rétréci peut être atteint de rétention d'urine graduellement, progressivement; il arrive un jour où la rétention est complète, parce que la lumière de l'urèthre est absolument fermée par le tissu rétractile, revenu complètement sur lui-même; c'est là, je n'ai pas besoin de le dire, la rétention la plus grave, la plus difficile à guérir; mais un rétréci peut également voir survenir assez brusquement une rétention d'urine, à la suite d'un excès quelconque, une fatigue exagérée, un abus sexuel, des libations trop copieuses. Dans ce cas, ce n'est pas directement le rétrécissement qu'il faut incriminer, mais une complication nouvelle, l'élément spasmodique. Ce spasme uréthral est d'ailleurs d'autant plus facile à produire, que le rétrécissement a créé dans le canal des conditions de phlegmasie et d'irritabilité anormales. Il importe de ne pas oublier ce fait, si vous voulez instituer un traitement efficace. Autant vous devrez insister dans le premier cas, autant vous vous obstinerez alors à franchir, coûte que coûte, le rétrécissement, autant vous serez prudent dans la seconde éventualité de crainte de créer des lésions traumatiques, qui viennent aggraver le rétrécissement existant.

Faut-il alors abandonner le cathétérisme ? loin de moi cette pensée; il convient seulement de le pratiquer avec la plus grande prudence, il convient, en un mot, de franchir l'obstacle, de vaincre l'élément spasmodique lentement, progressivement, je dirais volontiers par persuasion. Enfin, vous vous aiderez des moyens antispasmodiques, en tête desquels il faut placer les bains tièdes prolongés et les injections de cocaïne. En agissant de la sorte le cathétérisme sera presque toujours aisé; même, quelquefois, il ne sera pas nécessaire.

Pour la rétention d'urine, qui provient directement du rétrécissement, elle ne relève, d'après moi, que d'une seule médication; je ne connais point de rétrécissement qui soit assez puissant pour empêcher l'introduction du cathéter. Les fausses voies, les fistules ne constituent jamais de contre-indications. La fausse-voie, on peut l'éviter; les fistules, elles ne se forment généralement qu'en arrière du rétrécissement et ne sauraient, dès lors, constituer une difficulté.

Nous avouerons toutefois, que pour réussir, il faut autre chose que le hazard, il faut connaître parfaitement l'anatomie et les rapports de l'urèthre, se rendre un compte exact du siège, du degré de résistance et de la nature des lésions que l'on a à combattre; il faut enfin savoir pratiquer le cathétérisme; combien de fois ne voit-on pas, en effet, des médecins, incapables de pratiquer le sondage de la vessie dans un canal normal, prétendre soigner des accidents de l'espèce! Ils s'étonnent qu'ils ne réussissent pas et, pour cacher leur ignorance, ils incriminent la méthode au lieu d'accuser leur inhabileté!

Je sais bien que la plupart des auteurs, en Belgique comme à l'étranger, posent deux indications, entre lesquelles le choix leur paraît indifférent : le cathétérisme, lorsqu'on peut le pratiquer avec facilité, et la ponction vésicale dans le cas contraire. Je n'accepte nullement cette manière de voir. Je possède des faits excessivement nombreux qui contrarient cette opinion et ont formé ma conviction sur ce sujet. Jamais je n'ai dû recourir à la ponction vésicale; je suis donc en droit d'affirmer la vérité, l'utilité de ma pratique et de combattre l'intervention, si fréquente aujourd'hui, de la ponction de la vessie.

Je n'ignore pas les perfectionnements que les partisans de ce procédé ont apporté à son manuel opératoire ; je n'ignore pas que, grâce au trocart capillaire substitué heureusement au gros trocart de jadis, on a diminué de beaucoup les chances d'accidents ; je veux même admettre que les complications soient le plus souvent conjurées, et, cependant, je n'en persiste pas moins à prétendre que ce procédé, quelque ingénieux qu'il soit, reste toujours illogique et sans indication dans le cas qui nous occupe.

Le cathétérisme, au contraire, pour une main exercée est toujours praticable. La rétention, qui survient dans le cours d'un rétrécissement, à part l'élément spasmodique déjà indiqué, reconnaît généralement pour cause un mouvement fluxionnaire accidentel, contre lequel l'introduction de la sonde aura les meilleurs effets. Vous parlerais-je de la rétention incomplète, s'accompagnant souvent d'incontinence par regorgement? Vous comprenez immédiatement qu'il n'y a qu'un traitement à lui opposer, c'est celui du rétrécissement.

Enfin, si la rétention dépend d'un caillot, d'un bouchon de mucosités concrétées, de la présence d'un corps étranger ou d'un calcul, il est évident que la ponction vésicale ne sera d'aucune utilité ; vous commencerez par le cathétérisme, qui, s'il ne lève pas toujours l'obstacle, vous renseignera au moins sur sa nature et vous sera d'un secours précieux dans le diagnostic. Reste l'oblitération complète du canal, telle qu'elle survient surtout dans les rétrécissements traumatiques : contre cette grave affection vous ne songerez pas à employer la ponction vésicale; ici il n'y a qu'une méthode possible, c'est l'uréthrotomie externe.

En somme, vous chercherez en vain une indication à la ponction de la vessie. Mais, dira-t-on, pourquoi ne pas pratiquer préalablement cette petite opération et profiter de la trêve, qu'elle procure, pour guérir le rétrécissement par

les moyens ordinaires? Mais alors, vous faites deux opérations pour une, ce qui n'est aucunement à recommander,
puisque vous ne rencontrerez pas plus de difficulté pour
franchir l'obstacle avant qu'après la ponction. Enfin qu'on
ne vienne pas non plus argumenter sur les dangers du
cathétérisme en semblable occurrence! Les dangers n'existent pas ; jamais le cathétérisme le plus prolongé, lorsqu'il
est régulièrement compressif, ne les a produits, jamais je
n'ai vu survenir à la suite de mes efforts le moindre accès
intermittent, le moindre accident. Je parle, bien entendu,
du cathétérisme dans lequel j'exerce la compression continue
et non pas la pression et les violences désordonnées et
aveugles, qu'il faut condamner sans merci.

Afin de vous prouver la réalité et l'utilité des faits que je
viens d'avancer, afin de former en vous des convictions
solides et vous tracer en même temps la conduite, que vous
suivrez en présence d'une rétention compliquant un rétrécissement, je vais, pour en finir avec le traitement de cette
complication, vous rapporter trois observations personnelles,
intéressantes à des points de vue très différents.

En 1857, M. X... atteint d'un rétrécissement très étroit,
affligé depuis assez longtemps d'un suintement de quelques
gouttes d'urine, fut pris subitement d'une rétention absolue.
Un médecin fit quelques tentatives insignifiantes de cathétérisme, qui n'eurent, comme bien vous le pensez, aucun
résultat.

Appelé en consultation, je conseillai à Seutin, qui se
trouvait au nombre des chirurgiens appelés à donner des
soins au malade, de recourir à un cathétérisme mieux dirigé
et surtout plus persistant; je préconisai, en un mot, la
méthode, que je commençais à vulgariser à cette époque.

Mon avis ne fut pas partagé: on lui préféra la ponction
vésicale. Elle fut immédiatement opérée; deux ou trois jours
après, le malade succombait à la suite d'un épanchement

d'urine dans le ventre. Je ne vous rapporte ce fait que pour vous prouver que la ponction vésicale n'est pas toujours sans dangers, même lorsqu'elle est faite par un opérateur habile. Abstenez-vous-en chaque fois que vous le pourrez.

Ma seconde observation concerne un commissionnaire, qui, atteint également depuis longtemps d'un rétrécissement uréthral, vint un jour réclamer les soins du professeur Rossignol, à l'hôpital Saint-Pierre. L'atrésie occupait la région bulbo-membraneuse et se compliquait d'une rétention d'urine, qui faisait horriblement souffrir le malade. Après d'inutiles tentatives pour franchir l'obstacle, Rossignol pratiqua la ponction dans le but de soulager le patient et de mettre fin à la distension excessive de la vessie. Cette opération n'eut aucune suite fâcheuse, mais la cause du mal persistant, la réplétion de la vessie se reforma rapidement, accompagné de son cortège d'accidents. Je fus, à ce moment appelé en consultation et j'émis l'avis qu'il était préférable de recourir immédiatement au cathétérisme plutôt que de renouveler la ponction. Rossignol m'invita à mettre mes idées à exécution. Il ne me fallut pas longtemps pour atteindre le but désiré ; car cinq minutes après, j'avais introduit dans la vessie une sonde métallique, ordinaire. Du même coup j'avais donc définitivement éloigné la reproduction de la rétention et commencé, de la manière la plus heureuse, le traitement curatif du rétrécissement.

Ce résultat ébranla la conviction de mon collègue et s'il ne rejeta pas absolument la ponction, il m'avoua au moins qu'il ne la pratiquerait plus qu'à son corps défendant. Cependant, dit-il, il faut avouer que vous avez de la chance. C'est possible, Messieurs, que j'aie eu de la chance, mais si, un jour, cette chance m'abandonne, ce que je ne crois pas, si je me trouve en présence d'un rétrécissement infranchissable, accompagné d'une rétention pressante, je ne recourrais pas encore à la ponction, mais à l'uréthrotomie externe ou mieux à ma sonde à conicité limitée, qui, se bornant à entamer le rétrécissement dans une étendue et une profondeur très petites, me permettrait de terminer l'opération avec une sonde ordinaire. J'agirais de la sorte, parce que de semblables rétrécissements réclament ce traitement et qu'il est préférable, dès lors, de l'instituer immédiatement, au lieu de perdre son temps à combattre un symptôme par la ponction vésicale.

D'ailleurs, Messieurs, ces cas sont excessivement rares ; l'observation suivante vous prouvera que les rétrécissements infranchissables ne se rencontrent que bien exceptionnellement.

M. Sp.... 60 ans, de constitution forte, atteint depuis longtemps de prostatite et de cystite chroniques, avait été jadis atteint d'un phlegmon de la région périnéale, qui s'était propagé jusqu'aux bourses. Il avait envahi la gaîne uréthrale dans sa portion membrano-prostatique. Depuis lors, M. Sp... souffrait d'un rétrécissement cicatriciel, par conséquent fibreux, qui avait singulièrement diminué la lumière du canal.

Depuis longtemps la miction ne le faisait plus que goutte à goutte et par un mince filet d'urine. En 1871, il fut pris tout à coup de rétention d'urine et en offrit bientôt tous les symptômes.

M. le docteur Joux qui le soignait, se rappelant mes enseignements cliniques, m'appela en consultation.

Il était 7 heures du soir quand j'arrivai auprès du malade. Il y avait 24 heures qu'il n'avait pas uriné ; jugez de ses souffrances : il était anéanti par suite des efforts auxquels il s'était livré ; sa vessie distendue remplissait toute la partie antérieure de l'abdomen. Son bas-fond, doublé d'une prostate hypertrophiée, bombait fortement dans la cavité du sacrum. Il y avait, non seulement rétrécissement, qui se trahissait au toucher par une tumeur oblongue et dure, mesurant au moins quatre centimètres d'étendue, mais encore déviation du canal par le fait de la prostatite.

Comme vous voyez, ce cas présentait toutes les conditions favorables pour faire échouer ma méthode, si elle était illusoire comme d'aucuns semblent encore le croire, en tous cas, l'épreuve était décisive.

Ayant placé le malade dans une position convenable, je choisis une sonde en argent à courbure ordinaire, du calibre de cinq millimètres enduite d'huile fine; je l'introduisis légèrement jusqu'à l'origine de l'atrésie, qui commençait au cul de sac du bulbe. La sensation que je ressentis était celle de la pierre ou plutôt d'un cartilage.

M'étant assuré que l'extrémité de la sonde correspondait sur tous les points de la circonférence au rétrécissement, chose qui se constate par l'absence de toute douleur lorsque l'on presse sur la sonde, le rétrécissement étant fixé, à l'aide des doigts de la main gauche, je commençai par exercer une compression continue et légèrement progressive.

Après une heure de cette action persévérante, la sonde se brisa ; immédiatement je la remplaçai par une autre du même calibre. Pour ne pas interrompre l'action compressive, je me faisais remplacer par M. Joux lorsque mes mains étaient trop fatiguées. Bref, après deux heures de ce cathétérisme, quand la compression fut arrivée à son summum d'intensité, je franchis le rétrécissement, ce qui s'annonça par un claquement et la pénétration de la sonde. Me sentant définitivement engagé, j'abaissai doucement le pavillon de la sonde et dirigeai son bec en haut, à la rencontre du col vésical avec le doigt indicateur gauche qui se trouvait dans le rectum ; relevant enfin le malade, elle pénétra dans la vessie qui se débarrassa aussitôt de plusieurs litres d'urine ammoniacale. Les derniers jets étaient purulents. Le malade était sauvé ; il était 9 heures lorsque l'opération fût terminée. La sonde fut laissée à demeure et M. Joux termina le traitement. Le malade guérit sans le moindre accident, sinon radicalement du moins assez complètement que pour permettre finalement l'introduction d'une sonde de 8 à 9 millimètres de diamètre. Qu'aurait fait la ponction vésicale en pareille circonstance ?

N'allez pas cependant croire, Messieurs, que je veuille rayer la ponction du cadre de la thérapeutique des rétentions ; non, je n'exclus aucun moyen, mais mon devoir est d'en limiter l'emploi aux cas où on ne peut absolument agir autrement.

Ainsi, si vous aviez affaire à une désorganisation de l'urèthre, du bas-fond de la vessie où même de la prostate, qui se compliquerait de la rétention d'urine, il est évident que si le cathétérisme n'était plus rigoureusement possible vous devriez avoir recours à la ponction vésicale. Le cathétérisme s'égarerait fatalement dans la masse cancéreuse essentiellement envahissante et provoquerait des hémorrhagies et d'autres accidents qu'il faut éviter. Dans des pareilles conditions, le cathétérisme et même l'urétrotomie doivent être délaissés au profit de la ponction vésicale. Je m'explique parfaitement la conduite du professeur Simon de Liége, qui me racontait un jour avoir conservé longtemps la vie d'un de ses malades, atteint de cancer vésical en lui pratiquant la ponction de la vessie et en lui créant une fistule urinaire suppléant le canal uréthral devenu incapable de livrer passage à l'urine.

Vous pratiqueriez encore la ponction vésicale dans les cas où la rétention serait la conséquence d'une tumeur non cancéreuse occupant le bas-fond du réservoir de l'urine. Actuellement on extirpe parfois avec succès pour le malade ces sortes de tumeurs. Dès lors, la ponction vésicale tout en soulageant le malade, deviendrait une sorte de préparation à une opération beaucoup plus radicale. Il est entendu qu'ici comme ailleurs je ne parle que de la ponction hypogastrique.

Enfin, dans les circonstances où vous n'aurez pu appliquer le cathétérisme à action compressive, continue et progressive, tel que je vous l'ai défini, vous serez autorisé à pratiquer la ponction vésicale afin de prévenir les désordres graves qui résulteraient de votre impuissance à pénétrer dans la vessie avec une sonde. *Melius anceps remedium quam nullum.*

NEUVIÈME LEÇON.

Pour compléter l'étude des complications locales des rétrécissements du canal de l'urèthre, il me reste à vous parler de l'incontinence d'urine.

Si l'incontinence n'offre pas les dangers immédiats de la rétention, elle constitue, néanmoins, un accident des plus incommodes et des plus désagréables, non seulement pour le patient, mais encore pour ceux qui l'entourent et qui vivent en sa compagnie.

L'incontinence d'urine n'est rien autre que l'écoulement spontané et involontaire, généralement continu, quelquefois intermittent, de l'urine par le canal de l'urèthre. Cette définition exclut les pertes urinaires qui se font par des fistules.

D'après leurs causes productrices, les auteurs ont admis plusieurs variétés d'incontinence : D'abord, l'*incontinence vraie* qui résulte d'une paralysie du col vésical : dans cette variété l'excrétion de l'urine, soustraite à l'empire de la volonté, s'opère continuellement, goutte à goutte, au fur et à mesure qu'elle est versée des urethères dans la vessie et de celle-ci dans l'urèthre, de telle sorte que la vessie reste toujours vide. Les causes de cette incontinence peuvent dépendre d'un défaut d'innervation du col vésical, résultant d'une maladie quelconque du système nerveux encéphalique ou médullaire, (période de gatisme) d'un obstacle mécanique empêchant le col vésical de se fermer complètement, tels qu'un calcul uréthro-vésical, l'hypertrophie des lobes latéraux de la prostate; enfin, cette incontinence vraie, survient quelquefois, comme j'aurai l'occasion de vous le démontrer, à la suite d'un rétrécissement uréthral, lorsque la dilatation de la portion du canal, située en arrière de l'atrésie, s'est progressivement étendue jusqu'au col de la vessie et en a vaincu la contractibilité. Je n'insiste point sur cette particularité, je vous en ai déjà parlé, je vous rappellerai seulement que cette variété d'incontinence, se remarque parfois après la guérison des rétrécissements, le col vésical restant parésié et ne reprenant pas immédiatement sa contractibilité physiologique.

Vient ensuite l'*incontinence par regorgement*, elle est généralement intermittente. Rarement permanente, elle se fait goutte à goutte. Le col vésical n'est pas paralysé mais son action est neutralisée par la distension énorme de la vessie, aussi le cathétérisme, pratiqué dans ces circonstances, donne-t-il issue à une grande quantité d'urine nonobstant l'incontinence apparente ; cette dernière est, en quelque sorte, une précaution prise par la nature pour obvier aux dangers de la rétention dont elle n'est, en réalité. qu'une terminaison.

Enfin, nous avons l'*incontinence nocturne ;* considérée isolément, elle est presque toujours intermittente ; l'individu qui en est atteint, urine normalement dans la journée ; elle ne s'observe d'habitude que chez les enfants. Je n'insisterai pas sur cette variété d'incontinence qui, d'après les docteurs Max, de Bruxelles, et Burvenich, de Gand, guérirait souvent par l'administration de la tincture *de Rhus aromaticus*.

Je reviens maintenant à l'étude de l'incontinence par regorgement qui complique assez fréquemment les rétrécissements du canal de l'urèthre. Ne vous y trompez pas, cependant, les rétrécissements seuls n'ont pas le privilège de cette incontinence, on l'observe également à la suite de cystites chroniques, des engorgements de la prostate et de certaines paralysies nerveuses du corps de la vessie.

Pour que l'incontinence par regorgement se produise dans un rétrécissement de l'urèthre, il est nécessaire que le col de la vessie reste contracté, du moins pendant quelque temps ; il faut, ensuite, que la vessie, arrivée à un certain degré de distension, se contracte assez énergiquement soit seule, soit avec l'aide des muscles abdominaux, du diaphragme et des efforts du malade, pour vaincre le resserrement du col ; dès ce moment, celui-ci s'ouvre et reste définitivement ouvert. Pourquoi reste-t-il ouvert ? Parce que la colonne d'urine, s'échappant d'abord avec énergie, vient se heurter contre la paroi postérieure du rétrécissement et cela avec d'autant plus de force que la lumière de celui-ci est plus étroite. Une portion d'urine, proportionnelle à la capacité de l'angustie, passe et est rejetée au-dehors goutte à goutte ou en un mince filet ; le reste reflue vers le col vésical, qu'il tend à dépasser, ce qui est impossible ; dès lors, petit à petit, l'urine s'accumule en arrière du rétrécissement, où elle stagne tout d'abord en quantité minime.

Après chaque poussée vésicale, une quantité d'urine plus considérable est ainsi retenue dans la portion postérieure du canal, qu'elle dilate progressivement, parfois dans d'assez grandes proportions, D'autre part, le col vésical, incessamment sollicité et frappé par la colonne d'urine, qui de la partie dilatée de l'urèthre se continue avec celles que contient la vessie, finit par perdre sa contractibilité. Dans cette situation, rien ne s'oppose plus à la continuité de l'incontinence. Au début, celle-ci était intermittente, à partir de ce moment, elle est permanente ; le véritable regorgement n'existe plus, il a fait place à l'incontinence vraie, puisque l'urine peut, tout à son aise, filtrer à travers la partie rétrécie de l'urèthre.

Voilà l'explication du mécanisme de l'incontinence par regorgement dans les rétrécissements uréthraux ; ne croyez cependant pas, Messieurs, que cette complication soit fréquente ; elle est exceptionnelle. Lorsque l'on a affaire à une atrésie considérable, c'est presque toujours la rétention qui se produit.

On a prétendu que le cathétérisme prolongé donnait lieu à l'incontinence d'urine ; quant à moi, je ne l'ai pas observée, tout au plus dans certaines circonstances, ai-je vu, après l'enlèvement de la sonde, l'incontinence se prolonger pendant quelques jours, et cela quand la vessie avait été fortement dilatée. La même chose arrive encore quand, maladroitement, on confond le col vésical : il y a alors une sorte de commotion locale, suivie d'inertie passagère. Quoiqu'il en soit, on rend promptement au col sa contractibilité en administrant des bains, en faisant des frictions excitantes à la région hypogastrique et périnéale, en prescrivant un purgatif salin.

Quant au traitement de l'incontinence par regorgement, suite d'un rétrécissement, il n'y a pas à s'en occuper. Il suffit de traiter et de guérir le rétrécissement lui-même pour la faire disparaître.

L'incontinence d'urine persiste parfois après la guérison du rétrécissement. J'ai indiqué plus haut dans quelles conditions ce fâcheux contretemps se produit. Il me reste à vous parler d'une fausse incontinence, non moins désagréable, je veux parler de celle qui résulte de la présence d'une ou plusieurs fistules urinaires. Eh bien ! dans cette circonstance, la guérison s'obtient encore par celle du rétrécissement. Il suffit, pour cela, le rétrécissement étant guéri ou au moins suffisamment dilaté, d'apprendre au malade à se sonder lui-même avec une sonde molle, d'assez fort calibre et de lui recommander de prendre cette précaution à chaque miction. J'ai traité un grand nombre de fistules de l'espèce et, invariablement, j'ai obtenu le succès désiré. Cela se comprend aisément. Ces fistules urinaires, se trouvant en arrière de l'atrésie, doivent absolument s'oblitérer, dès qu'on ne permet plus à l'urine de les traverser. *Sublata causa, tollitur effectus.*

Quand, à la suite de l'uréthrite postérieure, il se produit

une cystite chronique avec hypertrophie de la muqueuse (vessie à colonnes), l'incontinence d'urine peut persister, nonobstant la guérison du rétrécissement; elle subsisterait encore s'il y avait induration et, partant, inertie du col de la vessie, s'il y avait, enfin, des calculs ou des graviers.

Evidemment, dans ces cas, après la disparition du rétrécissement, il faudrait instituer un traitement contre la cystite. Il convient de recourir aux bains de siège prolongés, aux lavements émollients, copahiques, bromurés ou opiacés, suivant que vous aurez affaire à une phlegmasie pure et simple, à une inflammation catarrhale ou, enfin, à une de ces phlegmasies douloureuses, si fréquentes dans les engorgements de la prostate. Les injections intravésicales, par la sonde à double courant ou même à l'aide d'une sonde ordinaire, seront des plus utiles. Vous les pratiquerez, suivant les cas, avec des liquides émollients, détersifs, antiseptiques, excitants, calmants ou modificateurs. Ces injections seront répétées deux et même trois fois par jour, quand il y aura tolérance ; ce sera à votre sens pratique à apprécier.

Enfin, vous ne perdrez point de vue les pommades résolutives et calmantes appliquées sur les régions hypogastrique et périnéale. A l'intérieur, vous prescrivrez la térébenthine, le copahu, le cubèbe, le santal et les diurétiques. Les eaux minérales de Vichy, de Vittel et de Contrexéville seront souvent très utiles. Evidemment, s'il y avait des calculs, il faudrait commencer par les extraire ou les broyer.

J'ai terminé de la sorte, Messieurs, l'étude des complications locales des rétrécissements du canal de l'urèthre. Je devrais actuellement passer aux complications générales, plus rares, mais beaucoup plus graves. Avant d'entreprendre cette question, je compte vous dire quelques mots de certains troubles particuliers, qui compliquent les maladies chroniques des organes génito-urinaires et qui, tout en n'étant plus des accidents purement locaux, ne sont toutefois pas encore de véritables complications générales. Ils ont, avec les maladies urinaires des rapports étiologiques si étroits, des connexions morbides si directes, qu'il convient d'en faire une classe à part, en quelque sorte intermédiaire : j'entends parler des paraplégies urinaires des pyélites et des néphrites.

Les pyélites peuvent compliquer un rétrécissement au même titre que la cystite, la différentite et l'orchite. Cette complication reconnaît également pour cause la propagation de l'inflammation. Ses symptômes, son diagnostic et son traitement ressortissent à la pathologie interne, je ne m'en occuperai donc pas davantage.

La néphrite peut être interstitielle ou parenchymateuse. Elle peut accompagner la pyélite ou exister sans elle. Quand elle est isolée, le mécanisme de sa production n'est pas toujours le même. Dans certains cas, elle dépend de l'extension de la plegmasie, dans d'autres, il s'agit d'un acte réflexe, qui, au début, ne donne que de la congestion rénale ; mais qui, par la répétition de son action, peut engendrer l'inflammation. Il convient de ne pas oublier ce phénomène, si l'on veut exposer, d'une façon complète, les troubles généraux des maladies génito-urinaires et en comprendre la pathogénie complexe, dont nous nous occuperons plus loin.

Je passe aux myélopathies, qui compliquent dans des cas exceptionnels, les maladies des voies génito-urinaires. Les troubles, dont les fonctions de la moëlle peuvent être frappées, sont de deux ordres ; les premiers sont liés à une altération du tissu nerveux, les autres ne s'accompagnent d'aucune lésion. Vous aurez donc tantôt une néphrite ou une myélite, tantôt une paraplégie purement sympathique.

Ces complications ne surviennent généralement que pendant les dernières périodes des maladies urinaires, quand celles-ci sont déjà invétérées.

Les symptômes ne présentent rien de particulier et correspondent à ceux des myélites transverses du renflement lombaire, à la hauteur du centre génito-spinal : parésie ou paraplégie complète, souvent accompagnée de raideurs et de contractures; fourmillements, névralgies, picottements, anesthésie; réflexes conservés ou abolis suivant l'altération plus ou moins complète et étendue du renflement lombaire, tels sont les principaux signes morbides.

L'anatomie pathologique de ces désordres est parfois muette; on ne découvre aucune altération macroscopique ou microscopique des nerfs ou de la moëlle : force est, dans ce cas, d'incriminer une paraplégie sympathique. Plus souvent, on observe des lésions nerveuses ou médullaires, qui donnent la clef des symptômes recueillis; ces troubles sont plus ou moins accentués, quelquefois même on a observé une myélite suppurative. Chose digne de remarque, cette grave désorganisation de la moëlle pourrait, d'après Charcot, se produire sans lésion aucune le long du trajet des nerfs qui relient la vessie à la moëlle. Le fait a d'ailleurs été reproduit expérimentalement par Tiesler.

Peut-on distinguer la paraplégie sympatique de la paraplégie, suite de myélite ? D'une façon générale, la première est moins accentuée, moins progressive, souvent rémittente, les réflexes sont conservés, le rectum généralement intact.

Quant à la pathogénie de la paraplégie sympathique, il y a divergence d'opinions : Brown-Sequard invoque l'anémie de la moëlle par action vaso-constrictive, Jaccoud, l'épuisement nerveux par irritation incessante, Charcot, un acte réflexe congestif, Vulpian, une action inhibitive ou paralysante à distance.

Disons, du reste, que cette complication est bien rare, que quelques auteurs ont décrit sous le nom de paraplégie urinaire, ce qui n'était en réalité qu'une myélite primitive, s'ajoutant accidentellement, ou bien donnant elle-même naissance à des troubles urinaires, qui n'étaient ainsi qu'une des premières manifestations de cette lésion médullaire.

Je me hâte de terminer ce chapitre, très intéressant sans doute, mais sans grande importante pratique, en vous signalant un fait rapporté par Gull, d'une méningo-myélite aiguë, survenue à la suite d'une phlébite, consécutive elle-même à une uréthro-cystite blennorrhagie intense.

Je passe actuellement à une question beaucoup plus importante et je commence l'étude des complications générales des rétrécissements uréthraux qui se résument, comme je vous le disais en commençant ce chapitre, en troubles hématiques et nerveux, en phénomènes d'intoxication et de réaction réflexe.

Ces complications générales sont étudiées dans les auteurs classiques sous la dénomination très vague de fièvre urineuse. Sous ce titre on comprend les troubles les plus divers, les plus complexes et, je ne crains pas de le dire, il n'est pas, dans toute la pathologie externe, de question plus obscure et plus embrouillée. L'expression de fièvre urineuse embrasse un ensemble de lésions et de symptômes, dont la pathogénie n'est peut être pas encore complètement élucidée, mais dont la variété indique toutefois suffisamment une origine multiple. Cette épithète de fièvre urineuse est évidemment fautive ; elle ne peut plus être acceptée aujourd'hui, d'autant plus qu'il est démontré qu'un certain nombre de troubles, décrits sous ce nom, ne s'accompagnent pas de mouvement fébrile, mais sont au contraire caractérisés par un abaissement de température et des phénomènes de dépression.

Ces considérations suffisent pour que vous compreniez la nécessité de la révision de ce chapitre de pathologie. C'est dans cette voie que je vais m'engager, en prenant pour guide mes connaissances et mon expérience cliniques, appuyées et contrôlées par les recherches expérimentales de laboratoire. Eclairé par ce double flambeau de la science j'espère réaliser les meilleures conditions pour ne pas trop errer.

Je prétends donc, Messieurs, que les complications générales, que nous allons étudier, ne dépendent pas d'une cause unique, mais reconnaissent une pathogénie complexe. Je ne serais même pas loin de croire que si les diverses théories, qui ont été émises à ce sujet, sont toutes erronées en tant que théorie exclusive, elles contiennent cependant chacune une part de la vérité et que celle-ci résulte, dès lors, de leur combinaison, de leur synthèse. La fièvre uréthrale, uréthro-vésicale et urineuse, l'urémie, l'intoxication et la résorption urineuses en constituent l'analyse.

Afin de nous prémunir contre toute idée préconçue, nous allons ensemble passer en revue les différents accidents, qui peuvent survenir dans le cours des maladies urinaires, nous nous baserons sur des exemples cliniques et nous chercherons à en donner l'interprétation la plus rationnelle ; nous étudierons ensuite la question à un point de vue général. Il convient cependant que je vous rappelle au préalable les différentes théories, qui ont eu cours dans la science. La théorie de la phlébite est généralement abandonnée ; celle de l'épuisement nerveux est également oubliée, quoique, à mon avis, il faille quelque peu tenir compte de ce facteur ; les opinions, qui se partagent actuellement les suffrages des médecins, incriminent un acte réflexe, des troubles vaso-moteurs rénaux, l'intoxication par résorption urineuse.

Laissons à présent parler les faits que vous avez été capables de contrôler vous mêmes.

Je vous rappellerai tout d'abord ce vieillard, atteint d'un rétrécissement ancien avec fistule, que nous avons examiné ensemble à ma clinique de l'hôpital Saint-Pierre. Vous avez pu observer, qu'à la suite de cathétérismes difficiles et douloureux, il est survenu chez lui, une heure ou deux après l'opération, des frissons prolongés avec claquement des dents et oppression. Ces frissons étaient suivis d'une chaleur plus ou moins intense, qui elle-même ne tardait pas à faire place à un stade de sueur très abondante avec soif. Au bout de quelques heures, les accidents se dissipaient et le malade rentrait dans des conditions absolument normales.

J'évoquerai encore à votre mémoire le cas de ce jeune homme de Molenbeek, atteint également d'un rétrécissement et chez lequel une fausse voie avait été pratiquée, avant son entrée dans mon service. Le cathétérisme me fut rendu des plus difficiles et les douleurs, qu'en ressentait le malade, étaient également assez vives. Ici encore, pendant plusieurs jours, des accès fébriles, ayant la plus grande ressemblance avec la fièvre intermittente, suivirent chaque séance de cathétérisme.

Dans ces deux cas, lorsque l'atrésie fut suffisamment diminuée pour permettre aisément la pénétration de la sonde, lorsque, surtout, le cathétérisme n'était plus redouté par le malade et ne lui occasionnait plus de douleurs, les accès intermittents ne se reproduisirent plus.

Je me contenterai de vous citer ces deux exemples d'accès légers, de forme bénigne et de vous dire que ces troubles peuvent survenir non seulement chez les rétrécis, mais même chez les personnes parfaitement indemnes de toute affection uréthrale. Dans les rétrécissements ils peuvent aussi bien se développer après un cathétérisme qui a absolument respecté la muqueuse, qu'après un sondage qui a plus ou moins éraillé les tissus et donné naissance à un écoulement de sang et à une fausse voie.

Si nous cherchons à nous rendre compte de ces symptômes consécutifs au cathétérisme et essentiellement passagers, nous ne pouvons admettre que l'hypothèse d'un acte réflexe.

Serait-il, en effet, rationnel d'attribuer cette variété de

fièvre intermittente secondaire et éphémère à l'absorption
d'une certaine quantité d'urine, à une congestion rénale ou
à une phlébite? Pour ce qui concerne la phlébite, le doute
n'est pas permis, rien ne peut faire songer à cette lésion
anatomique. La congestion rénale par action réflexe vaso-
motrice existe peut-être, j'ai même cru devoir l'invoquer
pour expliquer dans certains cas l'établissement d'une
néphrite chronique dans le cours d'un rétrécissement;
malgré cela, je ne puis admettre que ce trouble vaso-moteur
puisse agir d'une façon aiguë et amener des phénomènes
fébriles généraux par dépuration urinaire insuffisante et
rétention dans le sang des éléments excrémentitiels de
l'urine. Ce qui ne permet pas d'accepter cette intrépré-
tation; c'est, d'abord, que les troubles observés ont été
passagers, n'ont eu qu'une durée limitée et absolument
incompatible avec la rétention d'une quantité suffisante
d'éléments toxiques; c'est, en second lieu, cette considération, aujourd'hui mise hors de tout conteste par les nombreuses expériences des physiologistes et des pathologistes,
et de Bouchard en particulier, à savoir que : l'intoxication
urinémique pure, comme ce serait ici le cas, est toujours
accompagnée d'un abaissement de la température organique. Cette dernière raison me paraît péremptoire, elle est
également applicable à la théorie, qui rapporte ces accidents
à la pénétration, dans le torrent lymphatique ou sanguin,
d'une certaine quantité d'urine absorbée par l'urèthre altéré
et surtout éraillé. Il est même des auteurs, qui poussent
cette hypothèse si loin, qu'ils vont jusqu'à l'admettre, dans
les cas où le cathétérisme n'a donné lieu à aucun écoulement sanguin. Ils se basent sur ce fait que les réseaux
lymphatiques sont très superficiels et que les érosions les
plus légères de l'épithélium uréthral seraient suffisantes
pour permettre la pénétration de l'urine dans la circulation
lymphatique. Qu'une certaine quantité d'urine soit absorbée

par cette voie, après chaque miction, je ne le conteste pas, que cette condition soit des plus favorables à l'éclosion de l'inflammation, suite d'infiltration d'urine, tout comme l'angiolencite et les adénites compliquent une piqûre anatomique très superficielle, j'en conviens encore; mais cela ne m'empêchera nullement de prétendre que la quantité d'urine qui peut être ainsi absorbée et lancée dans le torrent circulatoire, ne sera jamais suffisante pour produire des phénomènes d'intoxication; ceux-ci, je tiens à le répéter, devraient, du reste, prendre une allure toute différente de ceux observés dans ces cas et loin de s'accompagner d'hypertermie, ils engendreraient, au contraire, une hypothermie plus ou moins marquée.

Si, à toutes ces considérations, vous joignez ce fait que le simple cathétérisme chez un individu nerveux, irritable, pusillanime, d'ailleurs indemne de tout rétrécissement, peut créer les mêmes accidents, il ne vous paraîtra pas étrange que je repousse ces théories et que j'admette que l'on a généralement affaire à un acte réflexe, exceptionnellement à une inflammation locale.

Si nous voulons pénétrer d'un peu plus près la nature intime de cette action réflexe, il me semble qu'il faut admettre que cette fièvre singulière doit être rapportée à un ébranlement, à une perturbation du système nerveux vasomoteur et du grand sympathique en premier lieu. Cette origine trisplanchnique et vaso-motrice, de cette fièvre uréthrale, me semble encore confirmée par les résultats avantageux de la médication quinique, que je vous recommande, chaque fois que vous aurez à franchir un rétrécissement douloureux et étroit, surtout chez les sujets très irritables. Par l'administration du sulfate de quinine à hautes doses, vous pourrez non seulement guérir mais aussi prévenir ces accès fébriles.

Telle est, à mon avis, la seule explication possible de ces

accès fébriles, survenant en dehors de toute lésion du canal ; s'il existe une éraillure, une déchirure, une plaie quelconque ou une fausse voie et, si les accidents se résument en ces trois stades de frisson, de chaleur et de sueur signalés plus haut, je pense qu'il faut encore incriminer une action réflexe. L'urine, dans ces cas, agirait en irritant directement les papilles nerveuses mises à nu et joindrait son action à celle du cathétérisme.

Lorsque dans les mêmes circonstances, il survient une fièvre continue, avec ou sans frisson, ne présentant pas les caractères d'un accès franc intermittent, il ne s'agit dès lors, que d'une phlegmasie locale. Il y a eu infiltration d'une certaine quantité d'urine ; celle-ci a irrité et enflammé les tissus, engendré une angioleucite ou une inflammation du tissu cellulaire, auxquelles il faut rapporter la fièvre et les autres troubles généraux. Quand l'inflammation n'est pas intense, si l'infiltration d'urine se limite, les accidents n'auront qu'une courte durée et pourront simuler, jusqu'à un certain point, un accès fébrile réflexe et passager : quand l'urine persiste à s'insinuer dans les tissus, si la phlegmasie fait de rapides progrès, si la suppuration s'en suit, les doutes seront bientôt levés et il se manifestera un ensemble de symptômes généraux et de désordres locaux des plus graves et des plus caractéristiques. La conséquence de semblables lésions sera un abcès urineux avec ou sans fistule, avec ou sans gangrène.

J'en reviens aux accidents réflexes, généralement consécutifs au cathétérisme accompagné ou non de lésion traumatique du canal de l'urèthre. Ne croyez pas, Messieurs, que ces phénomènes soient toujours aussi bénins que ceux qu'ont présentés les deux malades, dont je vous ai fait l'histoire. Il existe différents degrés et, à côté de ces cas légers, vous en rencontrerez des plus graves. Comme cas léger, je vous citerai encore la syncope qui survient parfois pendant le cathétérisme ; cet accident, en général, passager se dissipe de lui-même ; il peut survenir à la suite du cathétérisme le mieux fait, même chez un individu parfaitement sain. Quoiqu'il en soit de la formule de ces accès peu sérieux, ceux-ci se caractérisent toujours par une durée très courte, la défervescence est franche et le malade rentre dans l'état normal au bout de vingt-quatre heures au plus.

Mais les accès ne sont pas toujours aussi inoffensifs. Je ne parle pas des troubles nerveux, du délire qui peuvent compliquer l'accès typique, que vous connaissez ; je ne parle pas des troubles digestifs, de la dyspnée, des irrégularités et des intermittences du pouls, qui se présentent parfois avec des caractères variables suivant les individus ; j'entends la fièvre à accès pernicieux, qui se caractérise par ce fait principal, que l'un des stades de l'accès est considérablement exagéré, masque les autres et entraîne de graves dangers. Cette forme pernicieuse de la complication peut dépendre d'une intensité anormale, d'une exagération considérable des phénomènes des trois stades classiques. Sous l'influence d'une perturbation aussi profonde et aussi brutale, le malade s'épuise, il est en quelque sorte brusquement secoué dans tout son être, il n'a plus la force pour réagir, il succombe anéanti.

Vient ensuite la forme asphyxique qui se reconnaît à une suffocation progressive débutant pendant le stade de chaleur ; la forme algide, caractérisée par l'intensité de la longueur des frissons, l'absence de réaction, l'anxiété, la cyanose et le refroidissement. On a encore cité beaucoup d'autres variétés, telles : la forme typhique et tétanique, que je ne ferai que vous indiquer et dont on pourrait, d'ailleurs, multiplier à loisir le nombre, puisque deux accès ne se ressemblent jamais complètement et empruntent, à l'individualité du malade, un cachet spécial.

Pendant une longue carrière, je n'ai eu à déplorer que

deux cas de mort, à la suite de ces accès fébriles, à caractère pernicieux. Chez le premier de ces malades, quelques heures après le cathétérisme, que je n'avais pratiqué qu'à mon corps défendant, à cause de l'excessive irritabilité du sujet, survint un frisson violent et prolongé ; la réaction ne se produisit point et le patient succomba 38 heures après l'opération, dans le coma.

Le second cas, se rapporte à un jeune homme de 25 ans, affaibli, irritable, atteint de pertes séminales, suite d'un rétrécissement. La dilatation simple était opérée, tout me faisait espérer une rapide guérison, quand, tout à coup, après avoir introduit sans difficulté une sonde en gomme élastique, il fut pris de frisson, de délire, de contractures, et de troubles encéphaliques qui l'emportèrent en quatre jours.

En 1866, à l'époque du choléra, je traitais un des dignitaires médicaux de l'armée ; il avait un rétrécissement ancien, d'une densité extrême.

Après avoir subi un cathétérisme assez prolongé, il retourna chez lui sans difficulté mais, en rentrant, il tomba comme sidéré, froid comme glace et sans connaissance. On fit venir des médecins ; il y eut des consultations. Tout le monde fut d'accord pour reconnaître un choléra foudroyant. On lui administra les médicaments indiqués en pareille circonstance et le malade guérit tout naturellement. Ce fut un beau cas de guérison du choléra ! En réalité, l'on avait eu affaire à un accès de fièvre uréthrale, de forme pernicieuse et caractérisée par l'intensité de la période de frisson et de froid, par une algidité très prononcée. Remarquez, d'ailleurs, Messieurs, que dans ce dernier exemple, pas plus que dans les autres, que je vous ai déjà mentionnés, ces accès de fièvre intermittente n'ont pas été accompagnés de troubles urémiques. Ils ne se produisaient qu'après les opérations pratiquées sur le canal de l'urèthre ou la vessie, leur origine était donc manifestement réflexe.

Vous me demanderez, peut-être, après cela, si l'on peut prévoir le développement de ces accidents. A cette question, je vous répondrai que ceux-ci peuvent survenir chez tout individu, même parfaitement bien portant, après la plus petite et la plus anodine opération. Cependant, d'une manière générale, on peut soutenir que ces manifestations réflexes se produisent surtout chez les malades très excitables, quand on pratique le cathétérisme sans les y avoir préparés ; quand cette opération est pénible et réclame un temps très prolongé, quand le sujet est atteint de spermatorrhée ; cette complication des rétrécissements, qui réagit sur l'économie toute entière, débilite profondément le malade, rompt l'équilibre de son système nerveux et entraîne du côté de cet appareil des troubles variés. Enfin, la création d'une fausse voie est également une prédisposition des plus puissantes. Par contre, j'ai habituellement observé que, lorsqu'on parvenait à franchir méthodiquement l'obstacle et à pénétrer dans la vessie, les accès de l'espèce ne se produisaient pas.

Il me reste, Messieurs, à vous signaler certaines éruptions cutanées qui, exceptionnellement, accompagnent les accès de fièvre urineuse. Les auteurs vous parlent d'éruptions pustuleuses, d'indurations douloureuses du tissu sous-cutané. Quant à moi, je n'ai observé que des poussées d'herpès, qui se voient surtout aux lèvres, plus rarement aux organes génitaux. Ces éruptions, du reste, n'offrent rien de particulier, si ce n'est leur coïncidence avec les accès de fièvre uréthrale, leur apparition, leur marche, leur disparition parallèles à la fièvre.

Je passe actuellement à une troisième catégorie d'accidents, que les auteurs ont confondus, sous le terme générique de fièvre urineuse, je veux parler des accidents toxiques dus à la résorption de l'urine altérée. Ces accidents, qui dépendent d'une insuffisance excrétoire, ne doivent pas être

réunis aux troubles urinaires des néphrites, qui reconnaissent pour origine non pas une excrétion, mais une sécrétion
incomplète. Dans le premier cas, il existe dans le sang des
éléments anormaux, qui, sécrétés par les reins, ont été plus
ou moins altérés et, enfin, réabsorbés ; dans le second cas,
les éléments étrangers du sang n'ont jamais quitté celui-ci,
ils y sont retenus à la suite d'une épuration incomplète dans
les reins.

Occupons-nous d'abord de l'urémie par résorption, qui
n'est, en réalité, que de l'ammoniémie.

Cette fâcheuse complication, presque toujours mortelle,
n'est pas propre aux rétrécissements ; elle peut également se
produire dans les maladies des urethères, de la vessie, dans
les tumeurs du bassin et toutes les lésions qui entravent
l'excrétion de l'urine, au point d'en altérer la nature et d'en
provoquer la résorption ; dans la cystite chronique se
trouve réuni un ensemble de circonstances, qui favorisent
l'éclosion de cette maladie. Elle se rencontre aussi dans les
abcès urineux, dans l'infiltration d'urine, surtout quand la
plaie où l'abcès est exposé au contact de l'air, qui active la
décomposition de l'urine épanchée.

Telles sont les conditions dans lesquelles l'ammoniémie se
produit. On a cependant également parlé d'ammoniémie,
dans les cas de néphrite, par sécrétion insuffisante de l'urée.
Claude-Bernard a démontré que, dans ces cas, la muqueuse
gastrique et intestinale supplée en partie à l'appareil rénal,
et que l'urée est sécrétée en certaine quantité par cette voie ;
on a prétendu que cette urée subissait dans l'intestin une
fermentation spéciale, qui la transformait en carbonate
d'ammoniaque. Celui-ci serait résorbé, passerait dans la
circulation et deviendrait ainsi la cause des accidents dits
urémiques des néphrites. Cette étiologie des accidents
urémiques est, aujourd'hui, généralement abandonnée, et
l'on n'admet plus l'ammoniémie que dans les cas pathologiques signalés plus haut.

Cette intoxication ammoniémique par stagnation, décomposition fétide et résorption de l'urine retentit sur tous les organes, sur tous les systèmes de l'économie.

Les symptômes que les malades présentent et que vous avez pu observer chez le patient, dont M. Crockaert a publié l'observation, sont multiples et graves. La fièvre est constante, phénomène capital, qui différencie nettement l'ammoniémie de la plupart des cas d'urémie vraie ; ce mouvement fébrile est plus ou moins marqué; il s'accompagne de troubles gastro-intestinaux, d'une soif vive, de fuliginosités des lèvres et de la langue. En même temps survient un affaissement général, l'amaigrissement, la pâleur terne et mate de la peau ; le pouls est capricieux et irrégulier. Bientôt surgissent, du côté du système nerveux, des troubles plus graves et plus bruyants ; le sujet est atteint de convulsions plus ou moins intenses, qui constituent un des symptômes dominants de la maladie. La mort peut arriver soit à la suite de ces phénomènes convulsifs, soit comme conséquence de l'épuisement progressif du sujet, qui finit par tomber dans un état typhoïde dont il ne parvient plus à se relever.

On a signalé aussi un symptôme qui, pour n'être pas constant, n'en a cependant pas moins une certaine valeur, quand il existe, il s'agit de la présence d'ammoniaque dans l'air expiré, ammoniaque que l'on peut déceler au moyen d'une baguette de verre trempée dans de l'acide chlorhydrique et qui, placée près de la bouche du malade, dégage des vapeurs blanches de chlorhydrate d'ammonium. Au point de vue du diagnostic, il convient, enfin, de faire l'analyse des urines ; celles-ci ont une odeur fétide, ammoniacale et les antécédents du sujet, ainsi que l'examen clinique du patient, ne révèlent ni néphrite, ni œdème, ni albuminurie. Les troubles observés ne peuvent, dès lors, être attribués qu'à la décomposition de l'urine et à sa résorption ultérieure.

Il ne me reste plus, Messieurs, comme complications générales des rétrécissements, qu'à vous parler des néphrites qui leur sont consécutives et des troubles anatomiques et fonctionnels subséquents. Quoique cette étude ressortisse surtout à la pathologie interne, je ne puis cependant la passer complètement sous silence. Aussi vais-je entrer dans quelques considérations générales au sujet de cette question, si souvent remaniée et dont la solution, entourée de certaines difficultés, me paraît cependant aujourd'hui possible. Il faut, pour arriver à ce but, ne pas être partisan d'une doctrine unique, *ne varietur*, il faut savoir interroger à la fois et les faits cliniques ou anatomo-pathologiques et les expériences des laboratoires de physiologie et de pathologie.

On a beaucoup discuté sur l'étiologie des accidents, observés dans le cours des néphrites, auxquels on donne communément le nom de troubles urémiques ou d'urémie. Les théories, avancées pour expliquer ces phénomènes, sont nombreuses; les faits relatés pour les asseoir sur une base scientifique sont plus ou moins concluants, mais tels qu'ils se présentent à un observateur impartial, ils suffisent, pour pouvoir affirmer d'une façon certaine, que ce serait vouloir plier les faits à ses vues systématiques, à ses idées préconçues que d'émettre encore une théorie exclusive, applicable à tous les cas.

Avant d'entrer dans la discussion de la pathogénie des accidents urémiques, voyons si la néphrite peut compliquer un rétrécissement et, dans l'affirmative, sous quelles conditions, dans quelles circonstances. La néphrite, comme je vous l'ai déjà dit, succède à un rétrécissement et à une cystite généralement par propagation directe du travail inflammatoire; cette évolution peut être rapide et aboutir à une néphrite aiguë, même suppurative; elle peut, au contraire, s'établir lentement, progressivement et engendrer une néphrite chronique interstitielle, parenchymateuse ou mixte.

Dans quelques cas, il paraît qu'une action réflexe vaso-
motrice, fréquemment répétée, puisse aboutir au même résultat. Enfin, un certain nombre d'auteurs ont admis qu'il
fallait expliquer par la congestion réflexe des reins les accidents de la fièvre uréthrale.

Je ne puis admettre cette théorie pour plusieurs raisons ;
d'abord, les troubles, que la congestion rénale pure entraîne
dans les fonctions urinaires, doivent être peu marqués
et, à part une augmentation de la quantité d'urine, une exagération du fonctionnement rénal, je n'en entrevois pas ;
ensuite, si telle était la pathogénie de ces accès francs, je
ne comprendrais pas la production de la fièvre : la congestion seule ne peut la produire, la dépuration incomplète, si
même elle existait, serait tout aussi incapable de l'engendrer, comme le démontrent les recherches de Bouchard ;
enfin, ce trouble vasculaire rénal me paraît plutôt être un
effet qu'une cause et ne présente pas plus d'importance
que les modifications semblables observées dans la peau et
les autres appareils de l'économie.

Ces conclusions me semblent absolument applicables
dans tous les cas où un accès franc survient, quand les reins
sont intacts. Il n'en est plus de même quand le rein est déjà
atteint d'une inflammation antérieure ; alors je comprends
l'action nocive de la congestion ; elle vient, en quelque sorte,
raviver le travail inflammatoire, lui donner un coup de
fouet et greffer une néphrite aiguë sur une néphrite chronique préexistante. Vous verrez tout à l'heure l'importance
de cette remarque.

Ces prémisses étant posées, la possibilité de la production d'une néphrite dans le cours d'un rétrécissement étant
démontrée, il s'agit de se faire une idée des accidents généraux qu'elle peut occasionner et d'en donner la raison. C'est
un tort, à mes yeux, que d'appliquer la dénomination de
troubles urémiques à toutes les complications générales des

néphrites ; c'est embrouiller la question, que de désigner par
le mot d'urémie les accidents si nombreux, si dissemblables,
si contradictoires même, que ce terme comprend. Quoiqu'il
en soit, c'est aujourd'hui un terme consacré par l'usage ; je
le conserverai donc à l'exemple des autres, me bornant à
discuter les théories de l'urémie, celle-ci comprend différentes variétés ; l'urémie aiguë, qui elle-même se divise en
forme convulsive, délirante, comateuse, respiratoire et articulaire ; l'urémie lente qui est principalement d'origine
gastro-intestinale ou toxique.

Remarquez, Messieurs, la multiplicité des formes d'urémie décrites par les cliniciens, songez à la variabilité des
allures de cette maladie et vous en concluerez, comme moi,
qu'une théorie univoque est mal faite pour en donner la
raison, pour s'appliquer à tous les cas. Cette observation
s'adresse surtout à la théorie de l'intoxication urémique,
qu'on a voulu voir partout ; un empoisonnement ne présente
jamais cette instabilité d'action, ce cortège si varié, si
inconstant de symptômes ; ce qui permet de dire, *à priori*,
que si les accidents urémiques dépendent parfois d'une
toxémie, il n'en peut pas, toutefois, être toujours ainsi.

Les facteurs que l'on a successivement incriminés pour
expliquer la pathogénie des accidents urémiques des
néphrites, comprennent l'œdème et l'anémie cérébrales,
l'urémie en tant qu'accumulation de l'urée dans le sang, la
créatinémie, l'ammoniémie, enfin, l'urinémie ou empoisonnement par l'ensemble des substances excrémentitielles de
l'urine.

La théorie mécanique de l'œdème et de l'anémie cérébrale, admise comme exclusive par Traube, est basée sur
la généralité des observations vérifiées à l'autopsie. Traube
et plusieurs cliniciens actuels, des plus recommandables,
avancent que dans tous les cas d'urémie, contrôlés par la
nécropsie, ce facteur se rencontre. Je ne pense pas que cette

règle soit aussi absolue ; je suis persuadé, et il y a des observations sérieuses qui le démontrent, qu'il existe des cas d'urémie sans œdème cérébral ou autre. Il reste cependant avéré que ce processus anatomique existe dans un très grand nombre de cas et, dans de telles conditions, j'imagine, qu'on ne peut y voir une simple coïncidence mais bien une relation directe de cause à effet. Disons, d'ailleurs, que cette théorie de l'œdème et de l'anémie cérébrale est à même de donner la clef de l'extrême variation des symptômes ; car, suivant que l'infiltration atteindra l'appareil gastro-intestinal, respiratoire, tel ou tel territoire nerveux, vous verrez apparaître tel ou tel cortège symptomatique.

A côté de cette théorie mécanique de l'œdème et de l'anémie de l'encéphale, vous avez à tenir compte des différentes théories de l'intoxication générale par insuffisance fonctionnelle des reins. L'accumulation de l'urée dans le sang, l'urémie, proprement dite, a été quelque temps acceptée ; il est aujourd'hui démontré que ce facteur n'est pas suffisant, puisque l'on n'a jamais retrouvé dans le sang des néphrétriques une quantité d'urée assez abondante pour produire une intoxication. La créatinémie ne repose pas sur des bases plus solides et doit être également repoussée.

Quant à l'ammoniémie, je vous en ai déjà parlé et fait voir qu'elle coïncide non pas avec une insuffisance sécrétoire, mais avec une insuffisance excrétoire, stagnation, décomposition et résorption de l'urine. Des auteurs ont prétendu que l'ammoniémie se produisait également dans l'insuffisance sécrétoire et que c'était à elle qu'il fallait attribuer la cause des phénomènes urémiques. Ils prétendaient que l'urée, retenue dans le sang, s'y transformait et devenait carbonate d'ammoniaque ; d'autres ont dit que l'intestin suppléait aux reins, excrétait l'urée à sa place et que cette urée y était soumise à une fermentation spéciale qui la transformait en carbonate ammonique et le faisait résorber sous cette forme. L'élimination supplémentaire de l'urée par la voie gastro-intestinale est certaine, sa fermentation ammoniacale est moins demontrée, sa résorption est douteuse et peu probable, la transformation ammonique de l'urée dans le sang est une pure hypothèse; il en résulte que la théorie de l'ammoniémie doit être abandonnée pour la pathogénie des accidents urémiques des néphrites.

Il reste l'urinémie, ou empoisonnement par l'ensemble des matériaux excrémentitiels de l'urine; son rôle pathogénique a été mis hors de doute par de nombreuses recherches; les urines des néphrétiques, surtout à l'approche et dans le cours des accès urémiques, ont perdu beaucoup de leur toxicité et celle-ci peut descendre à un taux de moitié inférieur à la normale; les injections de l'urine dans le sang ont donné naissance à des phénomènes toxiques qui présentent un symptôme important, l'hypothermie, l'abaissement de la température organique, qui a été observé dans tous les cas.

Il faut donc admettre la possibilité de l'urinémie dans les néphrites; on ne peut invoquer d'autre cause pathogénique quand il n'y a pas la moindre trace d'œdème, surtout d'œdème cérébral. Ne peut-elle intervenir en dehors de cette circonstance et quand faut-il l'admettre? Telles sont les questions qu'il me reste actuellement à résoudre.

On divise communément l'urémie en aiguë et chronique. L'urémie aiguë surviendrait rapidement, inopinément souvent et se rencontrerait surtout dans le cours d'une néphrite aiguë. L'urémie chronique appartiendrait plus spécialement à la néphrite chronique et avant que le syndrôme urémique éclaterait, il y aurait des prodrômes dont les manifestations seraient plus ou moins caractéristiques; on a cité, dans cet ordre d'idées, la sensation fréquente du doigt mort, les crampes des mollets, la céphalalgie, les vertiges et les éruptions cutanées.

L'urémie aiguë s'accompagnerait d'un mouvement fébrile;

celui-ci, cependant, ne serait pas absolument constant ; elle coïnciderait, en outre, assez souvent avec des complications viscérales, des inflammations pleurales, pulmonaires, articulaires, etc., qui, d'après quelques auteurs, auraient même une tendance à passer à suppuration. Ces diverses complications manqueraient, au contraire, dans l'urémie chronique. De cette différence clinique certains auteurs, Gubler, entre autres, ont conclu à la différence pathogénique de l'urémie aiguë et chronique. Si cette dernière dépend d'une intoxication urinémique, il n'en serait plus de même de la première. Ces auteurs se bornaient à signaler le fait ; récemment d'autres observateurs ont réédité la même opinion en cherchant à l'expliquer scientifiquement ; ils ont surtout recherché la cause, l'origine du mouvement fébrile, opposé à l'hypothermie que toutes les expériences de physiologie ont démontré exister dans l'intoxication urinémique. Ils ont avancé que cette hyperthermie était due *probablement* à des principes alcaloïdiques de l'urine, non encore connus chimiquement, non encore isolés, mais dont il faudrait pourtant reconnaître l'existence et le rôle pathogénique.

Je ne puis, quant à moi, souscrire à semblable théorie, elle appartient au domaine des hypothèses et n'est basée sur aucune raison scientifique ou clinique. Admettre des alcaloïdes pyrétogènes, alors que toutes les expériences de laboratoire, que toutes les intoxications artificielles par l'urine, s'accompagnent d'hypothermie, c'est, à mon sens, se payer de mots et cacher son ignorance par une hypothèse toute gratuite. La clinique, d'ailleurs, pour un observateur attentif, qui juge les faits naturellement et rationnellement, nous donne la clef de cette différence. D'abord, de l'avis de tous les auteurs, l'urémie aiguë ne s'accompagne pas toujours, mais seulement dans certains cas, de fièvres et d'inflammations viscérales. C'est là, déjà, ce me semble, une raison qui doit faire réfléchir et qui me paraît indiquer que ce sont là des complications de l'urémie et non pas un de ses symptômes propres. Si nous cherchons à préciser la chose, nous voyons que les inflammations viscérales ne surviennent que quand la néphrite est sôus la dépendance d'une maladie générale souvent de nature infectieuse, telles que la scarlatine, la diphthérie, la variole, la fièvre typhoïde, l'érysipèle, quelquefois la pneumonie, le rhumatisme articulaire aigu. Le problème est donc éclairci, complications viscérales, néphrite et urémie ne sont que les manifestations locales, ou les complications d'un même état morbide préalable.

Quant à la fièvre, elle peut manquer dans les cas d'urémie aiguë; elle manquera toujours, quand l'urémie est pure. Elle n'est, en réalité, qu'un phénomène de coïncidence, concomittant et rien de plus. Elle ne dépend pas de l'urémie, mais d'un processus morbide qui l'accompagne. L'hyperthermie peut être l'effet de la néphrite quand celle-ci est aiguë; dans ces cas si l'urinémie survient, il se pourra que l'hypothermie, qu'elle engendre, ne soit pas assez intense pour neutraliser l'hyperthermie symptomatique de la néphrite aiguë; le mouvement fébrile peut également être en rapport avec la maladie générale, qui a créé la néphrite et s'il se manifeste dans la fièvre typhoïde, la scarlatine, le rhumatisme articulaire aigu, il fera, au contraire, généralement défaut dans la diphthérie, qui, elle, est une maladie asthénique, débilitante, accompagnée d'une dépression générale et fréquemment d'hypothermie.

Des considérations, qui précèdent, je me trouve en droit de conclure que la division de l'urémie en aiguë et chronique est peu fondée et que si l'on peut la maintenir, elle ne doit, en tous cas, ne viser que la marche de la maladie, la rapidité de son évolution et nullement sa nature et sa pathogénie.

Il me reste à préciser les conditions dans lesquelles l'intoxication urinémique est à craindre, les cas d'urémie où il faut l'incriminer au lieu de l'œdème cérébral.

Je me baserai, dans ce but, sur la classification des néphrites en aiguë et chronique, cette dernière, elle-même, divisée en parenchymateuse, interstitielle et mixte.

Dans la néphrite aiguë, la perte d'albumine est considérable, l'hydrémie ne tarde pas à se produire, l'anasarque et les hydropisies viscérales s'établissent au bout de quelques jours, rarement après deux ou trois semaines ; les urines sont rares, leur toxicité a diminué considérablement. Les accidents dits urémiques qui surviennent dans ces conditions dépendront de l'œdème encéphalique, s'ils surviennent assez tardivement ; si, au contraire, ils sont précoces, s'ils ne s'accompagnent pas d'anasarque, si, en un mot, l'hydrémie n'a pas encore eu le temps de s'établir, il est clair que c'est à une intoxication par insuffisance fonctionnelle des reins, que vous aurez affaire.

Dans la néphrite interstitielle chronique l'urémie n'est pas à craindre, si ce n'est à la dernière période de la maladie, quand la prolifération de l'élément scléreux aura étouffé, atrophié, supprimé l'appareil enchymatique rénal ; elle pourra encore se développer lorsque l'inflammation parenchymateuse se sera ajoutée à l'inflammation interstitielle et aura occasionné une néphrite mixte.

Celle-ci, ainsi que la néphrite parenchymateuse chronique, quand elle s'établit lentement, évolue pendant assez longtemps, des années même, sans engendrer des troubles bien évidents. Le malade, parfois, ne se doute pas de la gravité de son affection. Cette santé apparente, dépend d'une suppléance fonctionnelle ; la peau, les bronches, le foie, la muqueuse gastro-intestinale servent, si je puis m'exprimer de la sorte, de reins supplémentaires ; quand les lésions s'établissent lentement, petit à petit, la compensation peut même être presque parfaite ; il arrive que les reins sont, à peu de chose près, complètement désorganisés, et cependant la santé reste bonne, l'économie à l'abri des dangers de l'urémie. C'est là, malheureusement pour les patients, une rare exception ; tôt ou tard des accidents surgissent, l'urémie éclate. Quelle en est la cause? Dans la généralité des cas, c'est l'hydrémie. En effet, la perte journalière d'une quantité plus ou moins sérieuse d'albumine appauvrit le sang, crée l'état hydrémique avec ses conséquences possibles, œdème sous-cutanée, respiratoire ou cérébrale. On cite des exemples où l'œdème manque soit complètement, soit au moins dans le cerveau. Il faut alors chercher ailleurs et, c'est l'intoxication urinémique qui peut expliquer les accidents. Cette intoxication est à craindre dans la néphrite chronique quand la suppléance fonctionnelle est rompue soit par une maladie cutanée, soit par une recrudescence de l'inflammation du rein, qui aboutit à une néphrite aiguë, se greffant sur une néphrite chronique. Dans cette occurence, on est reporté à la néphrite aiguë, dans laquelle l'insuffisance rénale est d'autant plus facile à se produire, que l'organisme est pris au dépourvu et qu'il n'a pas eu le temps de confier à d'autres appareils le surcroit de besogne, que les reins profondément altérés et obstrués par le gonflement et la desquammation épithéliale sont incapables de satisfaire.

En résumé, les accidents dits urémiques des néphrites dépendent généralement de l'hydrémie et de l'œdème cérébrale; ils reconnaissent pour origine une intoxication urinémique quand ils surviennent en dehors de l'hydrémie et comme un des premiers symptômes de la néphrite aiguë; dans la néphrite chronique, un trouble fonctionnel de la peau ou l'éclosion d'une inflammation rénale aiguë peuvent rendre l'insuffisance urinaire réelle, d'imminente qu'elle était jusque là. Cette dernière condition se trouve réalisée parfois dans les rétrécissements; soit sous l'influence d'une inflammation spontanée, soit à la suite du cathétérisme ou de toute autre opération pratiquée sur les voies urinaires, il se produit une irritation qui peut réagir d'une façon réflexe sur les reins, les congestionner, amener une recrudescence de l'inflammation et provoquer ainsi le développement d'une néphrite aiguë à côté d'une néphrite chronique. Cette cause doit certainement être invoquée dans certains cas.

Telles sont les nombreuses complications des rétrécissements; la discussion à laquelle je me suis livré ne peut rester stérile; il convient que je vous en fasse ressortir le côté pratique; dès lors, quelles sont les indications à remplir pour prévenir et guérir ces complications?

En général, pour prévenir les accès de fièvre, quelle qu'en soit la source, il faut éviter tout irritation inutile; il faut attaquer le rétrécissement d'une manière énergique, afin de le faire disparaître promptement. Cela ne veut pas dire que l'on doive agir arbitrairement et en aveugle. Vous vous assurez d'abord de la sensibilité locale et générale du sujet.

S'il est robuste, résolu, si la sonde passe sans susciter la moindre douleur, agissez sans crainte, en tenant compte des préceptes que je vous indiquerai quand j'aborderai la question du traitement; franchissez le canal, si cela est possible, en une seule séance.

On a prétendu que l'on devait tout d'abord employer des sondes molles, de petit calibre ; c'est une erreur. Les petites sondes s'égarent très facilement, ne produisent aucun effet salutaire et ne mettent nullement à l'abri des accès de fièvre. On a également recommandé de laisser à demeure des sondes molles; cette pratique est mauvaise, en ce sens qu'elle maintient une irritation continue dans le foyer rétréci, surexcite la muqueuse uréthrale et vésicale et n'empêche pas, vu leur résistance insuffisante, les tissus de revenir sur eux mêmes. L'indication positive, la seule utile, consiste à laisser à demeure pendant un temps toujours limité, une sonde métallique de calibre ordinaire.

Si le sujet irritable, d'une sensibilité locale assez marquée, redoute l'emploi de la sonde, habituez-le à son contact, jusqu'à ce que, l'ayant complètement rassuré, vous ayez engourdi sa sensibilité locale.

Dans ces conditions, vous n'êtes plus obligé de franchir le rétrécissement en une seule séance ; mettez en plusieurs, modérez votre compression en l'augmentant petit à petit et, finalement, vous atteindrez, sans encombre, le but que vous vous êtes proposé.

Nonobstant ces précautions, si un accès de fièvre se produisait vous en seriez quitte en administrant des lavements de quinine à haute dose et, en attendant, pour reprendre l'opération que le calme soit rétabli.

Enfin, si le malade était pusillanime, craintif, nerveux, si le moindre contact de la sonde l'irritait s'il était épuisé, n'hésitez pas, chloroformez-le ; car, toute tentative, faite en dehors de l'anesthésie, serait dangereuse et téméraire.

On a cherché a remplacer le chloroforme par l'emploi du bromure de potassium, de la morphine, de la belladone, etc. J'ai toujours considéré ces moyens comme insuffisants ; quant à la cocaïne, elle constitue certainement un anesthésique local efficace dans certaines circonstances, pour certaines opérations ; mais je doute beaucoup qu'elle puisse être avantageuse dans le cathétérisme difficile, éveillant des douleurs très vives qui s'irradient bien au-delà des limites des tissus sur lesquels on agit.

Je dois insister sur l'emploi du sulfate de quinine, je ne compte plus ses succès ; son action bienfaisante est incontestable ; je l'emploie toutes les fois que j'ai un rétrécissement à franchir, quelles que soient son étendue et sa résistance. En l'administrant à hautes doses, après chaque opération, j'ai invariablement conjuré tous les accidents qui pouvaient résulter d'un cathétérisme prolongé et énergique, ou tout au moins j'en ai atténué considérablement les conséquences les plus graves.

Ne perdez point de vue que l'emploi du sulfate de quinine se concilie parfaitement avec les bains généraux, si utiles dans les angusties uréthrales.

Quand la fièvre est continue avec accès intercurrents, quand il y a inflammation uréthrale ou vésicale, quand il y a congestion rénale, néphrite et intoxication urinémique, vous devez invariablement vous attacher à guérir le plus rapidement possible le rétrécissement en observant les préceptes de prudence et de circonspection, que je viens de vous tracer. C'est assez vous dire que vous maintiendrez votre malade sous l'influence du sulfate de quinine, que vous recouvrez aux bains alcalins prolongés, au régime lacté et à une alimentation réparatrice, en rapport avec la somme d'appétit.

Les sudorifiques, les purgatifs, les diurétiques sont également indiqués. Lorsqu'une sonde ordinaire passe avec facilité et que vous supposez qu'il y a catarrhe vésical, n'hésitez pas, pratiquez des injections vésicales avec une solution de borate de soude, de bicarbonate de potasse ou d'acide salycilique. Si vous reconnaissez que l'urèthre est érodé ou ulcéré, qu'il y a des granulations ou des fongosités, combinez à la dilatation progressive, la cautérisation du point fougueux, ulcéreux ou granuleux. Vous éviterez, de la sorte, l'intoxication septique et l'ammoniémie. Dans l'imminence de ces graves complications, les bougies *fondantes de Raynal à l'iodoforme seront très utiles.*

Dans ces circonstances, on a aussi préconisé l'uréthrotomie interne. Je ne saurais partager cet avis ; je condamne l'uréthrotomie aussi bien pour guérir les rétrécissements que leurs complications.

Je n'entrevois pas comment l'uréthrotomie pourrait guérir la fièvre et les phénomènes d'intoxication, mais je comprends comment elle pourrait les exagérer. Du reste, je vous exposerai ultérieurement mon opinion sur ce sujet.

Lorsque la fièvre est d'une gravité extrême, lorsque les urines sont décomposées, fétides, mêlées de glaires filantes, lorsqu'elles exhalent une odeur infecte, il ne reste plus qu'à persister dans la médication quinique, dans un régime réconfortant, dans les injections phéniquées, boratées ou boriquées intra-vésicales ; enfin, dans la médication désinfectante au complet. Toute opération, soit à l'adresse du rétrécissement, d'un calcul ou de tout autre processus, devient inutile et, qui plus est, compromettante et grosse de périls.

DIXIÈME LEÇON.

Sommaire : Traitement des rétrécissements. — Généralités : nécessité
de varier le traitement d'après la nature du rétrécissement. —
Traitement général, quelquefois indispensable, souvent utile mais
accessoire. — Traitememt local. — Nombreux procédés péchant
par leur exclusivisme. — Leur utilité possible. — Dans la généralité
des cas, il convient d'employer la *dilatation par compression
rationnelle, méthodique, progressive* et *soutenue.* — Nécessité
de bien se rendre compte des conditions anatomiques, physiologiques
et pathologiques du canal de l'urèthre et d'acquérir, par l'exercice,
l'habileté manuelle indispensable pour pratiquer sûrement le cathétérisme. — Définition du procédé. — Son but est double : d'abord
franchir l'obstacle et rendre au canal son calibre normal, ensuite
maintenir ce résultat et éviter les récidives. Le premier *desideratum*
est satisfait par la *compression dilatatrice soutenue, rapide,
jamais brutale*; le second par la *dilatation compressive momentanée et souvent répétée.* — Exposé détaillé de ce procédé, —
explication de chacun des termes employés. — Quelques observations
cliniques.

Nous abordons aujourd'hui, l'étude du traitement des
rétrécissements du canal de l'urèthre. C'est là, évidemment, la partie la plus importante du sujet, puisqu'elle
répond à l'idéal, que le médecin poursuit sans cesse,
au but de ses efforts, au côté pratique et utile de notre
profession, la guérison du malade. Ce moment vous a,
peut-être, paru bien long à venir ; il est possible que vous
ayez considéré comme des détours inutiles les considérations assez nombreuses, dans lesquelles je me suis engagé
au cours des précédentes leçons ; n'en croyez rien : les
développements, que je vous ai fournis, ont leur portée,
leur valeur, leur nécessité ; sans eux, il me paraît impossible
d'étudier fructueusement le traitement des rétrécissements,
qui ne serait forcément alors qu'empirique, aveugle, non
basé sur des données scientifiques rigoureuses ; avec eux,
vous avez un ensemble de faits et de connaissances cliniques
et anatomo-pathologiques, que je vous inviterai à avoir
constamment présents à l'esprit et qui vous permettront de
comprendre ce que doit être la thérapeutique, quel but elle
doit atteindre, quelles lésions elle a à combattre ; en un
mot, vous instituerez un traitement rationnel, parce qu'il
sera dirigé contre un ennemi, dont vous connaîtrez la position et dont vous aurez mesuré suffisamment les qualités
et les défauts, la force et le point faible.

Je suis persuadé que c'est, faute de ces données prélimi-
naires, mais indispensables, que tant de praticiens restent
impuissants devant un rétrécissement. Si cette thérapeutique
est, en général, si incertaine et si controversée, si les
résultats en sont si souvent nuls ou éphémères, cela tient,
d'après moi, autant à l'inexpérience clinique, qu'à l'inhabileté
manuelle.

Il ne suffit pas, en effet, de constater la présence d'un rétrécissement ; il faut encore en délimiter exactement le siège, en calculer soigneusement les dimensions et la résistance, en apprécier sainement la nature, en reconnaître le mode d'évolution. Il y a là un ensemble de conditions, qui passent souvent inaperçues, que l'on ne se donne pas la peine d'analyser et qu'il importe toutefois de peser à leur juste valeur ; elles varient suivant les cas, elles doivent influencer le traitement.

Une première conséquence découle de cette donnée ; il n'y a pas de méthode absolue de traitement, capable de répondre à toutes les indications qui peuvent se présenter ; les indications ne doivent pas se plier à la méthode thérapeutique, celle-ci doit se façonner ou, tout au moins, se modifier suivant celles-là.

Je condamne donc les procédés exclusifs, je combats la prétention de ceux qui n'ont, dans leur arsenal thérapeutique, qu'une seule arme, toujours la même et toujours victorieuse, s'il fallait en croire ceux qui la manient. Je prétends que le traitement des rétrécissements peut et doit varier suivant les individualités et si je conviens qu'au milieu des innombrables méthodes qui ont été préconisées, il s'en trouve quelques unes sans indication ou d'une utilité douteuse, je ne jetterai cependant pas les hauts cris, je ne lancerai pas de proscription, car, j'admets qu'il n'y a guère de procédé, qui ne puisse avoir son utilité dans un cas donné.

Mais si, en cette matière, comme en bien d'autres, je suis partisan de l'éclectisme, si j'adapte ma thérapeutique aux nécessités de la situation, si je la varie suivant les rétrécissements, que j'ai à combattre, je ne cède pas cependant aux caprices du hasard, je ne papillonne pas et, si je choisis tantôt telle méthode, tantôt telle autre, c'est à bon escient et pour des raisons anatomo-pathologiques, qu'un diagnostic complet et certain m'impose. De plus, au milieu de cette multiplicité de moyens, dont j'accepte le concours, pour des cas particuliers, je pense qu'il est possible, en ne s'appuyant que sur les faits positifs, en s'inspirant des données scientifiques que j'ai émises, de constituer une méthode curative, efficace autant qu'elle peut l'être, mais toujours avantageuse, qui satisfera les exigences principales de la pluralité des cas, que vous aurez à traiter dans l'avenir. Cette méthode n'a pas la prétention d'être universellement applicable, de remplir, à elle seule, toutes les indications ; elle pêcherait, s'il en était ainsi, par son exclusivisme ; elle a toutefois, devers elle, toute une longue série d'observations et de succès, qui prouvent son incontestable utilité, son efficacité certaine dans son application à la grande majorité des cas.

Je ne la donne pas, dis-je, comme exclusive, elle est cependant bien près d'être générale, car, dans les cas exceptionnels, où une autre médication est nécessaire, prenons par exemple la cautérisation ou l'uréthrotomie interne, il faut encore y avoir recours et lui demander d'achever la besogne commencée par ces autres procédés, de compléter et d'assurer le succès, que ceux-ci n'ont fait que préparer. Mais pour atteindre ce résultat, pour retirer de la méthode thérapeutique, que je vous recommande, tous les avantages, que vous êtes en droit d'en attendre, ne le perdez jamais de vue, ainsi que je ne cesse de vous le répéter, il vous faudra connaître, non seulement l'anatomie normale, la situation exacte et les rapports du canal de l'urèthre, mais encore les altérations variées, qui constituent les angusties uréthrales.

Vous n'oublierez pas davantage, que quelle que soit l'efficacité d'un traitement, il faut, pour qu'il réussisse, que vous ayez la conviction de cette efficacité, afin de savoir l'appliquer avec une persistance égale, sinon supérieure, à la résistance

du mal. Ici, plus qu'en toute autre circonstance, il faut non
seulement de la patience, mais de l'opiniâtreté, car les rétrécissements de l'urèthre ne sont presque jamais, sauf au
début, des affections qui se guérissent comme par enchante-
ment. Il faut, enfin, que vous sachiez toute la délicatesse,
qu'exige le maniement d'une sonde, afin de ne point vous
égarer dans la direction que vous lui imprimerez, lorsque
vous aurez affaire à des rétrécissements difficiles et résistants. La méthode que je vais vous exposer est, en effet,
d'une grande puissance, la force qu'elle emploie et qu'elle
dirige contre le tissu du rétrécissement, est assez grande,
mais, telle que je la développe, elle ne ressemble en rien à
la brutalité, elle tient bien plutôt de la persuasion. Oh, je
le sais ! on trouve généralement que mon procédé donne
entre mes mains, d'excellents résultats, mais « les grandes
difficultés de l'opération et l'habileté exceptionnelle, qu'elle
exige » font qu'elle n'est pas à la portée de tout le monde
et que beaucoup d'auteurs, tout en l'approuvant en principe, ne la recommandent pas en pratique. Je trouve
semblable argumentation peu sérieuse ; j'avoue que ma
méthode ne peut être livrée aux mains du premier venu ;
mais si elle réclame une habileté spéciale, je prétends que
cette habileté est accessible à tous ceux qui se donneront la
peine de l'acquérir ; en cette matière, on dirait que la nature
a réuni toutes les difficultés pour réclamer du médecin, tout
ce qu'on peut légitimement lui demander : l'art et la science,
ces deux qualités inséparables et qui se donnent un mutuel
appui. Est-ce une raison pour nous inspirer le décourage-
ment ou bien un motif de lutte, un stimulant au travail ?
j'opine pour la seconde opinion.

Ces principes fondamentaux sont trop généralement
méconnus ; on veut trop souvent traiter un rétrécissement,
alors qu'on ne sait même pas pratiquer le cathétérisme
normal ; on aime à se passer de l'apprentissage, cette

nécessité inévitable en l'occurrence; c'est la raison pour laquelle tant de chirurgiens échouent et hésitent, quand il s'agit de vaincre un rétrécissement par la dilatation et préfèrent employer d'autres moyens, qui ne la valent pas, mais qui les placent plus à l'aise et leur permettent de dissimuler leur impuissance.

Que si vous me demandez quelle est la méthode de traitement que je préconise, dont j'ai obtenu les plus grands et les plus constants succès, dont je vous recommande et vous ai si fréquemment montré l'emploi à la clinique, je vous dirai qu'elle se résume en un seul mot : la *compression*. Et comme la compression, appliquée au traitement des rétrécissements, ne peut évidemment pas se pratiquer de dehors en dedans, ce qui ne ferait que rendre l'angustie plus étroite et plus complète, comme il convient, dès lors, de l'exercer de dedans en dehors, par l'intérieur du canal de l'urèthre, cette compression devient *dilatatrice*, elle s'allie à la dilatation ; en d'autres termes, vous mettez en œuvre la *dilatation par compression ou la dilatation compressive*.

C'est donc à décrire minutieusement en quoi consiste cette dilatation, comment s'opère cette compression, quelles sont les propriétés dont elle dispose, les résultats qu'elle produit, que je dois actuellement m'appliquer. Avant cela, je dirai quelques mots du traitement des rétrécissements envisagé d'une façon synthétique.

Le but que l'on poursuit, quand on traite un rétrécissement est double; on cherche d'abord à lever l'obstacle, à rendre au canal, si pas sa structure et son calibre normaux, au moins une lumière capable de régulariser la miction ; on a ensuite en vue d'éviter les récidives; ce dernier résultat n'est pas toujours obtenu et pour s'en rapprocher le plus possible il faut bien se convaincre que l'on a à instituer un traitement de longue haleine et qu'il ne s'agit pas de se reposer sur ses lauriers quand on a vaincu une première difficulté; il faut persévérer, persévérer longtemps; c'est le secret du succès.

Le traitement des rétrécissements uréthraux est local et général; il s'adresse à la coarctation elle-même, en dehors de toute complication; il peut aussi devoir être dirigé contre ces complications, si fréquentes et si graves. J'ai étudié précédemment celles-ci, je vous les ai décrites assez minutieusement; en même temps, je vous en ai indiqué brièvement le traitement et je pense que vous aurez ainsi les indications thérapeutiques les plus utiles à connaître, pour que je croie pouvoir me dispenser de vous en dire plus long sur ce sujet.

Si le traitement local seul suffit pour guérir la grande majorité des rétrécissements, si leur traitement médical ne doit le plus souvent consister que dans l'observation de certaines règles d'hygiène, il n'en est pas moins vrai, contrairement à l'opinion de beaucoup de chirurgiens, qu'une médication générale soit quelquefois non seulement utile mais même indispensable. Qu'un chancre uréthral, par exemple se termine par *induration vérolique initiale*, que la cicatrice soit globuleuse ou parcheminée, limitée ou étendue, peu importe, vous n'en aurez pas moins un rétrécissement fibreux de nature syphilitique. Supposez-vous qu'en pareille occurrence, si vous établissez un diagnostic exact, vous parviendrez à guérir le rétrécissement par la seule application de la méthode dilatatrice ? Évidemment non ; la dilatation n'aboutirait pas ; elle pourrait certainement être utile, mais elle ne pourrait guérir ; tout ce que vous pouvez en espérer, c'est d'être un adjuvant au traitement mercuriel interne et externe, qui seul est capable d'amener la guérison ; ce traitement spécifique est absolument nécessaire, et, pour combattre l'empoisonnement syphilitique, et, pour amener la résolution du rétrécissement syphiliomateux.

Comme vous le voyez par cet exemple, il n'est pas toujours sans utilité d'avoir recours à un traitement général; je pense même que chez les individus scrofuleux, arthritiques ou herpétiques, il est d'une certaine logique d'instituer la médication générale correspondante, qui facilitera les effets de la médication locale et rendra son action plus rapide et plus décisive.

Cependant, je le reconnais, ce sont là des exceptions et même des exceptions assez grandes. D'une façon générale, on peut dire que le traitement local est seul curatif. C'est donc de celui-ci que je vais actuellement m'occuper.

Afin de mettre de l'ordre dans cet exposé, je vous décrirai d'abord, en détail, le traitement qui m'est propre; je vous montrerai comment il faut l'appliquer et pour vous faire connaître ses effets, son efficacité je vous relaterai quelques observations intéressantes; je passerai ensuite à l'exposé du traitement qu'il convient d'appliquer aux différentes espèces de rétrécissement; ce sera, pour moi, l'occasion de vous démontrer l'utilité de l'étude de l'anatomie pathologique, et l'indispensable nécessité de faire un diagnostic complet; enfin, je terminerai par une revue rapide des différents modes de traitement, qui ont été proposés et par la critique sommaire, que je crois devoir leur adresser.

Si j'avais l'intention de faire une revue générale, un travail complet, surtout au point de vue historique, des rétrécissements, je devrais étudier tour à tour les nombreuses méthodes de traitement, qui, dans le présent comme dans le passé ont successivement été vantées et rejetées; ce serait un travail fastidieux et stérile pour vous, vu que vous ne les avez jamais vu appliquer à ma clinique de l'hôpital Saint-Pierre et que, depuis plus de 40 ans, je me suis efforcé de vous en démontrer l'insuffisance et les inconvénients. Du reste, si, un jour, la curiosité, pour plus ample information, vous en prend, vous serez libre de vous livrer à ce travail d'érudition, qui ne fera, j'en suis certain, que fortifier votre confiance en la méthode de traitement que je vous recommande et que, jusqu'à ce jour, vous m'avez vu employer avec succès.

Cette méthode cherche à remplir un double but : le premier c'est de vaincre le rétrécissement, le second, c'est de le maintenir vaincu. De là, les deux périodes, que comprend le traitement. Empruntant le qualificatif à la classification des maladies en aiguës et chroniques, je serais disposé, par esprit de comparaison, à donner au premier temps de mon intervention le nom de dilatation aiguë, au second celui de dilatation chronique. En effet, pour franchir le rétrécissement je suis d'avis d'agir promptement, rapidement, en rendant d'emblée au canal sa lumière normale ; j'use donc d'une certaine force, mon action est énergique, mais elle n'a rien de brutal ; je calcule les effets de la compression, je la dose d'une manière progressive, je ne violente pas les tissus, mais je cherche à les dilater, à les vaincre petit à petit et si je dis que mon action est rapide, cette rapidité ne signifie que la persévérance que je mets à arriver à mes fins. En une séance, il me faut avoir dépassé la coarctation.

Je dis en une séance et non pas une minute, car, comme vous le verrez dans les exemples que je vous citerai, il faut de la patience et souvent beaucoup de patience, une heure de compression quelquefois, pour ne pas faire dégénérer mon procédé en dilatation forcée, dont il s'éloigne complètement. Celle-ci je la condame pour sa brutalité, elle n'a rien de commun avec ma manière d'agir ; c'est ce qui ressortira clairement des développements qui vont suivre.

La dilatation, telle que je la comprends, ne ressemble pas à celle que nous indiquent les auteurs, qui sont encore partisans de ce procédé thérapeutique. Ce n'est, ni la dilatation rapide ou forcée, ni la dilatation lente, permanente, progressive ou temporaire ; non, la méthode que je préconise s'inspire de certaines qualités de ces divers procédés, mais elle en écarte les défauts, défauts qui ont été la cause que beaucoup de chirurgiens l'ont rejetée pour la remplacer par des moyens plus dangereux et, en tout cas, d'une efficacité beaucoup inférieure.

Cette dilatation s'appuie sur des principes de physique et de physiologie, dont l'influence ne peut être mise en doute. Ainsi, personne ne contestera la puissance élastique, c'est-à-dire, extensible et rétractile du tissu fibreux, qui cons-titue la majorité des rétrécissements ; personne ne contestera que le tissu fibreux, distendu, permette la résorption facile des produits, encore amorphes, déposés dans l'intervalle de l'entrecroisement ou de l'adjonction de ses fibres ; cette résorption s'opère par le fait d'une modification nutritive, qui s'établit petit à petit sous l'influence de l'irritation, provoquée par la distension progressive du tissu fibreux et la présence d'un cathéter ou d'une sonde, dont le diamètre est lentement progressif et la consistance invaria-blement résistante.

Personne, enfin, ne contestera que la compression, qui résout ou diminue, tout au moins, les engorgements inflam-matoires, puisse résoudre ou diminuer les proliférations fibroïdes déposées dans la trame de l'urèthre et que son action soit d'autant plus certaine, plus rapide et plus complète que ces exsudats sont plus récents et ont eu moins de temps pour s'organiser définitivement et transformer la muqueuse en fibrôme. Il est, dès lors, certain que la compression méthodique, appliquée au traitement des rétrécissements doit être considérée comme le moyen par excellence à mettre en usage pour les guérir.

Mais, me demanderez-vous, la compression, moyen résolutif indéniable, peut-elle être méthodiquement appli-quée aux coarctations uréthrales et, dans l'affirmative, quel est son mode d'action? Sans aucun doute ; mieux que cela, je dirai que c'est dans les rétrécissements que son efficacité est la plus rapide et la plus évidente.

La compression, régulièrement, méthodiquement employée, agit d'une manière souveraine dans les inflammations aiguës. Cette donnée n'est généralement pas comprise ; les auteurs emploient et préconisent surtout la compression dans les engorgements chroniques et pour combattre les produits organisés de l'inflammation chronique. Ce n'est là qu'une partie de la vérité et le cercle d'action qu'il faut attribuer à la compression est bien plus large et plus important. Les propriétés que la compression possède, les bénéfices qu'elle assure sont, en effet, multiples et précieux.

D'abord elle régularise la circulation sanguine, modère l'afflux du sang artériel, favorise le retour du sang veineux, deux conditions des plus favorables pour abattre l'inflammation ; elle facilite la reprise des exsudats par les bouches lymphatiques ; enfin, elle calme la douleur ; cette action anesthésique se fait sentir immédiatement et reconnaît deux causes principales : d'abord, la diminution de l'inflammation, ensuite, l'action propre de la compression sur les filets nerveux et leurs terminaisons, qui s'engourdissent et se soulagent.

Tels sont les bienfaits antiphlogistiques et résolutifs, que vous pouvez sûrement attendre de la compression dans les inflammations aiguës ; il n'en est plus de même dans les phlegmasies chroniques, où elle ne possède plus toutes ces qualités. Est-ce à dire, qu'elle soit inutile et sans action ? Loin de moi cette pensée, et vous le devinez aisément, puisque je l'emploie pour combattre les rétrécissements, dans lesquels l'inflammation n'est pas aiguë, bien au contraire. Il convient donc de m'expliquer à ce sujet. Ces données constituent la base du traitement et leur importance ne peut vous échapper. Dans l'inflammation chronique, les engorgements phlegmasiques, elle peut, certes, encore être utile en facilitant la reprise du sang veineux et la résorption de la lymphe plastique épanchée ; elle ne peut faire disparaître le tissu conjonctif organisé et encore moins le tissu fibreux. Vous comprenez déjà, par cette seule remarque, que ce n'est pas dans les rétrécissements fibreux, mais uniquement dans les fibroïdes que nous attendons quelque effet de l'emploi de la compression pure et simple. Et cependant nous la mettons encore en œuvre dans les coarctations fibreuses et nous en obtenons des résultats. C'est que, à la compression, nous joignons la dilatation. Par la combinaison de ces deux actions on arrive à créer une méthode, qui remplit le but poursuivi.

En effet, le cathétérisme compressif agit à la fois sur tous les points du canal de l'urèthre, d'une manière égale ; son action se produisant graduellement, ne modère pas seulement l'afflux du sang et l'exaltation de la sensibilité nerveuse, mais elle fait résorber les produits phlegmasiques non encore constitués en fibres ; je combats, de la sorte, rapidement les rétrécissements fibroïdes, contre lesquels il faut agir avec célérité et qui peuvent souvent être guéris d'une façon extemporanée.

Dans les rétrécissements fibreux, l'intervention doit être plus énergique et plus prolongée. Sans doute, ceux-ci subissent encore l'influence salutaire de la compression, ils possèdent entre leurs fibres de ces exsudats justiciables de son action ; mais il faut aller plus loin ; ce que vous chercherez, c'est l'élongation, l'amincissement, voire même la disgrégation et l'éraillement de certaines fibres, accusé par un léger écoulement de sang ; de la sorte, outre que vous avez franchi le rétrécissement, vous l'aurez mis dans une situation, qui, si elle ne le fait pas disparaître complètement, le met cependant, pour un certain temps, dans l'impossibilité de nuire et d'entraver la miction. Certes, on ne guérit pas absolument ; on ne prévient pas les récidives dès la première fois ; il s'en faut de beaucoup. Mais le résultat sera d'autant plus certain et plus durable que la compression dilatatrice aura distendu, aminci, dilaté et éraillé davantage le tissu fibreux. On ne fait pas toujours ce que l'on veut, mais ce que l'on peut.

Les récidives sont donc fréquentes. Sont-elles fatales et indéfinies ? Non pas. Pour les éviter, pour en rendre l'apparition plus rare, pour en avoir enfin raison, il faut revenir à la charge, il faut recommencer le traitement. Alors, le cathétérisme compressif, ainsi répété, s'approprie en outre les propriétés de la médication substitutive ; vous comprenez sans difficulté que son application est suivie d'un certain degré d'irritation, engendrant, à son tour, une légère inflammation, que je n'hésite pas à considérer comme salutaire ; sous son influence, une vie nouvelle s'empare de ce tissu fibreux pauvre et sans vaisseaux et quand vous songez que vous l'avez insensiblement dilaté, raréfié et disgrégé, il vous sera facile de comprendre que le moment n'est plus loin, où il sera complètement annihilé, s'il n'a pas absolument disparu.

Pour en être plus longue et plus difficile à remporter, il n'en reste donc pas moins acquis, que dans les rétrécissements fibreux, comme dans les fibroïdes, la victoire est à vous, si vous savez appliquer avec confiance et persévérance la compression dilatatrice et si vous en comprenez les effets physiques, physiologiques et dynamiques.

Vous connaissez actuellement les principes biologiques, sur lesquels se base le traitement. Je dois ajouter une remarque des plus importantes, sur laquelle j'insisterai, du reste, plus longuement au chapitre du manuel opératoire, mais que je tiens à vous signaler, dès à présent, parce qu'elle réalise une des conditions les plus indispensables à la réussite du traitement, je veux parler de l'*immobilisation* du rétrécissement. Pour qu'une telle compression puisse aboutir, il faut que les parties, sur lesquelles elle agit, soient soigneusement immobilisées, il faut ici faire quelque chose d'analogue à la contre-extension nécessaire à la réduction d'une fracture. C'est là un point fondamental, qui n'a pas été suffisamment indiqué.

De tout ce qui précède, il est permis de déduire que le traitement à instituer dans les rétrécissements consiste dans la *dilatation par compression rationnelle, méthodique, progressive et soutenue*.

L'ensemble de ces principes a été parfaitement défendu par M. le professeur Ed. Desmet dans son ouvrage sur les rétrécissements de l'urèthre, ouvrage couronné par l'Académie royale de médecine en 1880. Voici quelques passages tirés de ce volume.

« Si cette méthode (la *dilatation rapide par compression méthodique, rationnelle, progressive et soutenue*) que l'on a confondue, à tort, avec le cathétérisme forcé, compte encore des adversaires nombreux, cela résulte de ce que, la connaissant mal, on la met en pratique sans s'entourer des précautions nécessaires ; dès lors, il n'est pas surprenant que son insuccès, que les accidents mêmes, qui ont suivi son application, la fassent encore considérer comme une opération peu recommandable, voire même comme une opération condamnable. Le plus souvent c'est au chirurgien seul, que l'on doit imputer les accidents, auxquels l'application de cette méthode a donné lieu. »

Je dirais volontiers qu'elle a été souvent repoussée parce que l'on ne s'est pas donné la peine de l'étudier et de l'appliquer ; dans notre pays particulièrement, où l'on croirait s'amoindrir en mettant en évidence et en vulgarisant les travaux ou les innovations d'un compatriote ; à l'étranger, où l'on a l'habitude de ne point se préoccuper de ce que nous faisons en Belgique, vu que nous ne nous en préoccupons pas nous mêmes.

Plus loin, M. Desmet s'exprime en ces termes : « Des faits nombreux nous permettent d'affirmer que la dilatation par compression méthodique, rationnelle, soutenue et progressive, telle que la pratique, depuis de nombreuses années, M. Thiry à l'hôpital Saint-Pierre, est le traitement le plus efficace des rétrécissements du canal de l'urèthre ; elle permet non seulement de franchir tous les rétrécissements, quels qu'ils soient, mais encore de remédier aux accidents qui en dépendent et notamment à la rétention d'urine. De plus, quand son action est soutenue par celle du cathétérisme temporaire progressif, elle permet d'obtenir des résultats plus durables qu'avec les autres modes de traitement. »

Ceci m'amène, Messieurs, à vous parler du deuxième temps, de la seconde période du traitement des rétrécissements. Evidemment, quand par la compression progressive et soutenue, quelque temps que vous mettiez à la soutenir, vous avez franchi la coarctation, tout n'est pas dit ; la compression doit être continuée avec persévérance et avec certains ménagements. La compression devient alors progressive et momentanée, c'est-à-dire, qu'au fur et à mesure que le mal recule, que la résolution s'opère, que l'amincissement et la régression du néoplasme fibreux s'établissent, vous employez des sondes d'un diamètre successivement plus grand, pour atteindre le mal jusque dans sa dernière racine et rendre au canal ses dimensions naturelles. Dans cette seconde période du traitement, le maintien de la sonde peut être prolongé pendant un temps plus ou moins long ; mais jamais, il ne doit être continu, de crainte que sa présence ne devienne irritante et n'éveille des accidents, que vous devez prévoir afin de pouvoir toujours les éviter ; en un mot, il s'agit du *cathétérisme temporaire progressif.*

Avant de vous d'écrire, Messieurs, les instruments qu'il vous faut pour faire la dilatation compressive, les précautions qu'elle nécessite et la manière de la pratiquer, ce qui fera l'objet de ma prochaine leçon, je vais vous relater deux observations, afin de vous permettre de vérifier immédiatement la justesse des considérations précédemment développées et leur utilité pratique.

Le 26 mai 1880, vint à ma clinique de Saint-Pierre un nommé M..., Jean, âgé de 49 ans, chanteur ambulant, atteint 13 ans auparavant, d'une uréthrite, qui avait passé à l'état chronique et dont il ne s'était guère préoccupé, lorsque, il y a 8 ans, il éprouva certaine difficulté dans l'émission des urines. Cette difficulté s'accrut de jour en jour et devint bientôt telle, qu'un an plus tard, M.,... se rendit à l'hôpital de Liège. On lui pratiqua le cathétérisme lent et temporaire; le traitement dura trois mois et, après ce temps, la miction s'opérait assez facilement. Dès ce moment, le malade ne se soigna plus; la miction devint de nouveau irrégulière et difficile, le mal ne fit que s'empirer, si bien que le patient se décida à entrer à l'hôpital Saint-Pierre.

L'introduction d'une sonde dans le canal de l'urèthre nous édifia bientôt sur la nature des accidents, dont il se plaignait. Il s'agissait d'un rétrécissement dur, fibreux de la portion droite du canal, contre lequel s'arrêtait le cathéter. Cette résistance n'était toutefois pas invincible. En effet, après douze minutes de compression, il me fut possible de le franchir, sans causer grande douleur au malade et en ne provoquant qu'un bien léger suintement de sang.

Cet obstacle vaincu, je continuai le cathétérisme, espérant pénétrer dans la vessie; mais je n'y parvins pas; un second rétrécissement, s'opposant à la progression de la sonde, plus résistant et plus fibreux que le premier, siégeait au niveau du collet du bulbe.

Craignant de fatiguer et d'énerver le malade, alors surtout qu'il n'y avait pas urgence, je remis à quelques jours la fin de l'opération, en ayant soin toutefois, pour ne pas perdre

16

le bénéfice de la première intervention, de réintroduire, chaque jour, dans le rétrécissement vaincu, une sonde métallique de calibre progressif.

Quelques jours plus tard, me servant d'une sonde métallique de huit millimètres de diamètre, je parvins à franchir le second rétrécissement. Il me fallut employer une force assez grande; je ne la déployai, bien vous comprenez, que progressivement et avec la plus grande prudence, guidant mon instrument sur un doigt de la main gauche introduit dans le rectum, ce qui me permit d'éviter toute erreur, toute fausse-voie et surtout de soutenir et d'immobiliser le rétrécissement.

En juin 1888, vous avez vu à l'hôpital de Molenbeek, Saint-Jean, un autre cas absolument démonstratif de l'efficacité du traitement compressif.

A la suite d'une uréthrite fort ancienne, le malade dont je vous parle, âgé de 27 ans, était atteint de rétrécissement fibreux, existant à la région bulbaire; pendant plus de deux ans, il était allé réclamer des soins un peu partout, mais inutilement. On me passait des sondes, dit le malade, mais, invariablement on s'arrêtait au rétrécissement, que l'on ne parvenait pas à franchir.

Sa position devint de plus en plus pénible, la miction presque impossible; il vint me consulter à ma clinique de Molenbeek.

Je constatai, par la palpation et le cathétérisme, que le rétrécissement occupait la région du bulbe; il était dur, résistant, complètement fibreux. Je pris une sonde solide de 6 millimètres d'épaisseur et l'introduisis dans le canal; m'étant assuré que les rapports de son extrémité vésicale avec le rétrécissement étaient immédiats et exacts et fixant celui-ci avec la main gauche, je commençai à comprimer d'abord légèrement, puis petit à petit plus fort. A peine étais-je arrivé, au bout de dix minutes, à une pression assez intense, que vous entendiez un petit claquement. Comme je vous l'avais prédit, avant l'opération, le rétrécissement était franchi et la sonde poussée jusque dans la vessie, laissa écouler la grande quantité d'urine, qui encombrait ce réservoir.

La sonde fut laissée à demeure pendant une demi-heure, puis retirée.

Ce résultat avait surpris quelques uns d'entre vous ; il n'y avait pas de quoi, je le regarde comme constant et vous l'obtiendrez également si, dans votre pratique, vous vous souvenez et faites usage des principes que je vous enseigne.

Et puisque je parle de souvenir, qu'il me soit permis, en finissant, de vous rappeler deux faits, dont je ne veux vous donner tous les détails et pour la relation desquels je laisserai la parole à M. Victor Desmeth, aide clinique du professeur De Roubaix en 1874. « Deux cas de rétrécissements, presque complets, dit-il, arrivés dans les salles pendant les vacances de M. De Roubaix et rebelles jusqu'alors à tout traitement, ont été vaincus en une seule séance par M. Thiry, pendant une visite, qu'il fit à l'hôpital Saint-Jean. »

Ainsi parlent les faits.

ONZIÈME LEÇON.

Je vous ai exposé, dans les leçons précédentes, les principes relatifs à la compression, appliquée à la dilatation et, à la guérison des rétrécissements ; il me reste, pour vous décrire d'une façon complète la question du traitement, à vous indiquer les moyens qu'il faut mettre en usage pour arriver à ce résultat, à préciser leur mode d'action, leur manuel opératoire.

Il est entendu que, pour exercer une compression efficace, vous n'aurez pas recours aux sondes molles, dont l'action est illusoire et parfois dangereuse, ainsi que je vous l'ai suffisamment démontré ; vous vous servirez donc de sondes métalliques et de cathéters, dont la résistance et la pesanteur ne comptent pas parmi leurs moindres qualités.

Disons également, afin de ne laisser aucun doute dans vos esprits, que pour vaincre le rétrécissement il est bon d'employer une sonde métallique, creuse, tandis que, pour continuer l'action compressive dilatatrice et résolutive il vaut mieux employer des cathéters pleins, plus pesants que les sondes.

Parmi les sondes dures, il ne faut pas, non plus, prendre la première venue ; car, il convient d'éviter un double écueil. Vous ne choisirez pas de sondes, de calibre trop petit, avec lesquelles vous ne pourrez que vous égarer ou, tout au moins, n'exercer que des pressions, au lieu de la compression et qui, quand bien même elles traverseraient le rétrécissement, le feraient à la façon d'un clou ou d'une vrille ; ce serait un résultat illusoire et parfaitement inutile au point de vue de la guérison. Vous n'emploierez pas davantage des sondes trop volumineuses, qui, dilatant les parties saines de l'urèthre au-delà de leur élasticité physiologique, exposeraient à des ruptures du canal en avant du rétrécissement et lui feraient perdre sa tonicité naturelle, indispensable à l'émission régulière des urines.

Dans la grande majorité des cas, vous vous servirez d'une sonde métallique en argent ou en tout autre alliage inaltérable, de moyenne courbure à extrémité arrondie, et ayant environ le diamètre d'une sonde de trousse, c'est-à-dire, 6 millimètres.

Pour les cas où le rétrécissement est ancien, très résistant et d'une étendue assez considérable, j'ai imaginé une sonde de même diamètre, mais à *courbure restreinte* et à *conicité limitée*. La courbure restreinte donne une plus grande solidité, à l'instrument, qui pourrait se briser, lorsque la compression est portée à son summum ; la conicité limitée permet une pénétration plus facile et plus rapide.

Si, au contraire, le rétrécissement est récent, fibroïde ou membraneux, ce qu'il est aisé de reconnaître, une sonde ordinaire à extrémité arrondie suffit amplement.

Le choix de la sonde étant fait, je la suppose aseptique enduite d'un corps gras quelconque, introduite dans l'urèthre et arrivée au niveau du rétrécissement : vous commencez par vous assurer, en exerçant une douce pression, d'habitude indolore, si l'extrémité vésicale de la sonde correspond exactement, par tous ses points à la partie antérieure de l'obstacle. Cette constatation est de la plus haute importance pour la réussite de l'opération et l'éloignement de tout accident ; à première vue, il peut paraître difficile d'apprécier ce fait ; cependant, on y parvient : d'abord parce que l'on sait d'avance que le diamètre de la sonde correspond au diamètre du canal, lorsque celui-ci, à l'état sain, est distendu par la colonne d'urine ; ensuite, parce que le néoplasme, qui constitue l'atrésie, présente une résistance, que n'offre point la muqueuse saine ; enfin, parce que le tissu de nouvelle formation jouit d'une insensibilité particulière, qui cesse d'exister, quand on exerce une pression, un peu persistante, sur la muqueuse normale. Ceci est tellement vrai, que, si vous tenez compte de ces renseignements précieux, vous pourrez vous assurer si vous avez affaire à un rétrécissement fibroïde, fibreux ou membraneux, si le rétrécissement n'occupe qu'une portion du canal ou en a envahi toute la circonférence ! par conséquent, s'il vous faudra beaucoup ou peu de temps pour le dilater et le franchir.

Ces renseignements cliniques vous permettront également d'éviter l'écueil, dans lequel versent trop souvent des opérateurs inexpérimentés ; en vous laissant guider par ces avertissements objectifs et subjectifs, vous ne tomberez pas dans l'erreur, qui consiste à prendre pour un rétrécissement le changement de direction du canal au niveau du cul-de-sac du bulbe ; si le maniement de la sonde ne vous est pas familier, si vous perdez de vue cette donnée anatomique, la sonde s'arrêtera nécessairement ; supposez que vous continuiez à pousser imprudemment, sans tenir compte de la douleur que vous provoquez, il arrivera fatalement, non seulement, que vous diagnostiquerez un rétrécissement, qui n'existe pas, mais encore que vous ferez une fausse route. Je tenais à vous signaler ces dangers, parce que, en plusieurs circonstances, j'ai vu des praticiens commettre cette méprise ; je vous ai rapporté ce cas singulier d'un malade, qui vint, un jour, me consulter pour savoir s'il y avait lieu de se laisser pratiquer l'uréthrotomie interne, conseillée par son médecin. Lui ayant passé une sonde, je reconnus qu'il n'y avait pas la moindre trace de coarctation. Bien certainement, on avait pris la résistance, que la région bulbeuse opposait à la pénétration de la sonde, pour un rétrécissement. Je pourrais multiplier ces exemples, mais c'est inutile.

Vous voilà arrivés contre le rétrécissement ; comment allez-vous agir ?

Avant toute chose, il faut le *fixer* quelque soit son siège.

Cette précaution a une importance extrême et, pourtant, elle est généralement négligée et n'est pas indiquée par les auteurs. L'absence de cette précaution explique, notamment pour les rétrécissements difficilement franchissables, les insuccès de la dilatation et les accidents divers, qui peuvent résulter du cathéthérisme compressif. J'ose même dire que, sans la fixation du rétrécissement, le cathétérisme compressif devient impossible ; sans elle, la puissance, que l'on peut devoir donner à la compression, ne se limite plus au tissu rétréci, mais s'irradie et se perd au loin, distend et tiraille les tissus sains, périphériques, et devient ainsi pour eux une cause d'irritabilité ou une occasion de rupture ; de là, des spasmes et des difficultés, qui s'opposent à la progression de la sonde, des fausses routes d'autant plus faciles, que le tact ne sait plus distinguer les résistances réelles de celles qui sont accidentelles ; de là, enfin l'absence de toute compression régulière et méthodique et, comme dernière conséquence, l'échec de la méthode, que je préconise et qui dégénère en un cathétérisme forcé, sans frein, sans guide, sans mesure.

La fixation du rétrécissement, au contraire, vous permettra d'opérer avec sécurité et certitude ; elle éloignera les douleurs, parfois violentes, qui se développent, quand on la néglige ; elle assurera, enfin, une connaissance exacte et constante de la position de la sonde, de sa progression, de son degré d'action.

Comme vous le voyez, c'est sur la fixation du rétrécissement que repose, en grande partie, le succès de l'opération et surtout l'éloignement des douleurs, sans lequel elle serait absolument intolérable. Cette influence anesthésique de la fixation du rétrécissement est de la dernière évidence et, afin de vous en bien faire saisir toute la portée, je vous résumerai brièvement l'observation d'un cas, des plus probants à cet égard. Il s'agit d'un homme d'une quarantaine d'années, qui avait beaucoup voyagé, aux Indes notamment où, au lieu de la fortune qu'il cherchait, il n'avait trouvé que la misère, des fièvres et un délabrement de sa santé. Il nous revint en outre porteur d'un rétrécissement fibreux de la plus grande résistance. L'excitabilité générale du malade, la susceptibilité du canal étaient telles que dans le service, où il était d'abord entré, on ne put le sonder avec le cathéter métallique et encore moins dilater son rétrécissement. On se bornait à lui passer des sondes molles. Ce patient me fut envoyé dans mon service de Saint-Pierre, où j'entrepris de franchir son rétrécissement. Il ne me fallut pas longtemps. Je réussis en dix minutes à vaincre l'obstacle avec une sonde métallique de calibre ordinaire, sans provoquer le moindre cri, sans éveiller la moindre douleur. Quelle était la cause de ce changement ? Vous le savez déjà, l'immobilisation, la fixation du rétrécissement, qui, dans la grande majorité des cas, arrive à prévenir la douleur et à faire taire les susceptibilités locales, même des plus accentuées.

Cependant, il n'en est pas toujours ainsi ; quelquefois, il vous arrivera de devoir interrompre le cathétérisme à cause des douleurs ; ce contre temps, vous le rencontrerez surtout chez les individus dont l'affaiblissement général se joint à une irritabilité anormale du système nerveux. Autrefois, c'était une fâcheuse complication ; aujourd'hui, c'est à peine un ennui ; grâce au chloroforme, qu'il faut, sans hésitation, administrer dans ces cas, on transforme en mouton le plus sauvage des lions. Du même coup, on se met en mesure de faire une opération, impraticable sans cette précaution, et on éloigne une foule de complications plus dangereuses les unes que les autres, les accidents divers de la fièvre uréthrale, précédemment étudiée.

Comme je vous l'ai dit, la fixation du rétrécissement s'applique à toutes les parties de l'urèthre, qui en sont le siège. Quand il occupe la portion droite, elle est des plus faciles il n'y a qu'à empoigner le pénis à pleine main et à l'immobiliser. Mais quand le rétrécissement siège dans la portion courbe, il n'en est plus de même : Contrairement à l'opinion de certains auteurs, il faut cesser de tendre la verge, en la tirant en avant; cette manœuvre n'a aucune utilité, et, qui plus est, elle n'est pas sans dangers au point de vue des fausses-routes; la main gauche ne doit donc pas s'inquiéter de la verge; ce qu'il faut, c'est introduire l'indicateur dans le rectum pour s'assurer de la direction à donner à la sonde et la guider, tandis qu'avec le pouce et les autres doigts appliqués au périnée, vous saisissez la partie rétrécie et la fixez immobile.

Ces dispositions prises, vous pouvez commencer graduellement votre action compressive, en insistant, pendant un certain temps, sur chaque degré de compression, que vous exercez, de façon à permettre une distention et un dégorgement successifs et réguliers de toutes les parties, sur lesquelles votre compression portera.

Petit à petit, soyez-en persuadés, la sonde pénètrera sans le moindre danger, si vous savez vous armer de patience et pratiquer le cathétérisme suivant les règles que je vous ai indiquées. Vous serez souvent étonnés du peu de force qu'il vous aura fallu employer, pour arriver à franchir le rétrécissement. Dans les circonstances, où vous devez élever l'action compressive à une haute puissance, n'ayez aucune crainte; l'obstacle vaincu, votre sonde, grâce au doigt introduit dans le rectum, grâce surtout à la fixation externe du rétrécissement, ne déviera pas d'une ligne et s'arrêtera immédiatement; il ne vous restera plus qu'à la pousser doucement; dirigée par le doigt, elle pénètrera dans la vessie et le malade aura la satisfaction grande de voir jaillir son urine. C'est pour ce motif qu'il est préférable d'employer une sonde creuse qu'un cathéter plein; du même coup vous avez franchi le rétrécissement, levé la rétention d'urine, qui existe souvent, consolé et soulagé le patient; cette dernière circonstance n'est pas à dédaigner et a sa part à revendiquer, dans l'éloignement des accidents de fièvre urineuse et d'accès de fièvre intermittente, qui surviennent quelquefois, à la suite de manœuvres prolongées, exercées sur le canal de l'urèthre. L'avantage de la sonde se manifeste encore pour vous avertir d'une fausse-voie par l'hémorragie qu'elle suscite.

La compression progressive et soutenue, dont je viens de vous exposer le mode d'application, doit vous mettre complètement à l'aise. S'il vous arrivait par suite d'hésitation ou d'inexpérience, de difficultés très grandes ou d'une fausse direction imprimée à la sonde, d'entamer les tissus sains et les parties normales du canal, vous en seriez, sur le champ, avertis et vous n'auriez à craindre ni les décollements étendus de la muqueuse, ni la rupture du canal, ni comme j'ai été à même de l'observer à la suite de cathétérismes forcés, le passage de la sonde dans le rectum, la prostate ou le bassin. Vous seriez immédiatement prévenus de votre égarement par la douleur vive que vous provoqueriez et par l'hémorragie abondante, qui se ferait par le canal de la sonde. Dans des cas semblables, l'indication est formelle, il faut retirer aussitôt la sonde et la réappliquer avec plus de précaution, si vous ne pouviez ajourner l'opération au lendemain ou au surlendemain, ce qui est toujours préférable. Mais, je n'admets pas que vous puissiez avoir à vous reprocher un semblable accident; si vous tenez compte des principes que je viens de poser, vous serez assez tôt averti que pour l'éviter à coup sûr.

J'insiste tout spécialement sur l'hémorragie, qui devient un symptôme pathognomonique. Toutes les fois que du sang s'échappera avec abondance par la sonde, tenez vous pour certain que vous avez déchiré la muqueuse en avant ou en arrière du rétrécissement et que, si vous ne vous arrêtez,

vous êtes en train de créer une fausse route. Cette hémorragie est caractéristique : vous la distinguerez toujours de
celle qui résulte de l'éraillement du tissu rétréci ; celle-ci
n'est pas, à proprement parler, une hémorragie, c'est un
simple suintement, qui est fréquent, mais toujours de très
minime importance ; il ne provoque que l'écoulement de
quelques gouttes de sang, ne se révèlant généralement
qu'après que l'on a retiré la sonde ; et s'il se manifeste
avant que vous ayez enlevé l'instrument, ce n'est pas par la
lumière de la sonde, mais entre ses parois et le canal de
l'urèthre que le sang sortira.

Quels que soient le nombre, l'étendue, la dureté et la
résistance des rétrécissements, vous devez recourir au
cathétérisme compressif, qui répond à toutes les exigences et
dont la puissance d'action est telle que je n'ai jamais eu
l'occasion de rencontrer de ces rétrécissements que les
auteurs ont nommés infranchissables.

L'action de la compression méthodique, appliquée aux
coarctations uréthrales est telle qu'elle doit absolument
tranquil.iser les chirurgiens les plus timorés ; je trouve que
c'est perdre son temps et tourmenter inutilement les malades
que de leur passer des sondes molles, à boule ou simplement effilées, à demeure ou seulement temporaires. Ces
sondes pénètrent parfois dans la vessie, ce qui, du reste,
n'est d'aucune utilité pratique ; souvent aussi, elles s'égarent
au milieu d'altérations, qu'elles sont incapables de résoudre.
Tandis que, par la compression, on agit avec une rapidité
relative, on n'éveille presque point de douleur, on ne provoque point d'hémorragie et, loin d'exposer aux fausses-
routes, on guérit habituellement celles que l'on avait faites
par l'application d'autres méthodes de traitement.

Quand vous aurez franchi le rétrécissement et pénétré
dans la vessie, vous ne retirerez certainement pas la sonde ;
vous lui permettrez, tout au moins, de commencer l'action

résolutive, qu'elle exerce en comprimant les tissus de dedans en dehors. Cette action est plus ou moins rapide. Dans les coarctations les plus étendues et les plus résistantes, une heure ou deux suffisent pour que vous voyiez la sonde, d'abord serrée comme dans un étau, glisser facilement au milieu des tissus pathologiques, qu'elle a traversés avec tant de difficulté. A ce moment, vous pouvez retirer la sonde pour réappliquer le lendemain des cathéters de densité et de pesanteur plus considérables. De ce chef, vous n'avez à craindre aucun inconvénient et vous éviterez généralement les accès de fièvre intermittente, si souvent observés. Je vous rappellerai, à ce sujet, l'exemple de ce malade de l'hôpital Saint-Pierre, que vous avez suivi, et qui était atteint d'un rétrécissement fibreux, excessivement dur et épais ; je dus, pour le franchir porter graduellement la compression à un haut degré d'intensité. Un accès subit de fièvre nous força à enlever la sonde après une demi-heure de séjour, ce qui n'empêcha pas l'interne de service de passer au patient, le lendemain et les jours suivants, sans rencontrer beaucoup de difficulté, des cathéters successivement plus volumineux.

Quand les circonstances s'y prêtent, c'est-à-dire quand le cathétérisme compressif n'a pas trop fatigué le malade et n'a pas été accidenté par quelques complications imprévues, quand enfin, le patient ne peut venir vous consulter tous les jours et qu'il est pressé d'en finir, je pratique, ce que j'ai conseillé d'appeler le *cathétérisme compressif à progression continue et immédiate*, en d'autres termes, je fais passer successivement dans la même séance, à travers le rétrécissement des cathéters de dimension plus grande. Je substitue à la sonde des cathéters, parce que ceux-ci sont plus pesants et exercent ainsi une compression plus régulière et plus rapidement efficace.

Il m'est arrivé, dans une période de temps, qui n'a pas

dépassé deux heures, de faire pénétrer, dans un rétrécissement fibreux, trois cathéters de 6, 7 et 8 millimètres de diamètre. Je ne les retirais qu'après m'être assuré, par des mouvements de va-et-vient, qu'ils jouaient librement dans le canal. Le succès a répondu à mon attente ; seulement après la première séance, l'opéré a été atteint d'un accès de fièvre uréthrale, qui ne se renouvela plus, dans la suite, le malade ayant pris du sulfate de quinine, que je prescris toujours dans ces conditions.

Voici du reste, son observation, que je crois devoir vous résumer pour votre instruction ; elle est intéressante à plus d'un titre.

C.... Alfred, 49 ans, d'un tempérament nerveux et d'une constitution peu forte, fut atteint, il y a vingt-cinq ans, d'une uréthrite aiguë, qui passa à l'état chronique et se prolongea indéfiniment sous forme de *goutte militaire*. Un rétrécissement se produisit pour lequel il consulta plusieurs médecins, qui ne purent le franchir. En 1866 il vint me consulter, je constatai l'existence d'un rétrécissement s'étendant du cul-de-sac du bulbe à la région membraneuse. Sa lumière ne laissait passer qu'un mince filet d'urine.

Dès la première séance, je le franchis assez rapidement, à l'aide d'une sonde de 6 millimètres de calibre. Pendant cinq mois je le traitai en employant des cathéters progressivement plus gros et parvins par ce moyen à résoudre toutes les altérations pathologiques, qui mettaient obstacle au libre passage des urines. La miction était tellement régularisée et parfaite que C.... se crut guéri et je ne le revis plus, malgré la recommandation que je lui fis de venir me revoir de loin en loin.

En 1875, il vint de nouveau me consulter et, comme je l'avais prévu, le rétrécissement s'était reproduit, mais, cette fois, il se compliquait d'une fistule urinaire, siégeant sur le côté gauche du raphé périnéal, un peu en arrière des bourses.

Nonobstant la présence de la fistule, je lui fis le même traitement. En moins de cinq mois, j'avais guéri et le rétrécissement et la fistule. Lorsque le malade me quitta, je lui fis les mêmes recommandations, mais comme bien vous pensez, il n'eut garde de s'y conformer.

En décembre 1885, le rétrécissement s'était pour la troisième fois reproduit, mais actuellement il était beaucoup plus considérable et se compliquait d'un phlegmon du plan périnéal, conséquence d'une infiltration urineuse dans cette région.

Ayant constaté de la fluctuation, je pratiquai une large incision dans le sens du raphé médian, je fis appliquer des lotions et des compresses phéniquées, j'introduisis une mèche de charpie dans la plaie et prescrivis des cataplasmes émollients et du sulfate de quinine.

Sous l'influence de ce traitement, scrupuleusement observé le phlegmon disparut, mais il laissa après lui une nouvelle fistule urinaire par laquelle la miction s'opérait en majeure partie. Inutile de vous dire que, pendant tout ce temps, je ne fis aucune tentative sur le canal de l'urèthre.

Lorsque je vis la fistule bien établie, les accidents inflammatoires complètement dissipés et qu'il n'y avait plus rien à redouter, je résolus de traiter et de guérir à la fois le rétrécissement et la fistule.

Pour me rendre compte de la sensibilité des parties, j'introduisis une sonde molle, à boule, de très petite dimension. Cet essai ne me révéla aucune sensibilité anormale; pour le reste, il fut absolument infructueux, je ne parvins pas à engager la sonde dans le rétrécissement.

Le malade étant très décidé, son canal n'étant pas très sensible, je me déterminai à employer le cathétérisme compressif. Je me servis d'une sonde de 6 millimètres de diamètre à courbure ordinaire. Arrivé au rétrécissement et ayant fait le mouvement d'inclinaison, jugeant que la

sonde correspondait par tous ses points à la surface antérieure de l'obstacle, j'exerçai une compression d'abord
douce et puis, progressivement plus forte, le rétrécissement
étant inébranlablement fixé. En moins de quinze minutes
je pénétrais dans la vessie.

Comme le malade devait quitter Bruxelles et n'avait que
quelques jours à me consacrer, je résolus de lui faire
le *cathétérisme compressif à progression continue et
immédiate*. Après que la sonde fut restée une demi-heure
dans le canal, je lui substituai un cathéter de 7 millimètres ;
puis, une demi-heure après, un cathéter calibre huit. Chaque
fois que je retirais un cathéter, celui-ci jouait librement
dans le canal et j'opérais des mouvements de va-et-vient
avec la plus grande facilité. Quatre fois le malade se présenta encore à ma consultation et je lui renouvelai avec le
même succès la même opération. A sa dernière visite, je
parvins partant du n° 7, à faire passer avec la plus grande
facilité un cathéter de 9 millimètres. Lorsque le malade me
quitta, je lui recommandai de n'uriner que par une sonde,
dans le but de tarir et de guérir complètement sa fistule.

Le malade heureux du résultat obtenu, promit de me
rendre visite à son premier passage à Bruxelles. Je l'ai
revu deux ans après, et la guérison s'était parfaitement
maintenue.

Cet exemple, comme vous le voyez, est des plus instructifs ;
il démontre l'urgence d'un traitement de long cours, si l'on
veut éviter les récidives ; il prouve la nécessité de continuer
le cathétérisme temporaire et progressif, afin de ne pas
perdre les bénéfices d'une première intervention. Il est
également intéressant à un autre point de vue, je veux parler
du traitement des fistules urinaires, qui, comme je vous l'ai
dit au chapitre des complications est, en général, justiciable
du cathétérisme compressif, secondé par la précaution de
n'uriner que par la sonde. C'est là, le traitement anticausal

lé plus rationnel, le plus efficace, et le plus inoffensif.

Dans cette observation, je vous ai également fait voir quels résultats, l'on peut attendre du cathétérisme compressif à progression continue et indiqué les conditions qui en demandent l'application.

Je pense toutefois qu'il faut réserver ce procédé pour les cas exceptionnels et qu'il est, dès lors, préférable de recourir au *cathétérisme temporaire et progressif*. Celui-ci doit être régulièrement progressif, répété chaque jour avec des cathéters métalliques, pesants tout en conservant un certain degré de flexibilité, tels que ceux que je viens de vous faire passer sous les yeux. (Des figures représentant la série ascendante de ces cathéters seront ajoutées à la fin de ce travail.) Le volume de ces cathéters s'accroît insensiblement et dans leur emploi, il convient que vous respectiez cette progression insensible. Vous ne passerez jamais d'un cathéter n° 6 (6 millimètres de diamètre) par exemple, aux cathéters n° 8 ou 9, mais bien, graduellement du cathéter n° 6 aux cathéters n°ˢ 7, 8 et 9, de façon à ne jamais provoquer une dilatation brusque et une compression exagérée. En suivant ce procédé rationnel, vous opérerez la dilatation en élongeant, en amincissant et en raréfiant petit à petit les fibres du rétrécissement et vous obtiendrez une compression régulière, qui résoudra tous les éléments anatomiques qui peuvent l'être. Dans tous les cas, le résultat sera plus complet et plus décisif que quand vous aurez recours au cathétérisme compressif à compression continue.

Ainsi donc, quand vous avez vaincu un rétrécissement, tout n'est pas dit ; loin de là. Ce n'est que la première besogne terminée, et, pour ne pas perdre le fruit de cette opération et obtenir la guérison complète ou quasi-définitive, pour rendre au canal son calibre normal et ses fonctions physiologiques, il faut le déblayer de tout ce qui l'obstrue. C'est à la compression excentrique, répétée tous les jours, avec des cathéters de dimension croissante, qu'on laisse séjourner dans le canal pendant une demi-heure, une heure, deux heures, suivant les cas, que cette mission est dévolue.

Quel est alors le mode d'action de la compression, ainsi pratiquée? Non seulement le cathéter empêche les fibres divisées, écartées et amincies de se rapprocher et de se reconstituer, mais elle fait surgir, au milieu des produits morbides et dans les parties voisines et sous-jacentes, un certain degré d'inflammation résolutive. L'activité dynamique, qui en résulte, les modifications nutritives, qui s'en suivent, ne seront pas exagérées, parce que la compression ne sera que momentanée; elles ne seront pas non plus insuffisantes et passagères, parce qu'elle sera renouvelée chaque jour et entretiendra ainsi le mouvement résolutif, jusqu'à ce que la liberté, sans entrave, soit restituée à l'urèthre.

Quand le tissu fibreux, divulsé par la distension, sera suffisamment aminci et raréfié pour ne plus opposer d'obstacle à la miction; quand les petites hémorragies interstitielles et les éléments anatomiques divers, qui contribuaient à l'engorgement et, conséquemment, au rétrécissement de l'urèthre, auront été résorbés, on éloignera de plus en plus l'application du cathétérisme, de manière à permettre aux parties, jadis lésées, de se remettre par une élasticité à peu près égale, en harmonie avec le restant de la muqueuse restée saine et, ainsi de rétablir la régularité fonctionnelle.

Vous ne perdrez jamais de vue, cependant que, si les rétrécissements fibroïdes guérissent radicalement et assez rapidement, il n'en est plus de même des rétrécissements fibreux; dans ces derniers, lors même que le canal a repris ses dimensions naturelles, il est excessivement rare que le jet d'urine reprenne, tout d'abord, sa forme, sa force et son volume normaux. Ici, pendant un certain temps, le rétrécissement semblé persister et le jet d'urine manque de force de projection ; là, il est régulier, mais sa projection s'opère par saccades. Ce double phénomène provient de ce que les restes du tissu fibreux ont subi, de par la distension, une espèce de parésie, de ce qu'enfin, et ceci s'applique aux cas où il y a divulsion multiple, il s'est opéré, entre les parties divulsées, un travail cicatriciel qui a augmenté matériellement la capacité du canal, sans lui assurer toutefois son élasticité et sa tonicité physiologiques. Vous éviterez cet écueil en ne vous servant pas de cathéters trop gros et en ne changeant pas de cathéters avant que celui, que vous remplacez, n'ait épuisé toute sa puissance compressive, dilatatrice et résolutive.

Quoiqu'il en soit, quand les fonctions urinaires seront physiologiquement rétablies et que le malade se croira guéri, avant de l'abandonner, apprenez lui à se sonder et recommandez lui de venir vous revoir de loin en loin ; informez-le, enfin, que la récidive est possible.

Tout ce que je vous ai dit s'applique particulièrement aux rétrécissements *fibroïdes* et *fibreux*. Pour les rétrécissements fibroïdes, la guérison doit être complète et définitive. Pour les fibreux, si vous ne pouvez être aussi affirmatif et si les récidives sont plus fréquentes, il n'en est pas moins vrai, que vous aurez mis le patient dans un état voisin de l'état physiologique et, en tout cas, compatible avec l'exercice régulier de ses fonctions. Sans doute, vous ne pouvez toujours prétendre faire disparaître toutes les fibres qui entrent dans la constitution du tissu pathologique ; cependant, par la persévérance et la continuité dans l'action, il est bien rare que vous n'arriviez pas à vos fins ; les rechutes sont, en effet, le plus souvent, pour ne pas dire toujours, dues à l'insouciance du malade qui cesse trop tôt tout

traitement préventif, le cathétérisme renouvelé à des intervalles plus ou moins éloignés.

Les remarques qui précèdent, il est même superflu de le
dire, sont encore plus vraies pour les rétrécissements *fibro-
cartilagineux*, dont la structure rend suffisamment compte
de la résistance qu'ils opposent aux moyens de traitement.
De ces sortes de rétrécissement on ne guérit même jamais;
à l'impuissance de la thérapeutique à faire disparaître ce
tissu de fibro-cartilage on ne peut remédier que d'une manière,
c'est en dilatant de temps en temps le canal par la sonde.
Les rétrécissements *fibreux atrophiques* réclament également la même intervention et les mêmes précautions post-
opératoires. Je vous rappelle, à leur sujet, ce que je vous ai
déjà fait entrevoir au chapitre de l'anatomie pathologique,
à savoir, que cette variété vous montre la route à suivre
pour obtenir la guérison, que la nature vous y fait manifestement constater les moyens qu'elle emploie dans ce but
et ceux qu'il convient dès lors, de mettre en usage ou
de provoquer pour arriver au même résultat. Cette atrophie
se fait par un travail de dégénérescence et de résorption des
éléments cellulaires amorphes, non organisés en fibres;
le traitement compressif cherche également, comme je vous
l'ai amplement démontré, à susciter dans les tissus du rétrécissement ce même travail réparateur; non seulement il le
cherche, mais il y parvient.

Pour ce qui concerne les rétrécissements *fibreux cicatriciels* je ne pourrais que vous répéter ce qui précède, avec
cette remarque toutefois que ces sortes de coarctation sont
encore plus rebelles à guérir et qu'il peut arriver, si on ne
les traite à temps, si on permet au tissu de cicatrice d'épuiser
son action rétractile et oblitérante, qu'il vous soit impossible
de pratiquer encore le cathétérisme et qu'il ne vous reste
d'autre ressource que l'uréthrotomie externe. Je reparlerai,
du reste, de cette question.

Voilà la conduite, que je vous conseille de suivre dans les rétrécissements fibroïdes ou fibreux ; elle vous réussira, comme elle m'a réussi, les quelques observations suivantes vous en démontreront l'utilité indéniable.

C.... Adolphe, âgé de 30 ans, fut atteint d'un rétrécissement à la suite d'une uréthrite chronique. Il occupait la région bulbeuse et se compliquait de rétention d'urine. Il vint, à cette époque me consulter, je levai la rétention d'urine et parvins par le cathétérisme compressif à guérir son rétrécissement. Mais, ne tenant aucun compte des recommandations que je lui fis, le patient négligea de se passer des sondes. Un an après, il est venu me revoir. Je lui ai de nouveau appliqué le traitement compressif et rendu à son canal son calibre normal. Cette observation prouve, à la fois, l'efficacité du traitement compressif et la nécessité du cathétérisme temporaire progressif.

M.... Antoine, 59 ans. Uréthrite chronique suivie de rétrécissement. Celui-ci siège à la région bulbo-membraneuse, il est dur, fibreux, mais peu étendu. L'obstacle vaincu par le cathétérisme compressif, comme le malade perdait un peu de sang et se trouvait dans un état d'excitation générale assez grande, je remis à quelques jours la fin de l'opération et le traitement du second rétrécissement que j'avais diagnostiqué à la région prostatique. La sonde, en effet, était encore arrêtée à ce niveau. Quelques jours plus tard, j'entrepris cette seconde partie du traitement. Le diagnostic devait à ce moment quelque peu se modifier. Le toucher rectal me révéla, cette fois, la cause réelle de l'obstacle, que la sonde rencontrait à la région prostatique Il ne s'agissait pas d'un rétrécissement, mais d'une hypertrophie assez considérable des lobes de cette glande ; le diagnostic bien établi, vous comprenez que rien ne me fut plus facile que de pénétrer dans la vessie. Le malade sortit guéri de l'hôpital quinze jours après son entrée ; je lui passais aisément des sondes de 7, 8 et même 9 millimètres de diamètre. Ce cas vous prouve non seulement l'efficacité du traitement que je vous recommande, mais encore les indications du toucher rectal qui vous est, pour le diagnostic, souvent aussi indispensable que pour la fixation du rétrécissement.

L.... âgé de 27 ans, contracta il y a deux ans, une uréthrite, dans le cours de laquelle, il eut, à la verge et au gland plusieurs abcès. Après l'ouverture et la cicatrisation de ceux-ci, le malade éprouva de la difficulté à uriner et cette difficulté fut bientôt telle que le cathétérisme devint indispensable. Quand je l'examinai, l'introduction de la sonde était difficile ; au méat et sur toute la longueur du gland, il existait un rétrécissement très prononcé, dur, résistant et dû à la production d'un tissu fibreux cicatriciel. Ces rétrécissements sont les plus fâcheux et opposent au chirurgien une grande résistance, alors surtout qu'ils siègent au bulbe ou à la région bulbo-membraneuse. Dans le cas actuel, les moyens d'action étant plus directs, il nous fut possible de le vaincre, au bout de quelques minutes, et d'y introduire une sonde de 6 millimètres. Le malade a continué à se passer fréquemment des cathéters progressivement plus volumineux et il a complètement guéri.

Le même traitement m'a encore réussi dans le cas suivant, plus difficile et plus rare. Il s'agit d'un rétrécissement fibreux traumatique. G..., peintre, 47 ans, est tombé, 18 ans auparavant, sur une échelle et s'est contusionné le périnée. Quelques instants après sa chute, il eut une hématurie abondante, qui se reproduisit pendant quelques jours, en diminuant d'intensité à chaque miction. A partir de ce moment, G... éprouva de la difficuté à uriner et son mal s'empira de jour en jour, jusqu'au moment où, il y a deux ans, il vint me consulter. La miction était alors fort difficile, l'urine ne s'échappait que par un jet mince et tortillé, quelquefois goutte à goutte. Il y avait également une fausse incontinence, le malade continuant à perdre son urine plusieurs minutes après la miction. Il lui est même arrivé d'uriner la nuit d'une façon involontaire. Je pratiquai le cathétérisme compressif et parvins rapidement à rendre au canal sa capacité normale. Le malade ne se soigna plus ; un an après, il me revint ; je lui fit subir le même traitement. Il montra, de nouveau la même indifférence à l'égard de mes recommandations et voilà comment il vint me revoir pour la troisième fois. Comme vous le constatiez alors vous-mêmes, la sonde pénétrait facilement dans le canal jusqu'au bulbe ; arrivée à ce niveau, elle rencontrait une résistance, qu'une forte pression ne parvenait pas à vaincre. Il existait là une atrésie uréthrale engendrée par le tissus de cicatrice, qui, grâce à la rétractilité constante, qui lui est propre, avait oblitéré le canal. Ce tissu était dur et résistant. Me souvenant du mode de production de l'accident, dont j'avais à traiter es fâcheuses conséquences, me rappelant qu'à la suite du traumatisme il s'était fait une hématurie et, par conséquent, une plaie des parois uréthrales, les téguments restant sains et aucune adhérence n'unissant le canal aux parties voisines, il y avait lieu de croire, comme cela se produit souvent, que la divulsion des parties s'était faite sous le bord inférieur du pubis. Dans ce cas, le canal, pressé entre deux forces, s'était déchiré dans sa paroi supérieure.

Cela étant, je devais reporter la sonde vers la partie inférieure du canal et saisissant celui-ci solidement de manière à bien fixer la partie rétrécie, pratiquer le cathétérisme compressif. Au bout d'une dizaine de minutes, la sonde avait dépassé le pubis et franchi le premier rétrécissement.

Je dis le premier rétrécissement, car tout n'était pas fini. Ce ne fût qu'avec difficulté que je parvins à faire progresser la sonde dans la région bulbo-membraneuse, malgré la précaution que je pris, de soutenir le canal par le toucher rectal. A la fin de la région membraneuse un nouvel obstacle se dressait, contre lequel la sonde venait s'arrêter; cette fois, il s'agissait d'une bride dure et très résistante, qui se déchira brusquement sous la pression de la sonde; dès ce moment, malgré un certain développement des lobes latéraux de la prostate, je pénétrai rapidement dans la vessie.

Il ne m'avait fallu, dans ce cas difficile et rebelle, qu'une demi-heure pour mener cette opération à bonne fin. Je continuai le cathétérisme temporaire progressif pendant plusieurs jours. Je n'ai plus revu le malade depuis cette époque, mais s'il a suivi mes conseils, il a dû éviter la récidive; dans le cas contraire, il est certain qu'elle s'est produite.

Voilà ce que j'avais à vous dire, avec exemples à l'appui, sur les rétrécissements fibroïdes et les diverses variétés de coarctations fibreuses.

Arrivent maintenant les rétrécissements *membraneux, valvulaires*. Quelle qu'en soit la forme, le cathétérisme compressif suffit pour les guérir radicalement et d'une façon extemporanée; une seule séance en fait justice. Ici le cathétérisme ne doit pas être longtemps soutenu pour vaincre l'obstacle membraneux, ni continué pour débarrasser l'urèthre des débris de pseudo-membranes rompues; celles-ci ne se reproduisent, du reste, plus. Il est souvent utile de compléter le traitement par quelques injections détersives et astringentes.

Je veux, à ce propos, vous relater brièvement l'observation de R..., 38 ans, camionneur, atteint d'un rétrécissement, suite d'uréthrite chronique datant de 8 ans. La première fois qu'il vint me voir, je constatai un rétrécissement dur, fibreux, assez long à la portion droite du canal, en avant du bulbe. Cet obstacle ne laissa passer qu'avec peine une sonde de 3 millimètres. Un violent spasme de la région membraneuse, avec douleur vive et écoulement sanguin, s'opposa à toute manœuvre opératoire. Aussi, comme le malade urinait encore assez bien, je renonçai momentanément à toute tentative de cathétérisme.

Huit jours plus tard, le malade me revint et je lui pratiquai le cathétérisme compressif avec une sonde de 6 millimètres. Au bout d'un quart d'heure l'obstacle était franchi et je parvins facilement à faire progresser la sonde, suffisamment loin, pour que, le mouvement de bascule s'étant convenablement opéré, on put croire être arrivé dans la vessie ; et cependant, il ne s'écoula pas d'urine. Pourquoi ? c'est ce que devait m'apprendre le toucher rectal. Je reconnus que la pointe de la sonde était arrivée contre la prostate et la soulevait, quand j'abaissais le pavillon de la sonde. Exerçant une certaine pression, je constatai par le doigt introduit dans le rectum et qui cherchait à engager l'instrument dans la portion prostatique de l'urèthre, la rupture d'une bride membraneuse. Dès ce moment, la sonde glissa aisément vers le col vésical. Tout près de celui-ci je rencontrai un nouvel obstacle, formé encore par une bride valvulaire ; je la rompis de la même manière et je pénétrai, alors seulement, dans la vessie ; un brusque jet d'urine m'en avertit. Il me fallut, pour aboutir, abaisser tellement le pavillon de la sonde, que sa direction était presque parallèle au plan abdominal, le col vésical étant refoulé assez haut vers le du pubis. Par cette anomalie, le canal du malade avait une longueur de 22 centimètres, au lieu des 19 centimètres de l'état normal.

Ce cas est intéressant à divers points de vue ; il l'est surtout par l'existence bien constatée de brides prostatiques. On a nié, pendant longtemps, la réalité de rétrécissements dans cette région, moi-même, je n'y accordai qu'une foi peu solide ; j'avais fréquemment rencontré des obstacles, des obstructions du canal par le développement exagéré du vérumontanum et des lobes prostatiques, mais je n'avais pas observé de rétrécissement organique de l'urèthre en ce point. Comme je viens de vous le prouver, il n'est plus permis d'en contester l'existence et le cas actuel en est la démonstration vivante et manifeste. Il n'existe chez notre malade aucune trace de dilatation des lacunes prostatiques, comme on en sent en arrière des rétrécissements graves de la région bulbo-membraneuse et, par conséquent, rien qui puisse faire douter de la réalité des brides, que j'ai rompues par le passage de la sonde.

Ce cas est encore intéressant par la difficulté que présenta le cathétérisme et la direction qu'il fallut imprimer à la sonde pour pénétrer dans la vessie. Cela n'est pas absolument rare ; chez les vieillards, en effet, on l'observe, quand il y a hypertrophie prostatique; chez l'adulte, quand il y a rétention d'urine. Mais rien de semblable n'existait chez notre sujet. C'est donc à une anomalie anatomique qu'il faut s'arrêter. En tout cas, ce fait prouve, une fois de plus, l'absolue nécessité du toucher rectal pour mener à bonne fin, sans violence et sans accidents, le cathétérisme, quand une cause quelconque, siégeant au-delà du bulbe, s'oppose à la progression de la sonde.

Il me reste à vous dire quelques mots des rétrécissements, compliqués de *fongosités*, de *granulations* et d'*ulcérations*. Contre ces variétés de rétrécissements, il est évident que le traitement compressif est encore indispensable pour rendre au canal sa structure et son calibre normaux. Mais, il convient de l'aider dans cette besogne et de lui adjoindre les cautérisations. Je n'insiste pas en ce moment, me réservant de revenir sur cette question à propos de cette dernière méthode de traitement.

Restent les rétrécissements *spécifiques*, syphilitiques, tuberculeux, cancéreux pour lesquels il serait impossible de décrire une méthode générale de traitement ; les cas sont éminemment variables, il faut s'inspirer des particularités, qu'ils présentent, et ne jamais oublier, surtout en ce qui concerne la tuberculose et plus expressément encore la syphilis, la nécessité de la médication générale.

DOUZIÈME LEÇON

J'ai exposé dans ma précédente leçon les préceptes que j'avais à formuler relativement au traitement que j'emploie couramment dans les rétrécissements. Pour remplir le programme que je me suis imposé, il me reste à vous parler des diverses méthodes de traitement qui ont tour à tour été vantées et délaissées. Il n'entre pas dans mes intentions de vous faire, à leur propos, une étude historique complète ; cela m'entraînerait trop loin et cet aperçu forcément théorique, ne serait d'aucune utilité pour vous. Je me bornerai donc à une courte analyse, à une critique rapide.

Parlons d'abord de la *cautérisation*. Aujourd'hui cette méthode n'est plus guère usitée. Des praticiens la condamnent même absolument et certains livres classiques n'en font plus mention. C'est à mon sens une erreur ; la cautérisation a ses indications, que seule elle est capable de satisfaire. Elle a eu son temps de vogue ; beaucoup d'auteurs la considéraient comme une véritable panacée et je me rappelle l'époque où elle était presque seule en honneur.

Partant des effets, que produit la cautérisation sur les surfaces exposées et notamment sur les muqueuses et les néoplasmes, les partisans de ce moyen de traitement pensaient qu'elle était capable de détruire les tissus néoplasiques divers qui entrent dans la constitution des rétrécissements, de désobstruer la voie uréthrale et de rétablir le libre cours des urines. Quelques-uns voulaient bien reconnaître que, par la cautérisation on facilitait seulement la dilatation ; ils ne lui accordaient donc pas une action curative directe. Mais ils ne se préoccupaient pas de la nature des altérations pathologiques, qui constituent les coarctations, ni des indications spéciales qu'elles réclament. Les rétrécissements étaient une sorte d'entité morbide, vague, mal définie, qu'on acceptait en bloc, sans se soucier, du moins lorsqu'il s'agissait de les traiter, des altérations absolument distinctes qui les engendrent et les constituent. On n'avait en vue que de se creuser une voie à travers les parties rétrécies, d'obtenir une cicatrice mince, souple, élastique, aussi large que le canal normal et on s'imaginait qu'il n'y avait de moyen plus sûr et plus efficace que la destruction du néoplasme par un caustique quelconque. Faire une perte de substance, comme à l'emporte-pièce, demander à la nature, non pas de réparer, mais de polir la surface de cette solution de continuité, tel était le but, que l'on prétendait réaliser. C'était beau et splendide en théorie, mais aussi empirique qu'inefficace et dangereux en pratique.

Je ne vous énumererai pas les nombreux caustiques que l'on a successivement employés. Il en est surtout deux qui ont eu une part privilégiée dans la confiance des médecins, le nitrate d'argent et la potasse caustique. Cette dernière je me hâte de la condamner d'une façon absolue ; la cautérisation qu'elle provoque est une véritable brûlure, dont les limites ne peuvent être nettement précisées *a priori* ; c'est un caustique diffluent, produisant une eschare molle qui, à sa chute, met à nu une surface inégale, rouge, enflammée, souvent hémorrhagique, dont la réparation est lente, irrégulière et la cicatrice sillonnée de brides fortement rétractiles.

On a dit, avec raison, que ce genre de cautérisation a produit plus de rétrécissements qu'il n'en a guéri.

Quant à ce qui est du nitrate d'argent, les résultats sont loin d'être aussi désastreux, même quand il est employé arbitrairement et à des doses exagérées ; d'autre part, je n'hésite pas à le dire, ils sont souvent des plus avantageux, quand on en comprend le mode d'action, les indications et qu'on dose convenablement l'action caustique. Les expériences de Thompson sont des plus intéressantes et elles ont eu une grande utilité en montrant les dangers, auxquels expose une cautérisation mal faite ou intempestivement appliquée. Le nitrate d'argent, mis en contact avec une muqueuse, pendant trente secondes, produit une tache blanchâtre, qui augmente d'étendue et s'épaissit pendant deux à trois minutes ; au bout de vingt-quatre heures la pellicule tend à disparaître et, quarante-huit heures après, il s'est formé une plaie légèrement déprimée, à laquelle succède une véritable cicatrice de brûlure, irrégulière et rétractile. Ces faits expérimentaux, bien mis en lumière par le chirurgien anglais, sont indéniables et l'on peut en contrôler la rigoureuse exactitude.

Mais, à l'encontre de la potasse caustique, on peut bien mieux limiter le cercle d'action du nitrate d'argent et si les résultats observés par Thompson sont exacts, quand on maintient la pierre appliquée sur une *muqueuse* pendant *trente secondes*, ils ne le sont plus quand il s'agit de modifier une *surface ulcérée, granuleuse ou fongueuse ;* ils ne le sont même plus pour une muqueuse quand on se borne à l'*effleurer*. C'est le cas de répéter, pour le nitrate d'argent, qu'il faut en user et non en abuser.

D'après mon expérience, appuyée sur de nombreux faits et de nombreuses années d'études cliniques, il me semble qu'il n'est plus permis de douter de l'impuissance de la cautérisation, appliquée *seule* au traitement des rétrécissements. Pour qu'elle atteigne ce but, il faudrait porter la cautérisation jusqu'à la destruction complète du tissu du rétrécissement, opérer une perte de substance considérable et nous savons les dangers, auxquels expose une semblable pratique. Je ne parlerai pas des complications immédiates, l'hémorragie, l'inflammation, la gangrène, les douleurs assez vives pour provoquer la syncope, la fièvre, la tuméfaction du canal assez intense que pour amener une dysurie ou une rétention complète d'urine, sans espoir de cathétérisme, tous phénomènes d'une gravité quelquefois même mortelle ; je vous laisse juger immédiatement les résultats définitifs, qui sont tout aussi déplorables ; les ulcérations consécutives à la chute des eschares donnent lieu, en effet, à des cicatrices plus dures et plus rétractiles que celles que l'on a détruites. Mais, il y a cautérisation et cautérisation ; il y a des degrés différents et absolument opposés dans leurs résultats, qu'il faut savoir apprécier et mettre en œuvre. A côté de la cautérisation destructive, brutale et aveugle, existe heureusement la *cautérisation légère, modificatrice, substitutive, transformatrice,* comme vous voudrez l'appeler. C'est à cette dernière que j'accorde quelque valeur, je me trompe, que je reconnais une puissance thérapeutique des plus grandes et que nulle autre médication n'est capable de remplacer. C'est donc bien plus contre les complications des rétrécissements, que contre l'atrésie elle-même que la cautérisation est dirigée.

Vous ne l'appliquerez pas, sans aucun doute, contre les rétrécissements fibroïdes ou fibreux où elle ne serait pas seulement inutile, mais très dangereuse ; vous l'écarterez encore dans les rétrécissements valvulaires ou membraneux ; votre conduite sera tout autre dans les variétés *granuleuses, ulcéreuses, fongueuses* et *calleuses.* Dans ces sortes d'atrésies, qui sont relativement assez rares, la cautérisation, telle que je la comprends, n'aura pas immédiatement pour but de guérir le rétrécissement, mais bien de le modifier, en d'autres termes, de changer sa manière d'être et sa nature. La cautérisation constitue un excellent auxiliaire et rien de plus.

Il va sans dire que vous n'y aurez recours qu'après que vous aurez déjà, par le cathétérisme compressif dilatateur, rendu à la partie rétrécie un calibre suffisant pour que le *porte-caustique* puisse le traverser avec facilité, de manière à ce que vous puissiez mesurer mathématiquement l'étendue et le nombre des points sur lesquels vous portez son action. Il est également entendu que l'action du caustique sera rapide et égale partout; vous vous rappellerez toujours qu'il ne s'agit pas d'une destruction complète, mais d'une transformation, dont le résultat ne s'obtient pas par la force de l'action, mais par sa persévérance.

Si, par exemple, vous avez affaire à un rétrécissement *granuleux*, comme les granulations sont des néoplasmes spécifiques excessivement rebelles, il faudra les cautériser toutes avec une certaine lenteur pour les atteindre le plus profondément possible. Après chaque cautérisation, vous ferez une injection d'huile belladonée ou d'une solution de chlorure de sodium, afin de neutraliser le caustique et d'empêcher son extension aux parties saines de l'urèthre; vous recouvrirez enfin le canal de compresses froides pour apaiser la douleur et prévenir les congestions si faciles dans le tissu granuleux. Les jours suivants, vous procèderez de la même manière; avant d'introduire le porte-caustique, vous laverez de nouveau le canal avec une solution détersive puis, vous passerez un cathéter de 5 à 6 millimètres, de manière à préparer la voie et à niveler par la compression les surfaces granuleuses.

Après 6 à 7 jours de cautérisation, l'action de celle-ci ne doit plus qu'effleurer les tissus; comme le canal doit, petit à petit, se dégager des exsudats qui s'y sont épanchés et que vous cherchez à provoquer leur résorption, vous pratiquerez en même temps le cathétérisme temporaire progressif journellement répété. De cette manière, vous hâtez singulièrement la disparition des granulations et prévenez leur transformation fibreuse ou trachomateuse, c'est-à-dire un rétrécissement.

Remarquez bien, Messieurs, que la cautérisation, telle que je la pratique, n'a pas la prétention de guérir à elle seule un rétrécissement déjà existant, mais seulement d'enrayer sa marche progressive et son aggravation. Remarquez aussi que cathétérisme et cautérisation se donnent un mutuel appui et que ces deux puissances thérapeutiques se complètent ainsi l'une l'autre.

Il importe également que vous sachiez que la cautérisation, combinée au cathétérisme, ne réalise pas toujours rapidement les bénéfices que vous êtes en droit d'en attendre. Si vous pouvez espérer une prompte guérison, quand les granulations sont récentes et peu nombreuses, il n'en est plus de même lorsqu'elles sont anciennes, très développées et ont envahi presque toute la muqueuse uréthrale. L'observation suivante, va vous révéler combien sont grandes les difficultés, qu'on rencontre dans ces cas.

M.,..., 30 ans, employé, lymphatique, vient me consulter en novembre 1883. Uréthrite chronique depuis 8 mois. Ecoulement purulent parfois mêlé de sang. Tous les traitements qu'il a subis, et ils sont nombreux, ont été sans effet. Le malade est découragé. Au moment où je le vois, la miction est douloureuse et difficile ; le jet d'urine est mince et irrégulier ; le canal de l'urèthre, à partir de la fosse naviculaire jusqu'au bulbe est tuméfié et d'une dureté dépressible. Quand on ramène les doigts le long du canal, on fait suinter du pus et du sang.

J'essaie d'introduire un de mes cathéters pesants. Avec beaucoup de lenteur et non sans difficulté j'arrive jusqu'au bulbe ; à ce moment le cathétérisme provoque un écoulement de sang très abondant, que j'attribue à des granulations envahissant toute l'étendue de la portion droite ; je reconnais ces granulations à leur flaccidité, à leur mollesse et à la turgescence du gland, qui offre une teinte violacée. Je ne prolonge pas le cathétérisme, le malade étant très excitable et je lui prescris quelques injections avec une solution d'acétate de plomb et de morphine. Je renouvelai encore deux fois le même cathétérisme sans plus de succès.

Lorsque j'eus habitué le malade au contact de la sonde et que j'eus un peu distendu le canal, je résolus de passer plus avant, avec toute la prudence requise. A cet effet, je pris un cathéter n° 6 et par une compression lente et régulière, je parvins à franchir le bulbe ; avec plus de facilité je traversai les régions membraneuse et prostatique et pénétrai dans la vessie.

Inutile de dire que, dès le début de la pénétration du cathéter, je provoquai une hémorragie continue, qui ne se modéra qu'après la sortie de l'instrument et quand le malade eut uriné. — Sulfate de quinine à l'intérieur. — Injection de la solution plombique morphinée. — Compresses d'eau froide.

Je renouvelai la même opération plusieurs jours de suite. Mon diagnostic n'étant pas douteux, je résolus enfin, le cathéter n° 7, passant avec facilité, de recourir à la cautérisation modificatrice.

Pour la pratiquer, j'employai le *porte-caustique de Lallemand* à cautérisation latérale. Avant de l'appliquer, je fis une injection boriquée et passai une sonde de 7 millimètres. Comme d'habitude il y eut une hémorragie ; quand la vessie fut vide, je la retirai et la remplaçai par le porte-caustique, dont l'introduction fut facile. Ayant atteint l'extrémité du bulbe, je dégageai de son enveloppe la cuvette renfermant le nitrate d'argent et je ramenai l'instrument ouvert jusqu'à la fosse naviculaire, en lui faisant subir des mouvements de rotation, de façon à toucher toutes les parties de la circonférence uréthrale. Injection d'huile belladonnée, sulfate de quinine, fomentations d'eau froide. Bain général. Diurétiques et régime doux.

Pendant cinq semaines, je répétai deux à trois fois par semaine, la même opération avec cette seule différence que je substituai à la sonde n° 7, les cathéters n°s 8 et 9.

Bientôt, sous l'influence de cette thérapeutique, les

hémorragies diminuèrent ; après six semaines, elles avaient cessé complètement. Dès ce moment j'abandonnai momentanément la cautérisation, sauf à y revenir si quelques granulations reparaissaient et si le cathétérisme était encore suivi de suintement sanguin ou purulent. Je n'usai plus que du cathétérisme compressif progressif et temporaire, dont je secondais les effets par des frictions mercurio-belladonnées.

Je fis encore trois fois des cautérisations partielles, portant sur les points, d'où le suintement sanguin provenait.

Après 7 mois de ce traitement tout écoulement purulent avait complètement disparu ; il ne restait plus qu'une simple hypersécrétion muqueuse. La miction se faisait parfaitement, mais le malade ne pouvait faire le moindre écart de régime.

Pendant plus d'un an il vint me revoir de temps en temps. Son amélioration n'avait fait que se s'affirmer, il m'abandonna complètement guéri.

L'observation, qui précède, confirme l'efficacité, dans le traitement des rétrécissements granuleux, de la combinaison de la cautérisation modificatrice avec le cathétérisme compressif. Son action est facile à saisir :

1° La compression en dilatant les parties et en unifiant les surfaces granulées, permet l'introduction, sans efforts, du porte-caustique et garantit à chaque granulation une modification égale ;

2° La cautérisation n'est destructive que dans des limites fort restreintes ; elle ne peut atteindre les tissus profondément, dans le but de prévenir des solutions de continuité entraînant la formation d'un néoplasme fibreux, cicatriciel ; c'est pour cela que je recommande les cautérisations très rapides et à longs intervalles, lorsqu'on a lieu de croire que l'on est arrivé aux ramifications ultime des granulations ;

3° La cautérisation n'est absolument que modificatrice ;

elle agit surtout sur deux facteurs, influx nerveux et hyper-
hémie sanguine, qui président à la production et à l'entretien
de la granulation ;

4° En faisant suivre la cautérisation du cathétérisme
compressif, il est indubitable que l'on met à profit la modification obtenue par la cautérisation, que l'on provoque un
mouvement de résolution qui se continue jusqu'à la disparition complète des granulations et qu'on prévient, de la sorte,
la formation de la trame fibreuse, conséquence fréquente
des granulations non réprimées.

Sans doute, il faut du temps, et beaucoup de temps, pour
arriver à ce résultat ; qu'importe, si la guérison définitive
est au bout de ces efforts et de cette patience. Cette guérison, vous l'aurez obtenue, quand aura cessé l'écoulement
purulent et que le passage d'un cathéter de gros calibre se
fera aisément. Vous pourrez également vous en assurer au
moyen de l'*endoscope de Desormeaux*.

Si vous tenez compte des principes, que je viens de vous
faire connaître, vous éviterez tous les accidents que les
auteurs ont attribués à la cautérisation, tels que les douleurs excessives, les hémorragies, les eschares, toutes conséquences d'une cautérisation aveugle, brutale, provoquant
toujours des phlegmasies, qui aggravent la situation du
malade. Enfin, vous n'aurez jamais à faire 100, 200, 300 et
même 1,258 cautérisations pour guérir, ainsi que cela est
arrivé à Sir Edward Home. Un tel nombre de cautérisations !
vous vous imaginez, sans doute, qu'il doit guérir certainement, cependant le même auteur dit avoir eu des rechutes
par insuffisance de cautérisation. Ce n'est pas avoir de la
chance. Il est certain que si les auteurs, qui ont écrit sur la
cautérisation. avaient suivi les préceptes, que je vous ai
indiqués, de semblables insuccès ne se seraient pas
réalisés.

Le cathétérisme compresssif combiné à la cautérisation

est aussi indiqué dans les rétrécissements, compliqués d'ulcères et de fongosités avec ou sans trajet fistuleux. Dans ces cas l'action compressive et cautérisante doit être réglée par les mêmes principes, que je viens de vous exposer à propos des granulations. La seule différence résulte de l'activité du travail ulcératif, de son étendue et de la nature de l'ulcère. Il est clair que si vous avez affaire à un chancre uréthral, vous le soignerez comme un chancre exposé. Quand vous l'aurez ramené à l'état d'ulcère simple, vous n'appliquerez plus qu'exceptionnellement la cautérisation. Si le travail réparateur languit, des injections légèrement excitantes, les bougies fondantes iodoformées ou au sulfate de zinc et surtout la compression, seront les meilleurs moyens d'activer la cicatrisation. Pour les fongosités le même traitement est des plus efficaces. Mais ayez toujours soin de pratiquer fréquemment le cathétérisme compressif; c'est le seul moyen de diminuer quantitativement le tissu fibreux et de neutraliser sa puissance rétractile. Ici encore, il faut un traitement de longue haleine, car, ne vous imaginez pas que les rétrécissements ulcéreux ou fongueux soient faciles à faire disparaître.

L'observation, qui suit, va vous prouver le contraire.

L..., garçon brasseur, fort et vigoureux, 30 ans, uréthrite datant de deux ans. Nombreux traitements incapables d'assurer la guérison. Il vient me consulter en janvier 1886.

Je constate un premier rétrécissement en arrière du méat, un second en avant du bulbe. Le méat est considérablement rétréci; il en sort, par la pression, un pus sanguinolent; ses lèvres sont dures et cette dureté se prolonge jusqu'au delà de la fosse naviculaire.

J'instituai le traitement suivant : Introduction du cathéter de 4 millimètres que je ne pousse pas au-delà du tiers antérieur de la portion spongieuse. Frictions mercurio-belladonnées à la partie inférieure de la région glandulaire. Bains, boissons diurétiques. Emploi de cathéters progressivement plus gros.

Lorsque je pus passer une sonde de 7 millimètres, je me décidai à traiter le rétrécissement bulbaire. Il ne me fut pas difficile d'en préciser la nature et de reconnaître une bride valvulaire. Je la rompis au moyen de la sonde et je parvins, sans encombre dans la vessie. Le lendemain je substituai à la sonde un cathéter de même diamètre. Six jours plus tard, le rétrécissement membraneux était guéri.

Je portai alors toute mon action sur le rétrécissement antérieur. J'y constatai un ulcère assez étendu. Je le traitai par une cautérisation rapide, au moyen d'une fine pierre infernale, suivie de l'introduction d'une mèche imbibée d'acide phénique. Je continuai le traitement par la dilatation progressive. Je dus renouveler plusieurs fois encore l'application du caustique. Enfin, l'ulcère était cicatrisé et le malade, qui a continué à se passer régalièrement des cathéters d'un volume croissant a parfaitement guéri.

Telles sont, Messieurs, les quelques considérations, que j'avais à émettre sur cette méthode de traitement, la cautérisation, tant vantée autrefois, tant décriée aujourd'hui. Comme vous le voyez, la vérité se trouve, encore une fois, dans le juste milieu; le tout est de bien préciser ses indications et d'en faire un emploi judicieux.

Il me faudrait actuellement vous parler du mode opératoire de la cautérisation, des divers porte-caustiques, à cautérisation latérale ou rétrograde, qui ont été inventés. Je me garderai bien d'entrer dans ces détails. Un coup d'œil jeté à la clinique, sur ces instruments ou sur les figures qui les représentent, vous en dira plus que les descriptions théoriques les plus minutieuses. Il vous convaincra également que le porte-caustique de Lallemand suffit amplement pour atteindre le but poursuivi.

Le plus ancien des procédés de traitement des rétrécissements, faisant appel à la force, est le *cathétérisme forcé*, préconisé d'abord par Rust, puis par Desault et Chopart, enfin érigé en méthode générale et vulgarisé par Mayor de Lausanne. « Plus le rétrécissement est prononcé et opiniâtre, disait-il, plus l'urèthre offre de difficultés au cathétérismeet à la libre excrétion des urines, plus aussi j'ai besoin de m'armer de cathéters de plus en plus volumineux. » Il faut savoir que sa méthode repose sur la prétendue supériorité des grosses sondes, employées d'emblée dans tous les cas. L'idée scientifique de Mathias Mayor était que, plus on écartait les parois uréthrales en avant du rétrécissement, plus on élargissait l'entrée de celui-ci, à tel point, qu'on parvenait à y engager le cathéter en lui imprimant des mouvements de vrille, comme le ferait un artisan pour pousser un poinçon dans un trou trop étroit.

Evidemment, cette méthode était trop brutale, que pour ne pas être dangereuse. Ne tenant aucun compte des altérations anatomo-pathologiques, elle ne reposait sur aucune donnée scientifique et ne remplissait aucune indication. Je n'ai pas besoin d'insister sur le nombre et la gravité des accidents, tels que les fausses-voies, les perforations du bulbe ou de la prostate, l'infiltration et les abcès urineux, dont elle a été cause. Aussi n'a-t-elle pas tardé à tomber dans le discrédit, après avoir eu une vogue éphémère.

Je ne puis comprendre pour quels motifs on a prétendu que la méthode, que je vous ai fait connaître, dérivait de celle de Mayor et que les mêmes reproches pouvaient lui être adressés. Vous savez, actuellement, ce que vous devez en penser. Rien, mais absolument rien ne rapproche la dilatation rapide par compression progressive et soutenue du cathétérisme forcé. Celle-là agit prudemment et son action est réglée d'après des données certaines d'anatomie et de physiologie, celui-ci est un procédé aveugle, qui n'est basé que sur la mécanique.

La *divulsion* n'est qu'une variété de la méthode de Mayor, qui, du reste, faisait de la divulsion sans le savoir ou, du moins, sans le rechercher. Mais la divulsion proprement dite diffère considérablement du cathétérisme forcé, et, tout en ayant pour but de franchir rapidement les rétrécissements denses et résistants, elle repose sur certains principes de dilatation, que je suis loin de repousser d'une façon absolue. La méthode, que je vous ai recommandée, divulse aussi quelque peu les tissus, mais c'est toujours à un faible degré et c'est là sa supériorité incontestable.

La divulsion consiste à diviser un rétrécissement brusquement et d'un seul coup, par une pression excentrique; elle déchire plus ou moins profondément, dans une étendue variable et en plusieurs points à la fois les tissus pathologiques, qui composent l'atrésie uréthrale. Pour arriver à ce résultat, plusieurs instruments ont été proposés par Perrève, Holt et Voillemier; l'instrument le plus parfait est celui de Voillemier, appelé *divulseur cylindrique*.

Il se compose d'un conducteur, formé de deux petites lames d'acier, soudées à leur extrémité vésicale dans l'étendue de quatre centimètres et courbées dans cette partie, comme une sonde. Ces lames sont très minces, planes en dedans et convexes en dehors; réunies, elles forment un petit cathéter, fendu dans sa longueur et ayant deux millimètres de diamètre. La seconde partie de l'instrument est constituée par un mandrin, se terminant par une extrémité conique et portant sur son talon un bouton plat; ce mandrin est plein et cylindrique dans presque toute sa longueur; à sa surface, sont creusées deux gouttières longitudinales peu profondes, opposées l'une à l'autre, et destinées à recevoir les lames du conducteur, qui les remplissent entièrement. Les bords de la gouttière étant légèrement rapprochés, celle-ci forme une véritable rainure en queue d'aronde, d'où les lames du conducteur ne peuvent s'échapper. Quand l'instrument est armé, il est parfaitement cylindrique. Le conducteur ne varie pas de volume, mais on peut lui adapter des mandrins de toutes les grosseurs.

La manœuvre opératoire se comprend aisément. Le conducteur, introduit dans la vessie, on écarte un peu les deux branches et on les engage dans les rainures du mandrin ; puis, d'un seul coup, on enfonce celui-ci dans l'urèthre ; on retire ensuite l'instrument tout armé et la divulsion est opérée. On place enfin, pendant vingt-quatre heures, une sonde dans le canal.

M. Voillemier emploie la divulsion, toutes les fois que la dilatation simple ne peut être suivie de succès. Il préfère, la divulsion à l'uréthrotomie interne parce qu'elle est moins douloureuse, son action étant plus rapide, et qu'elle ne donne pas lieu à une hémorragie aussi abondante.

Je ne puis discuter cette opinion de Voillemier, avec tous les détails qu'elle comporte. Je ne veux pas davantage faire la revue et la critique des théories des adversaires de la divulsion et des partisans de l'uréthrotomie interne, quelque nombreuses et passionnées que nous apparaissent les controverses soutenues à ce propos. Je ne suis, quant à moi, pas partisan de l'uréthrotomie interne, et je vous dirai pourquoi dans un instant ; je ne partage pas, non plus, l'avis des divulseurs, au moins pour les procédés et les instruments qu'ils emploient. Je prétends que, là où la dilatation compressive ne peut réussir, la divulsion, pas plus que l'uréthrotomie interne, n'est applicable ; que là, où il vous sera possible de pénétrer avec le conducteur du divulseur ou l'uréthrotome, je parviendrai également à vaincre le rétrécissement par le cathétérisme compressif. Bref, je ne vois pas l'utilité du divulseur, puisque dans les cas, où le cathétérisme compressif est impuissant et où l'uréthrotomie externe seule est capable de remédier à l'oblitération du canal, le divulseur, lui aussi, ne vous avance pas.

Ce n'est pas à dire, cependant, que je repousse complètement le principe de la divulsion. Il est plus vrai de prétendre
que je n'ai que faire du divulseur, dont je ne sens pas le
besoin de m'armer ou de me servir. Je ne combats pas la
divulsion et, comme je vous l'ai déjà dit, en vous expliquant
l'action physiologique de la dilatation compressive, celle-ci
la met en œuvre dans les rétrécissements fibreux anciens,
épais et résistants. Je fais encore de la divulsion dans les
rétrécissements membraneux ou valvulaires ; seulement, je
la pratique d'une autre manière, je la subordonne aux
principes, qui règlent la compression dans son action antéro-
postérieure et excentrique.

En d'autres termes, la divulsion se combine parfois au
cathétérisme compressif, mais elle ne peut s'en détacher,
s'isoler et être érigée en méthode indépendante, à applications immédiates et systématiquement généralisées.

Les adversaires quand même de la divulsion ont parlé
des nombreux accidents, auxquels elle a donné lieu ; ils les
ont grossis et, en niant ou amoindrissant ceux qui résultent
de l'uréthrotomie interne, ils ont institué un parallèle tout à
l'avantage de cette dernière.

Quels sont donc les dangers et les accidents de la divulsion ? Pour ma part, je ne les connais pas avec le cathétérisme compressif, que vous rendrez toujours et à coup sûr
inoffensif, en prenant les précautions que je vous ai indiquées
et qui se résument dans une action progressive, la fixation du
rétrécissement, les soins de propreté, les injections détersives
antiseptiques, uréthrales et vésicales, et l'administration du
sulfate de quinine. Je suis persuadé qu'ils ne seraient pas
davantage à redouter au moyen du divulseur de Voillemier,
qui dilate l'urèthre sur tous les points de sa circonférence à
la fois. Mais, il n'en est plus de même, lorsque l'on pratique
la divulsion avec des instruments, qui portent leur action
dilatatrice sur deux points opposés du canal rétréci. On

produit alors des ruptures étendues et profondes ; une fois amorcée ou commencée, la déchirure s'établit tout d'une pièce et bien au delà des limites du volume de l'instrument. Si vous voulez vous faire une idée exacte de cet accident, représentez-vous ce qui se passe pendant l'accouchement, dans les déchirures complètes du périnée ; l'analogie est frappante.

Il s'en suit naturellement des hémorragies, des ecchymoses, des infiltrations sanguines et urineuses, des phlegmons et la gangrène qui, quand ils n'entraînent pas la mort, amènent des cicatrices et des trajets fistuleux, qui aggravent singulièrement la position du malade au lieu de l'améliorer.

Mais, je tiens à vous le répéter encore une fois, ces accidents ne sont pas imputables à la divulsion elle-même, mais aux procédés défectueux qui sont mis en usage.

L'uréthrotomie consiste à diviser le canal au moyen de l'instrument tranchant ; celui-ci agit de dehors en dedans, c'est *l'uréthrotomie externe*, ou de dedans en dehors, c'est *l'uréthrotomie interne*.

L'uréthrotomie externe, tout le monde est d'accord sur ce point, n'est indiquée que dans des cas tout à fait exceptionnels. Il n'entre pas dans mes attributions de vous décrire les procédés et les difficultés de l'opération de l'uréthrotomie externe. Je me bornerai donc à vous dire quelques mots des indications et des précautions post-opératoires. Les indications ressortent clairement des discussions, auxquelles je me suis livré à propos du cathétérisme compressif ; il sera aisé de les préciser. L'uréthrotomie externe est seule applicable dans les rétrécissements infranchissables, dans les oblitérations complètes du canal, qui sont presque toujours dues à des traumatismes étendus de la région périnéale, ayant sectionné plus ou moins complètement l'urèthre et engendré une cicatrice fibreuse épaisse et rétractile. Elle peut encore être employée dans les rétrécissements fibreux, anciens, épais, calleux, avec adhérences et déviations tortueuses du canal et dans lesquels le cathétérisme est sinon impossible, au moins des plus difficiles et inefficace. Ces cas peuvent s'accompagner de rétention d'urine, pour laquelle l'uréthrotomie externe sera en même temps le traitement curatif, le seul rationnel. Elle sera encore nécessaire dans certains traumatismes graves du plancher du bassin, caractérisés par l'uréthrorragie, la rétention d'urine, la formation d'une tumeur périnéale; si, dans ces circonstances, vous soupçonnez une rupture totale de l'urèthre et que vous soyiez incapable d'introduire une sonde dans la vessie, il est évident que vous n'avez plus d'autre ressource que l'uréthrotomie externe. Si vous pénétrez au contraire dans la vessie, vous vous bornerez à une incision périnéale.

Enfin, l'uréthrotomie externe interviendra encore, quand, derrière un rétrécissement, vous constatez un calcul uréthral ou vésical. C'est l'opération de la taille, plus que jamais nécessaire, puisque la résistance opposée par le rétrécissement, rendrait la lithotritie impossible ou éminemment périlleuse.

Telles sont les circonstances, toujours difficiles, qui réclament l'uréthrotomie externe et, s'il est vrai que l'opération, en elle même, exige des connaissances anatomiques exactes et une grande habileté chirurgicale, il est tout aussi nécessaire de s'armer de patience et d'énormément de prudence. Vous vous imaginez aisément à quels obstacles on se heurte souvent dans la recherche des deux bouts du canal divisé ou d'un tube cicatriciel mince, adhérent et dévié et vous ne vous étonnerez pas qu'il soit arrivé à des chirurgiens d'échouer, dans la première séance de leurs tentatives. Aujourd'hui, pareil insuccès ne pourrait plus guère se produire; depuis quelques années, on a mis à profit une dernière ressource, qui a été conseillée dans les cas, où le bout postérieur de l'urèthre ne peut être décou-, vert, c'est le cathétérisme pratiqué de la vessie vers l'urèthre ou le cathétérisme rétrograde. S'il existe au préalable, une fistule hypogastrique, il est tout naturel d'avoir recours à cette manœuvre ; s'il n'y en a pas, et que cependant la recherche du bout vésical de l'urèthre soit infructueuse, on a recommandé de faire une ponction sus-pubienne avec un gros trocart ou mieux la taille hypogastrique et le cathétérisme rétrograde : je trouve que l'on a raison.

Les observations qui prouvent l'utilité de cette opération sont assez nombreuses ; je vous ai déjà parlé de celle de M. le professeur Sacré. Tout récemment le Dr Vigot s'en est servi, avec succès, dans un cas de rupture traumatique de l'urèthre, suivie d'un rétrécissement fibreux cicatriciel rapidement développé et publié dans la *Gazette des hôpitaux*. L'uréthrotomie externe, sans conducteur, a été pratiquée sans succès, opération rationnelle, à l'encontre de l'uréthrotomie externe avec conducteur, « opération presque injustifiable, dit M. Lefort, car, lorsqu'on peut passer un cathéter, même la plus fine bougie, d'autres méthodes moins dangereuses sont applicables, qu'il y ait ou non des fistules et une large induration du canal. » L'auteur pratiqua la taille hypogastrique, puis le cathétérisme rétrograde et la guérison a couronné ses efforts.

Je parle de guérison à propos de l'uréthrotomie externe, c'est le moment de vous avertir de la nécessité des précautions post-opératoires. Sachez bien qu'une grosse sonde molle doit rester à demeure jusqu'à la cicatrisation de la perte de substance et la formation d'une nouvelle portion de canal. Mais ce résultat obtenu et la miction se faisant régulièrement et totalement par le canal, ne prononcez pas trop vite le mot de guérison ; avertissez surtout le patient de la fréquence, de la fatalité de la récidive s'il néglige tout cathétérisme ultérieur. Dans ces cas de réparation cicatricielle du canal, plus encore que pour les autres variétés de rétrécissements, il est indispensable que le malade se passe assez souvent une sonde. C'est le seul moyen d'empêcher le tissu fibreux cicatriciel d'épuiser son action rétractile et oblitérante et de reproduire un rétrécissement, qui a coûté tant de peine pour être vaincu. En un mot, la guérison n'est jamais définitive.

L'uréthrotomie interne jouit, actuellement encore, nonobstant son insuffisance et ses insuccès d'une grande faveur. Pas plus que pour l'uréthrotomie externe, la divulsion ou la cautérisation, je ne vous parlerai des divers procédés et instruments qui ont successivement vu le jour. S'il y en avait un bon, un seul suffirait.

L'uréthrotomie interne a pour but d'augmenter le calibre du canal de l'urèthre, en divisant de dedans en dehors non seulement la muqueuse, mais encore le tissus sous muqueux. Quand cette section est terminée, pour éviter la juxtaposition des lèvres de la plaie, pour permettre à l'urèthre de conserver le calibre que lui a donné l'uréthrotomie, on introduit dans le canal une sonde pour favoriser la cicatrisation et opérer la dilatation.

La pratique de l'uréthrotomie interne, quoique délicate, n'est toutefois pas difficile et avec les instruments perfectionnés, que l'on possède actuellement, on peut mesurer l'étendue et la profondeur de l'incision. J'admets donc que le manuel opératoire est parfait et je n'insiste que sur un seul point, la nécessité d'introduire dans le rétrécissement un conducteur de trois millimètres de diamètre, qui doit guider la partie tranchante de l'instrument.

Au premier abord, lorsqu'on n'y réfléchit pas, l'uréthrotomie interne paraît une opération parfaitement rationnelle et utile. Malheureusement, il n'en est pas ainsi.

D'abord, l'uréthrotomie interne expose, quoiqu'on en dise, à des dangers nombreux et les accidents qui ont été publiés, sont suffisants pour nous mettre en garde contre une semblable intervention ; ensuite, elle n'est pas suivie de résultats médiats avantageux. On expose le patient à des complications sérieuses, sans perspective de guérison, ni même d'amélioration durable.

En effet, le rétrécissement que l'on suppose avoir détruit par l'uréthrotomie, se reproduit dans des conditions souvent plus graves et toujours aussi sérieuses qu'auparavant. Il n'y a point d'alternative, c'est une fatalité.

Qu'arrive-t-il après l'opération ? Tout d'abord, les dimensions du canal sont augmentées, mais à quel prix ? A la suite de la plaie par instrument tranchant et qui, d'après certains auteurs, doit être plutôt trop grande que trop petite, il se produit nécessairement une hémorragie abondante ; il peut y avoir suppuration, infiltration et poches urineuses ; enfin, infection purulente ou septicémique et mort. Mais, supposons que les accidents ne ne produisent pas et que la plaie se guérisse. Croyez-vous que tout soit dit ? Evidemment non. La cicatrisation de cette plaie ne se fera qu'à l'aide d'un tissu nouveau, d'un tissu fibreux cicatriciel qui s'adjoindra au tissu fibreux ancien formant le rétrécissement. Dès lors, celui-ci se reproduira infailliblement et avec une intensité plus grande qu'avant l'uréthrotomie, puisqu'à la lésion primitive viendra s'ajouter un tissu fibreux cicatriciel, encore moins extensible et plus rétractile, que celui que l'opération prétendait faire disparaître. Il se passera absolument ce qui arrive à la suite de traumatisme de l'urèthre, seulement, ici, le traumatisme est chirurgical au lieu d'être accidentel : il n'en est pas moins grave.

En somme, si l'on a pu conjurer les accidents immédiats, le bénéfice de l'uréthrotomie interne n'est qu'illusoire ; la guérison est toute momentanée ou pour être plus vrai, elle n'existe pas. Le véritable résultat, c'est la création d'une cicatrice nouvelle, qui ne peut qu'augmenter l'étendue et la gravité du rétrécissement antérieur. C'est le cas de dire que ce n'est pas en tranchant une difficulté qu'on parvient à la résoudre.

Je sais bien que tel n'est pas l'avis de beaucoup de chirurgiens modernes. En apparence, en effet, rien n'est plus facile et plus utile que de guérir par l'instrument tranchant un rétrécissement uréthral; il suffit d'introduire dans l'urèthre un uréthrotome, que l'on dirige sur un conducteur, lui-même précédé d'une bougie filiforme, comme les aveugles se font conduire par leur chien; l'uréthrotome introduit, on sectionne l'urèthre dans sa paroi inférieure (Reybard), plus souvent dans sa paroi supérieure (Voillemier, Maisonneuve) et le malade est guéri, ... si les accidents immédiats n'y mettent obstacle et si l'on a soin, pendant un temps assez long, d'introduire une sonde, qui permette l'établissement d'une cicatrice plus ou moins large et assure la dilatation progressive du canal.

Cette dernière partie du traitement, sur laquelle n'insistent guère les partisans de l'uréthrotomie interne, afin de ne pas amoindrir le rôle de cette dernière, est cependant des plus importantes; c'est à elle, et non pas à l'uréthrotomie, que j'attribue les améliorations et les rares guérisons, obtenues par cette pratique.

Après ces quelques considérations générales, passons aux indications de l'uréthrotomie, demandons-nous quelles elles pourraient être.

Il est bien évident que, dès qu'une sonde, quelle que soit son calibre, qu'elle s'appelle bougie filiforme ou conducteur de l'uréthrotome, arrive à franchir un rétrécissement, l'utilité de l'uréthrotomie interne n'est guère compréhensible.

Là, où passe l'uréthrotome, une sonde, de même diamètre, passera également et, dès qu'une sonde a franchi la coarctation, n'eût-elle que l'épaisseur d'un millimètre, on est certain d'appliquer avec succès la dilatation progressive et de pouvoir se dispenser de l'uréthrotomie interne. C'est indéniable et d'autant plus vrai que le conductéur de l'uréthrotome mesure, non pas un chevcu ou un millimètre, mais trois millimètres.

Que diriez-vous d'un chirurgien, qui, après avoir réduit une hernie étranglée, prétendrait pratiquer la kélotomie? Vous trouveriez une telle prétention arbitraire.

Eh bien ! il en est de même, lorsque l'on pratique l'uréthrotomie, après avoir franchi un rétrécissement, puisqu'alors l'obstacle est vaincu et qu'il n'y a plus, pour achever la besogne, qu'à dilater progressivement le canal, par la méthode, que je vous ai indiquée.

Je ne l'ignore pas, l'uréthrotomie interne se prévaut de nombreux succès. L'expérience m'a appris à me mettre en garde contre des succès de l'espèce, en général proclamés trop tôt pour être acceptés sans contrôle. Invariablement j'ai vu ces prétendues guérisons d'un jour, suivies de récidives, qui sont soigneusement passées sous silence. C'est à tel point que j'ai été amené à croire que là, où l'uréthrotomie interne avait réellement réussi, il n'y avait eu que des rétrécissements membraneux, bridiformes, mais non des rétrécissements fibreux, les seuls, dont le pronostic soit réellement grave.

Est-ce à dire que je condamne, d'une manière absolue, l'uréthrotomie interne ? Loin de moi une semblable intolérance ; ce qui est vrai, c'est que je ne l'accepte que dans des cas exceptionnels.

Nous n'avons jamais trop d'armes à notre disposition pour nous défendre contre les maladies, quelles qu'elles soient. Je crois que l'uréthrotomie interne est à même de rendre des services, lorsque le rétrécissement existe au méat, à la fosse naviculaire ou même dans la portion droite de l'urèthre : quand ces rétrécissements sont traumatiques ou constitués par des cicatrices épaisses, fibreuses, quand

les tissus sont profondément indurés, quand, enfin, il y a
des brides, des pseudo-menbranes assez résistantes pour
s'opposer à la pénétration de la sonde. Il m'est arrivé, dans
des circonstances semblables, de recourir au débridement
et d'en obtenir de bons résultats, à condition de compléter
cette action bienfaisante par la dilatation progressive, continue d'abord, temporaire ensuite.

Cette dernière précaution doit être expressément observée ; sans elle, l'insuccès est certain, comme vous le prouvera l'observation suivante :

P..., trente ans est atteint d'un rétrécissement fibreux, à
la suite d'une uréthrite chronique. Il occupe le méat et la
fosse naviculaire. Quand il fut tellement prononcé, que le
méat en était presque complètement oblitéré, il réclama les
soins d'un chirurgien en renom. Celui-ci lui promit une
prompte guérison, à la suite de l'incision, du débridement,
qu'il lui fit subir, suivi de l'application d'une petite mèche
isolante. Cette précaution était insuffisante ; la cicatrice
réunit les surfaces sectionnées et le rétrécissement se reproduisit beaucoup plus étroit qu'auparavant. Il n'urinait
qu'avec une extrême difficulté et goutte à goutte.

Le patient, à la suite de cet insuccès, vint me consulter.
Je crus inutile de refaire le débridement, espérant guérir le
malade par le cathétérisme temporaire progressif, répété tous
les jours, aidé, de temps en temps, d'une séance de dilatation rapide par compression méthodique, soutenue et progressive et secondé, dans ses effets, par des onctions d'une
pommade résolutive et des cautérisations destructives du
tissu fibreux néoplasique.

Je fis suivre cette opération d'une injection d'huile belladonnée de l'introduction d'une mèche de charpie, desti-
née à iser les parties. J'ai également employé, dans le
même but des bougies fondantes et résolutives à l'iodoforme.

Le malade a suivi régulièrement mes conseils et, si le traitement a duré plusieurs mois, la guérison est, en tout cas, complète et définitive. Les tissus sont complètement dégorgés, souples, normaux en un mot, et le canal admet, avec facilité, un cathéter de 8 millimètres de diamètre.

Ce cas vous prouve l'inutilité de l'uréthrotomie interne, employée seule sans le secours de la dilatation progressive ; il démontre encore la rareté des indications de l'uréthroto-mie, la puissance et l'étendue d'action de la dilatation com-pressive. Vous y trouverez également une preuve des effets avantageux de la cautérisation, employée à propos.

Avec les réserves, qui précèdent, je dirai donc, à l'exemple de M. Tillaux, que l'uréthrotomie interne, consi-dérée actuellement commé une opération bénigne et efficace, est, au contraire dangereuse au point de vue de la vie du patient et inutile au point de vue du bénéfice apporté ; c'est une opération grave, qui entraîne assez fréquemment la mort, pour qu'on ne doive la pratiquer que le plus rare-ment possible.

L'immense majorité des malades, dont les observations ont été publiées, ne sauraient être considérés comme guéris définitivement ; l'uréthrotomie interne produit une améliora-tion plus rapide, il est vrai, que la dilatation employé seule ; par conséquent, la récidive est la règle et l'uréth-tomie interne n'a jamais guéri un seul rétrécissement. *Ile doit être absolument rejetée de la thérapeutique chirugi-cale, comme méthode générale de traitement.* »

L'observation suivante donne aux considérations qui précèdent, une sanction pratique, dont on ne peut coëster la valeur.

X..., 44 ans, de belle constitution, d'un tempéımment nervoso-sanguin, est atteint d'un rétrécissement réthral, datant de 14 ans et survenu à la suite d'uréthrit success-sives mal traitées et jamais définitivement guérie La diffi-

culté d'uriner était d'abord peu prononcée, mais petit à petit
le mal grandissant, cette difficulté s'accentua, et obligea le
malade à recourir aux soins d'un chirurgien de Paris, de
grande réputation. Celui-ci lui pratiqua l'uréthrotomie
interne. Cette opération fut suivie, comme cela arrive habituellement, d'une amélioration des symptômes morbides. La
miction devint facile ; le chirurgien, et aprés lui le patient,
purent pratiquer le cathétérisme avec des sondes d'assez fort
catibre.

Mais cette période d'amélioration fut suivie, au bout de
quelques mois, d'une aggravation de tous les phénomènes,
de telle sorte que lorsque je fus appelé à traiter le patient,
celui-ci se trouvait dans un état véritablement malheureux.
Il répandait autour de lui, une odeur urineuse des plus
repoussantes et se trouvait dans l'impossibilité absolue de
retenir ses urines, qui s'échappaient constamment, nuit et
jour, tant du canal que de trois fistules périnéales. Je reconnus également, plus tard, une fistule uréthro-rectale.

Sa santé est profondément altérée et ses souffrances
morales contribuent puissamment à amener une situation
des plus pénibles : il est complètement découragé devant
les nombreux et infructueux traitements, qu'il a déjà
subis.

Quelle était l'affection, quels étaient sa nature et son
siège, quelles étaient les chances de succès ? L'exploration du
canal, qui devait répondre à ces diverses questions, fut
difficile et incomplète en raison de l'extrême sensibilité locale
et de l'excitation nerveuse, que provoquaient les tentatives de
cathétérisme.

Néanmoins, tant par l'application de la sonde que par
l'appréciation du siège occupé par les fistules périnéales, je
me crus à même de diagnostiquer un rétrécissement dur,
résistant, fibreux, opposant à la progression de la sonde un
obstacle insurmontable. Craignant l'explosion de phéno-

mènes nerveux toujours fâcheux et souvent graves, je n'insistai pas et remis au lendemain l'opération, bien décidé à employer l'anesthésie chloroformique.

Celle-ci étant poussée jusqu'à la résolution musculaire complète, j'introduisis dans l'urèthre ma sonde métallique à courbure restreinte et à conicité limitée, qui se trouva arrêtée au niveau de la région bulbaire. Cette résistance fut bientôt vaincue et j'arrivai au collet du bulbe, où existait un nouveau rétrécissement beaucoup plus dur et plus résistant que le premier. Il me fallut une demi-heure de compression, d'abord douce, puis de plus en plus forte, pour vaincre l'obstacle, qui mesurait environ un centimètre de longueur. Inutile de dire que, pendant cette manœuvre, j'assurai la fixation complète du rétrécissement.

La coarctation bulbaire vaincue, je n'étais pas au bout de mes peines ; un nouvel obstacle siégeait à la région prostatique. Celui-ci n'était pas aussi grave, j'avais affaire à une bride valvulo-membraneuse, qu'il me fut facile de rompre et je pénétrai enfin dans la vessie, donnant issue à une énorme quantité d'une urine fétide et purulente.

L'ensemble de l'opération avait duré une heure environ. Il ne se produisit aucun accident, pas d'hémorragie, si ce n'est un suintement sanguin, très peu abondant, résultant de la divulsion de quelques fibres et de la déchirure de petits vaisseaux sanguins.

Je fis un lavage complet de l'urèthre et de la vessie et laissai une sonde à demeure, le malade gardant le lit dans le décubitus dorsal. Administration de sulfate de quinine en lavement, boissons abondantes, bouillon et lait. Les suites de l'opération furent des plus satisfaisantes ; au bout de deux jours, la sonde métallique fut remplacée par une sondemolle, en caoutchouc, pour permettre au malade de se lever et de se promener un peu dans son appartement.

La voie uréthrale était rétablie, mais il fallait encore

l'élargir et prévenir, autant que possible, la récidive. C'est à la dilatation temporaire progressive que j'eus recours. Les sondes ne furent maintenues à demeure que pendant douze jours.

Il est intéressant de savoir ce que devinrent les fistules périnéales et la fistule rectale, dont on constatait aisément l'existence par le doigt, introduit dans l'anus. Dès que l'écoulement des urines put se faire librement par la sonde, les fistules n'avaient plus de cause d'entretien et, dès lors, plus de raison d'existence. Aussi ne tardèrent-elles pas à se tarir et, huit jours après l'opération, on ne constatait plus le moindre passage de liquide à travers ces trajets anormaux.

Dès ce moment, grâce aux soins que le malade prit de sa santé, grâce à la persistance dans le traitement, le cathétérisme temporaire progressif, la situation du malade a continué à s'améliorer de plus en plus. Le canal a repris son calibre normal, la miction s'opère régulièrement, la guérison est obtenue; son maintien n'est qu'une question de précaution de la part du malade, à qui j'ai recommandé de continuer à se sonder avec une grosse sonde deux ou trois fois par semaine.

Le malade, comme bien vous le pensez, était très heureux de son traitement; il s'est plaint cependant d'une anomalie, qu'il appelait, bien à tort, impuissance. Celle-ci n'existe pas, et ne s'expliquerait guère; les érections se produisent comme toujours, le coït se fait, mais le patient prétend qu'il n'a plus d'éjaculation. Si le fait est exact je me demande s'il ne faut pas le rattacher à une oblitération des canaux éjaculateurs, sectionnés et cicatrisés à la suite de l'uréthrotomie interne. Dans ce cas, il arrivera, ou bien que le sperme sera résorbé et rien n'apparaîtra à l'extérieur, ou bien qu'il y aura rétention, accumulation du liquide fécondant et formation d'un kyste spermatique.

J'ajouterai que je n'ai plus revu le malade depuis un an et

demi, ce qui me fait supposer que la guérison se maintient et qu'il ne se formera pas de kyste testiculaire.

Vous connaissez le jugement, qu'il faut porter sur l'uréthrotomie interne; je vous ai fait connaître mon opinion personnelle et celle d'un chirurgien français des plus distingués, aussi érudit qu'habile et expérimenté.

Vous parlerai je des *scarifications* et des scarificateurs ? Ce qne j'aurais à vous en dire, ne serait que la répétition des considérations émises au sujet de l'uréthrotomie interne. La scarification n'est, en effet, que l'uréthrotomie interne en miniature, les scarificateurs ne sont que de petits uréthrototomes. Les mêmes accidents sont à redouter dans les deux cas; les récidives sont également certaines, la guérison toujours illusoire. Si les scarifications ont quelquefois paru guérir un rétrécissement, ce n'est pas à elles, mais à la dilatation, concurremment employée, qu'il faut l'attribuer.

Les scarifications sont même plus inefficaces que l'uréthrotomie interne, puisqu'elles n'intéressent que les tissus superficiels, la muqueuse, et qu'elles ne portent pas ou presque pas sur le tissu fibreux lui-même.

J'ai, actuellement, à vous faire connaître mon opinion sur les diverses méthodes de dilatation, autres que celle que je vous ai recommandée. Je vous ai déjà parlé de la dilatation rapide et brutale connue sous le nom de cathétérisme forcé et celui de divulsion. Il reste la *dilatation lente et progressive*, PERMANENTE *ou* TEMPORAIRE.

La dilatation *permanente* n'a, pour moi, que les indications de l'uréthrotomie externe et des contusions de l'urèthre. On comprend aisément que, lorsqu'il faut, comme il arrive après l'uréthrotomie externe, créer de toutes pièces une partie du canal, le maintien de la sonde à demeure, et d'une grosse sonde encore, soit indispensable pour diriger le travail de réparation de cicatrisation et servir, en quelque sorte, de moule aux efforts de la nature. Quant à

son emploi régulier. au début du traitement de tout rétrécissement, je ne puis le recommander et le considère non
seulement comme une pratique inutile, mais encore dangereuse.

Ce n'est pas sans inconvénients que l'on maintient ainsi
une sonde à demeure pendant plusieurs jours ; bien souvent,
il arrive que le patient ne peut absolument pas la supporter.
La douleur existe, en effet, toujours plus ou moins vive et
intolérable ; le contact permanent d'un corps étranger avec
la muqueuse uréthrale, amène dans celle-ci une irritation et
une inflammation dépassant les limites rationnelles ; de la
suppuration s'en suit, parfois un certain degré de cystite ou
une épididymite. Joignez à cela l'ennui et les inconvénients
de toutes sortes que vous créez au malade en le condamnant
au repos et en l'empêchant de vaquer à ses occupations et
vous serez suffisamment édifiés. Vous direz avec moi que la
dilatation permanente ne peut être une méthode générale de
traitement et n'est réellement nécessaire, comme je le disais
plus haut, qu'après l'uréthrotomie externe ou dans les faux
rétrécissements inflammatoires, qui surviennent, comme
complication immédiate, d'un traumatisme du périnée avec
contusion ou déchirure du canal de l'urèthre.

Le cathétérisme lent, progressif, *temporaire* est la méthode
de choix de beaucoup de chirurgien notamment de ceux qui
ne croient pas aux avantages de l'uréthrotomie interne. Ici
encore, de nombreux procédés et instruments ont été inventés. Je crois inutile de m'y attarder et je suis persuadé que
les cathéters pesants, progressivement plus volumineux,
sont les plus simples et les plus efficaces.

J'en arrive immédiatement à l'appréciation du cathétérisme lent, progressif et temporaire, employé exclusivement
et comme méthode générale de traitement. J'accepte, et je
vous l'ai, du reste, suffisamment démontré, tous les avantages, que ce procédé assure, toutes les propriétés résolutives

qu'on lui attribue. Je pense également qu'à lui seul le cathétérisme lent et temporaire est capable de guérir.

Mais je ne persiste pas moins à croire que cette méthode ne doit pas être employée d'emblée et qu'il convient de la faire précéder du cathétérisme rapide par compression méthodique, rationnelle, progressive et soutenue. En agissant ainsi vous gagnez un temps précieux ; vous donnez, en une seule séance, au canal un calibre déjà compatible avec l'émission facile des urines ; et les modifications anatomiques et physiologiques, nutritives et vitales, que vous créez dans le tissu du rétrécissement grâce à la compression dilatatrice et dans certains cas légèrement divulsive, réalisent des conditions des plus favorables à la résorption des produits morbides et à la guérison ultérieure. Ce que le cathétérisme permanent demande à tort et en vain à l'inflammation et à la suppuration, vous l'obtenez par le cathétérisme compressif, en éveillant dans les tissus un travail phlegmasique et résolutif, non exagéré et toutefois suffisant.

Le cathétérisme lent, progressif, temporaire a donc sa place marquée après le cathétérisme compressif, progressif et continu ; c'est le second temps du traitement, que je vous recommande, et à ce titre, je lui reconnais, une utilité incontestable ; il est d'une nécessité absolue, si l'on veut obtenir la guérison.

Vous parlerai-je des *injections forcées* ? Ce n'est, en dernière analyse, qu'une variété de dilatation forcée, brutale, exclusivement mécanique, avec cette infériorité en plus, qu'elle n'agit que point ou peu sur le rétrécissement luimême et épuise presque toute son action sur la partie saine du canal située en avant de celui-ci. Que vous employiez l'eau, l'huile simple, belladonée et opiacée ou le mercure, le principe est le même : c'est la pression hydraulique, qui se transmet dans tous les sens et ne parvient pas à concentrer son action sur le point malade. Cette pression fera,

d'ailleurs d'autant moins sentir ses effets sur le rétrécissement, que celui-ci présente une puissance de résistance
beaucoup plus grande que celle du reste de l'urèthre. De
là, les douleurs et l'intolérance qui vous empêchent de continuer la manœuvre, heureux avertissement mettant souvent le malade à l'abri des ruptures de la muqueuse !

Enfin, j'ai à vous entretenir quelques instants d'un procédé thérapeutique, qui a été, vanté il y a plusieurs années,
mais était tombé dans l'oubli, le *traitement électrique ou
par l'électrolyse.*

Autrefois, on disait que c'était la *galvano-caustique
chimique*, appliquée au traitement des rétrécissements, et
on ne lui accordait d'autres propriétés que celle de détruire,
de produire une eschare, sans hémorragie ou à peu près ;
la douleur était vive, disait-on, seulement on espérait obtenir une cicatrice souple, mince et surtout peu rétractile.
Les observations, publiées au début, ne renseignaient pas
les résultats lointains et le procédé paraissait, tout naturellement, supérieur aux autres, puisqu'on affirmait des guérisons définitives. Malheureusement, le temps ne tarda pas
à démentir ces assertions, à faire envoler ces espérances.
On reconnut non-seulement des récidives à courte échéance,
mais aussi des accidents graves, tels que l'infiltration
d'urine, les phlegmons gangréneux et même des cas de
mort.

Aujourd'hui, le même traitement revendique de nombreux cas de guérison aussi prompte que durable. M. Fort,
de retour d'Amérique, l'emploie et le préconise à Paris avec
une rare insistance. Il le couvre de fleurs et si réellemeut
tous les éloges qu'il lui décerne sont mérités, ce sera la
méthode la plus puissante, la plus expéditive, une véritable
panacée....

M. Fort ne parle pas de galvano-caustique chimique, c'est
l'électrolyse, qu'il invoque. Je me demande si ce n'est pas

là un simple euphemisme. Mais ne discutons pas, et donnons la parole à M. Fort, dont les dires peuvent se résumer dans les quelques propositions, qui suivent.

La méthode par l'électrolyse n'est pas douloureuse ; elle est rapide et opère dans un laps de temps qui ne dépasse pas cinq minutes ; elle ne s'accompagne pas d'écoulement de sang ; elle ne nécessite pas le séjour au lit, elle ne réclame pas une sonde à demeure ; il n'y a jamais d'accidents consécutifs et la récidive est rare.

Ce sont là, il faut l'avouer, de précieux avantages, mais, qui ne concordent pas, il faut le dire, aussi, avec les premiers essais de la galvano-caustique. M. Fort explique ces insuccès d'autrefois, par un vice, un défaut dans le matériel instrumental.

Jadis, on employait des instruments qui agissaient sur toute la circonférence du rétrécissement, c'est-à-dire, circulairement ; ces appareils étaient défectueux et pouvaient même produire des rétrécissements là où il n'en existait pas. Il n'en est plus de même avec l'électrolyseur linéaire de M. Jardin et celui modifié de M. Fort.

Cet auteur assure, quand son uréthro-électrolyseur, qui a beaucoup de ressemblance avec l'uréthrotome de Maisonneuve, est en rapport avec le pôle négatif d'une pile et que le pôle positif aboutit à une plaque de zinc, recouverte d'une peau de chamois mouillée et appliquée sur la cuisse, qu'il se passe les phénomènes suivants : l'électrolyseur ne produit ni une cautérisation véritable, ni une absorption, ni une section, il décompose chimiquement les tissus en leurs éléments primitifs et les détruit. Autrefois on admettait également cette décomposition des tissus, on disait qu'au pôle négatif se rendaient les éléments basiques, au pôle positif les acides ; on croyait qu'il se formait au niveau des électrodes des eschares qui, au pôle positif, sont comparables à celles que produisent les acides, et qui, au pôle négatif, sont identiques à celles qu'engendrent les bases.

Je ne comprends pas que ces données puissent changer quelle que soit la forme de l'instrument employé ; que l'eschare soit plus ou moins étendue, étalée ou linéaire, soit, mais il me semblait que la nature du phénomène restait identique, le processus toujours le même.

S'il faut en croire M. Fort, tout cela serait bien avantageusement modifié.

L'électrolyse, dit-il, peut-être employée de diverses manières. L'action chimique de la pile peut s'exercer sur le tissu du rétrécissement, soit en déterminant une *action résolutive*, pour dissoudre les engorgements périuréthraux, soit en *détruisant* le tissu même du rétrécissement. Mallez détruisait le rétrécissement dans toute sa circonférence ; l'expérience a démontré que la récidive était fatale à une époque peu éloignée. Cela tenait au mode d'opérer. Ce n'est pas la totalité du rétrécissement qu'il faut détruire, c'est une petite partie seulement. Les américains, à New-York principalement, appliquent aussi l'électrolyse aux rétrécissements uréthraux ; mais, ils emploient l'électricité négative avec une force inférieure à cinq milliampères, à de longs intervalles, pendant une période de plusieurs mois, afin de modifier la structure du rétrécissement. Ce n'est donc pas une destruction du tissu du rétrécissement. Ce procédé est absolument inefficace.

M. Fort ne s'occupe pas de l'action résolutive de l'électrolyse et ne détruit pas la totalité du rétrécissement. Le principe, qui le guide dans cette opération est celui, qui a guidé Maisonneuve, lorsqu'il a construit son uréthrotome. En effet, il suffit d'ouvrir sur un point, l'anneau élastique, formé par le rétrécissement, pour obtenir une dilatation suffisante du canal.

Mon procédé, dit l'auteur, est une uréthrotomie par électrolyse, mais une uréthrotomie non sanglante, non douloureuse et absolument inoffensive, puisqu'elle n'a donné lieu à aucun accident.

L'uréthro-électrolyseur formerait, par *destruction lente*, un trajet linéaire dans le tissu du rétrécissement, tandis que l'uréthrotome de Maisonneuve forme un trajet linéaire *par incision*. La section électrolytique n'offrirait aucun danger, tandis que l'incision de l'uréthrotome ouvre la porte à tous les accidents qui peuvent résulter du contact de l'urine avec une plaie fraîche.

Enfin, dans la majorité des cas, la guérison d'un rétrécissement n'exige qu'une seule séance et la force électrique varie entre vingt et quarante milliampères.

Ainsi parle M. Fort, qui prétend avoir pratiqué avec un succès complet pas moins de 460 opérations de ce genre. Dans une de ses dernières publications, il relate l'observation d'un rétrécissement datant de douze ans, rebelle aux autres traitements et guéri, d'une façon définitive, par l'électrolyse. La guérison s'est, en effet, maintenue depuis près de quatre ans.

Il a publié également de nombreux cas de guérisons rapides et complètes de rétrécissements très graves et accompagnés de diverses complications.

Que voulez-vous que j'en dise ? Les approuver je ne le puis, n'étant pas convaincu ; les mettre en doute, je ne le veux, n'ayant pu contrôler les faits.

Je terminerai donc par un vœu bien sincère et bien ardent, celui de voir le traitement par l'électrolyse répondre aux belles espérances de M. Fort et assurer, dans tous les cas, les guérisons aussi promptes que durables, qu'il dit en obtenir. A cette condition, je souhaite que le procédé, que je vous ai préconisé, soit au plus tôt détrôné. Je ne m'en plaindrais pas, mais je n'ose l'espérer !

FIN

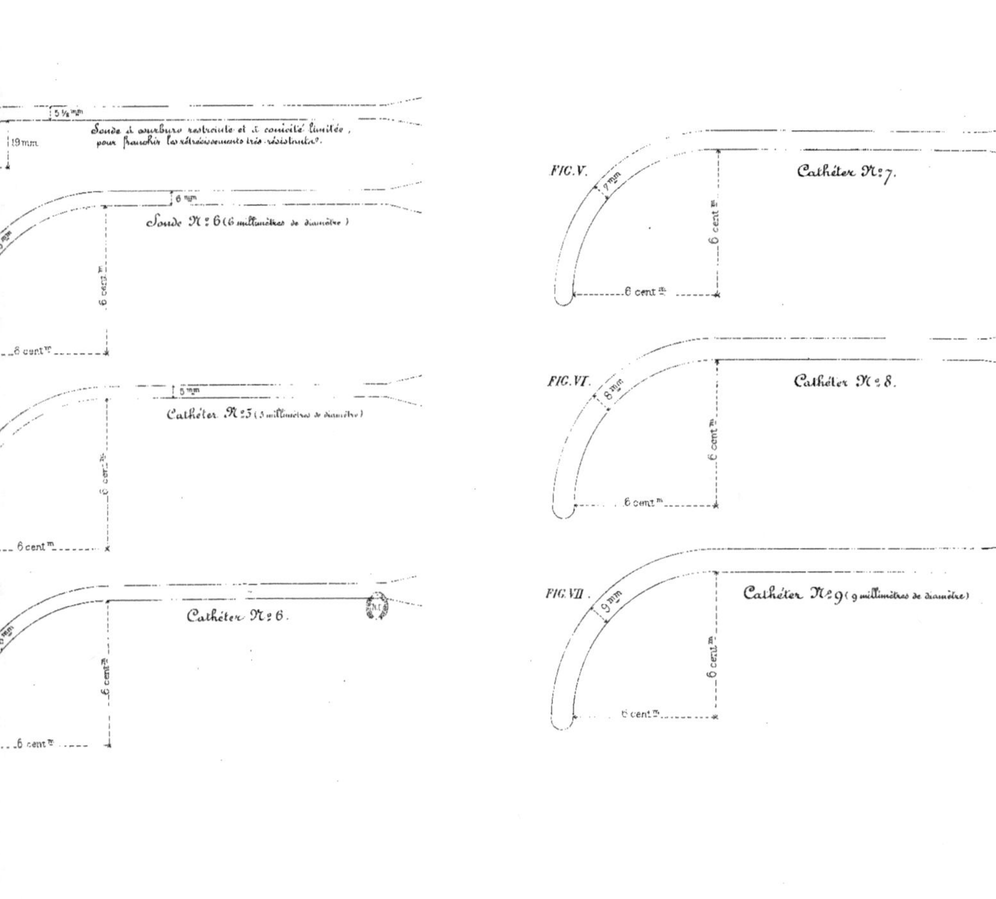

5 1/2 mm
Sonde à courbure restreinte et à conicité limitée, pour franchir les rétrécissements très résistants.
19mm
6 mm
Sonde N° 6 (6 millimètres de diamètre)
6 cent.
6 cent.
5 mm
Cathéter N° 5 (5 millimètres de diamètre)
6 cent.
6 cent.
Cathéter N° 6.
6 cent.
6 cent.
FIG. V.
7 mm
Cathéter N° 7.
6 cent.
6 cent.
FIG. VI.
8 mm
Cathéter N° 8.
6 cent.
6 cent.
FIG. VII.
9 mm
Cathéter N° 9 (9 millimètres de diamètre)
6 cent.
6 cent.

www.ingramcontent.com/pod-product-compliance
Lightning Source LLC
LaVergne TN
LVHW050213030726
842520LV00002B/511